Barbara Klose-Ullmann
**Mein Körper sagt mir,
er will nicht mehr tanzen**

Barbara Klose-Ullmann

Mein Körper sagt mir, er will nicht mehr tanzen

Krankheit als Signal und Chance

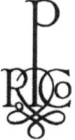

Piper
München Zürich

Für meinen Mann und meinen Sohn,
die mir sehr geholfen haben

ISBN 3-492-04498-0
© Piper Verlag GmbH, München 2003
Redaktion: Bettina Lemke
Satz: Satz für Satz. Barbara Reischmann, Leutkirch
Druck und Bindung: GGP Media, Pößneck
Printed in Germany

www.piper.de

Inhalt

Über den Umgang mit Krankheit

Noch vor sieben Jahren hätte mir niemand prophezeit, und am allerwenigsten wäre es mir selbst in den Sinn gekommen, daß ich ein Buch wie dieses schreiben würde. Doch dann wurde ich krank – mein Leben änderte sich. Ich erlebte an mir selbst, daß Krankheit auch Chance bedeuten kann. Diese Erkenntnis wollte ich mit anderen teilen; zugleich wuchs mein Interesse zu erfahren, wie andere Menschen Krankheit erleben. Erste Ideen zu einem Interviewbuch über den Umgang mit Krankheit entstanden.

Als ich mich wieder einigermaßen erholt hatte, besuchte ich eine Freundin in Dänemark, bei der kurz zuvor multiple Sklerose diagnostiziert worden war. Wie sie über sich und ihre Krankheit sprach (»Mein Körper sagt mir, er will nicht mehr tanzen«), beeindruckte mich zutiefst und war der eigentliche Auslöser für das vorliegende Buch. Sie wurde meine erste Interviewpartnerin.

Betroffenenliteratur gibt es in Hülle und Fülle. Dennoch: die vorliegenden Interviews mit ganz unterschiedlichen Menschen sind individuell und damit einmalig. Sie zeigen Menschen, die eine schwere Krankheit erlebt haben: Ihre Erfahrungen, wie sie damit zurechtkommen, wie sich dies auf ihr weiteres Leben auswirkt, auf ihre Einstellung, auf ihr Umfeld, inwieweit sie Krankheit als Signal und/oder als Chance sehen. Diese Einzelschicksale können Mut machen. Und genau dies war meine Motivation: Ich wollte ein Buch herausgeben, aus dem Menschen Mut schöpfen können. Als sich die Idee zu diesem Buch konkretisierte, entwarf ich eine Projektbeschreibung sowie einen Fragenkatalog, die ich potentiellen Interviewpartnern zuschickte, damit sie sich ein Bild machen konnten, worauf es mir bei den Interviews ankam, und sich in Ruhe überlegen konnten, ob sie an dem Projekt teilnehmen wollten. Erst danach haben wir einen konkreten Interviewtermin ausgemacht. Der Fragenkatalog enthielt unter anderem folgende Fragen: Welche **Krankheit** hatten/haben Sie? Wie haben Sie das **Umfeld** (Partner, Familie, Freunde, Arbeitsplatz) nach der Diagnose wahrgenommen, beziehungsweise wie hat das Umfeld reagiert? Inwieweit konnten Sie selbst auf den Krankheitsverlauf einwirken? Wie gehen Sie jetzt mit der Krankheit um? Was haben Sie durch die Krankheit an **Lebensqualität verloren**, was **gewonnen**? Würden Sie wieder so mit sich und Ihrer Krankheit umgehen oder entscheidende **Dinge anders machen**? Woraus schöpfen Sie Ihre **Kraft**? Betrachten Sie die **Krankheit als Signal und/oder Chance?**

Die Fragen sollten nur Anhaltspunkte dafür sein, worum es mir bei den Interviews grundsätzlich ging. Jeder Interviewte hatte die Möglichkeit, mit seiner Geschichte persönliche Schwerpunkte zu setzen.

Auf keinen Fall sollten die Fragen wertend sein, da es ganz verschiedene Arten gibt, mit Krankheit umzugehen. Letztlich zählt nur, inwieweit der eigene Umgang mit Krankheit den Betroffenen selbst guttut. Darüber hinaus sollte nicht der Eindruck entstehen, daß es einen »richtigen« oder »falschen« Umgang mit Krankheit gibt. Allenfalls lassen sich graduelle Unterschiede feststellen, inwieweit aus einer Krankheit Positives geschöpft wird.

Ich habe mit 18 Männern und Frauen in verschiedenen Teilen Deutschlands gesprochen. Potentielle Gesprächspartner zu finden war gar nicht so einfach. In meinem Bekannten- und Freundeskreis gab es zwar einige Interviewpartner, aber nicht genug.

Da ich keine Annonce in die Zeitung setzen oder per Internet suchen wollte, erzählte ich bei allen möglichen Gelegenheiten wie Konferenzen, Einladungen, Besuchen, Festen meinem jeweiligen Gegenüber von meinem Projekt. Wenn jemand Interesse zeigte, habe ich ihn gebeten, als Multiplikator zu wirken und meine Projektbeschreibung an potentielle Interviewpartner weiterzugeben. So entstand im Laufe der Zeit ein Netzwerk. Entweder bin ich zu den Interviewpartnern gefahren, oder wir haben uns bei mir zu Hause getroffen. Wichtig war mir, daß die Gespräche in einer ruhigen Atmosphäre stattfanden, man also nicht durch das Telefon oder hereinplatzende Personen gestört wurde, sowie daß genügend Zeit vorhanden war. Ein Interview dauerte jeweils zwischen zwei und drei Stunden. Manchmal hatten wir aber auch erst nach vier Stunden den Eindruck, fertig zu sein. Oft hatte ich das Gefühl, daß mein jeweiliger Gesprächspartner froh darüber war, Dinge im Zusammenhang mit der Krankheit aussprechen zu können, ohne daß jemand sagte: »Das hast du doch schon zigmal erzählt, ich habe jetzt keine Zeit, es interessiert mich nicht« – wie es häufig in einer Familie vorkommt. Eine Interviewpartnerin sagte mir einmal, sie sei so sehr in ihre Geschichte eingetaucht, daß sie die Interviewsituation gar nicht wahrgenommen habe.

Selbstverständlich gab es auch Schwierigkeiten: Bei manchen Interviews fragte ich mich, ob mir der Gesprächspartner nicht eine »schöne heile Welt« vorgaukelte beziehungsweise ob er sich möglicherweise selbst etwas vormachte. Aber ich sah es nicht als meine Aufgabe, die Persönlichkeit des Interviewpartners psychologisch »zu knacken«. Ich bin keine Therapeutin, die den betreffenden Menschen auf den »richtigen« Pfad bringen will. So ist es natürlich möglich, daß eine befragte Person von dem Zustand des Zufriedenseins, des Mit-sich-eins-Seins, weiter entfernt war, als sie im Interview beziehungsweise sich selbst glauben machte. Dennoch: Wenn mir jemand sagte: »Durch den Schlaganfall ist mein Leben rund geworden«, glaubte ich, daß diese Aussage in dem Moment authentisch war, und freute mich mit diesem Menschen. Das war auch der Fall, wenn ich bald darauf erkennen mußte, daß diese Person gravierende Gedächtnislücken hatte und das Interview gar nicht zu Ende gebracht werden konnte. Wenn jemand beispielsweise Eheprobleme hatte, aber nicht darüber reden wollte, akzeptierte ich diese Haltung und bohrte nicht noch weiter. Mitunter hatte ich das wunderbare Gefühl, daß mein Gegenüber mit sich und der Umwelt im reinen war. Manchmal schien mir das absolut nicht der Fall zu sein. Aber ich bemühte mich immer, vorurteilslos zuzuhören, was die Interviewpartner auf meine Fragen antworteten und was sie darüber hinaus erzählten. Ich akzeptierte das als ihre Realität.

Das Buchprojekt erstreckte sich über einen Zeitraum von mehr als drei Jahren. In dieser Zeit gab es Phasen, in denen ich intensiv daran arbeitete, und andere Perioden, in denen ich nicht weiterkam. Als meine Schwester im März 2000 plötzlich nach kurzer Krankheit starb, war ich lange wie gelähmt. Mir kam es angesichts dieses Ereignisses vermessen vor, ein Buch über das Thema »Krankheit als Signal und Chance« zu schreiben. Aber irgendwann hatte ich das Gefühl, daß ich dieses Buch machen mußte, und ich wurde von vielen Seiten dazu ermutigt. Ich bin fest davon überzeugt, daß dies auch im Sinne meiner Schwester ist.

Immer wieder kamen mir Zweifel daran, ob ich mein Ziel erreichen kann und dieses Buch Mut macht. Im übrigen gibt es bereits eine Fülle von Büchern zu diesem Themenbereich. Doch letztlich überwog die Zuversicht. Kürzlich sagte mir ein Interviewpartner, daß es gar nicht genügend Betroffenenliteratur geben könne. Es sei ein wichtiges Projekt, wenn Kranke oder Geheilte sich artikulierten und zeigten, daß man etwas ändern kann oder zumindest die Wahlmöglichkeit hat, sich so oder so zu verhalten.

Ich habe versucht, möglichst unterschiedliche »Fälle« auszuwählen. So kommen in diesem Interviewband Menschen verschiedener Altersklassen mit ganz unterschiedlichen Krankheiten und Lebensläufen zu Wort, und es wird ein breites Spektrum von Möglichkeiten des Umgangs mit einer Krankheit aufgezeigt.

Da ich nicht nach bestimmten Krankheiten, sondern nach »Schicksalen« gesucht habe, entstand bezüglich der Krankheiten eine gewisse Zufallsauswahl. Von den 18 Interviewpartnern hatten oder haben über ein Drittel Krebs. Interessanterweise waren nur wenig Herzpatienten unter meinen Gesprächspartnern, dafür gab es einige mit unterschiedlichen Kopfkrankheiten und mit multipler Sklerose. Es geht bei diesem Buch primär um den *Umgang* mit Krankheit und um den Aspekt, daß auch schwerste Krankheiten etwas Positives mit sich bringen können. Die Interviews können keine statistischen Ergebnisse oder gar eine repräsentative Auswahl bieten.

Bevor ich die einzelnen Interviews darstelle, erzähle ich zunächst meine eigene Krankheitsgeschichte. Nach dem Interviewteil gehe ich nochmals detaillierter auf einzelne Aussagen meiner Gesprächspartner ein und erörtere Fragen zu Krankheit und Heilung. Ohne die Aufgeschlossenheit meiner Gesprächspartner wäre dieses Buch nie zustande gekommen. Ich möchte allen dafür herzlich danken. Das Buch wäre aber wohl auch nicht realisiert worden, wenn ich nicht krank geworden wäre. Denn dann arbeitete ich wahrscheinlich weiterhin in meiner früheren Firma. Insofern bedeutet Krankheit für mich in hohem Maß auch Chance.

Meine eigene Krankheitsgeschichte

Ich fühlte mich eigentlich immer recht fit und gesund, ernährte mich bewußt, trieb Sport und betrachtete die Welt mit Optimismus. Natürlich hatte ich manchmal Schnupfen oder Grippe, aber richtig krank zu sein konnte ich mir nicht vorstellen.
Im Anschluß an mein Studium der Volkswirtschaft arbeitete ich 18 Jahre lang in einer großen deutschen Bank. Als ich im Alter von 30 Jahren anfing zu studieren, war ich geschieden und alleinerziehende Mutter eines sechsjährigen Sohnes. Ich hatte nach meiner ersten Ausbildung sieben Jahre als Dolmetscherin und Übersetzerin gearbeitet. Die Arbeit in der Bank machte mir großen Spaß, ich hatte viel im Ausland zu tun, vor allem in den sich öffnenden Ländern Osteuropas. Aber das war natürlich mit langen Arbeitstagen, Hektik und Streß verbunden, so daß ich mich abends häufig wie eine ausgequetschte Zitrone fühlte, aus der alle Energie herausgepreßt worden war.

Symptome

Vor den Weihnachtsferien des Jahres 1996 fühlte ich mich wieder einmal ziemlich überarbeitet. Ich sehnte mich danach, einige freie Tage zu haben. Am Vorweihnachtsabend hörte ich im rechten Ohr merkwürdige Geräusche; es klang wie Sphärenmusik. Zunächst dachte ich an einen Hörsturz, eine streßbedingte Krankheit. Mir fiel ein, daß bei mir solche Sphärengeräusche früher auch schon aufgetreten waren, allerdings waren sie schwächer gewesen, und ich hatte nicht weiter darauf geachtet. Nach den Weihnachtstagen waren die Geräusche im Ohr merklich zurückgegangen, dennoch beschloß ich, mich bei meiner Hals-Nasen-Ohren-Ärztin einmal gründlich untersuchen zu lassen. Ich wollte auch meinen Gleichgewichtssinn testen lassen, weil es mir im Lauf der vorhergegangenen Monate schon mehrfach passiert war, daß ich beim Gehen irgendwo anstieß oder schwankte, wenn ich nicht voll konzentriert war. Außerdem hatte ich manchmal unerklärliche Kopfschmerzen und ein taubes Gefühl in der rechten Gesichtshälfte. Ich sagte einige Male zu meinem Mann: »Ich glaube, in meinem Kopf ist irgend etwas nicht in Ordnung«, aber dann schob ich dies gleich mit dem Hinweis beiseite, daß ich ja nicht hypochondrisch sein wolle und es nicht so ernst gemeint sei. Ich nahm mir auch nicht wirklich die Zeit, diesen diversen unerklärlichen Symptomen gründlich nachzuspüren, weil ich mich insgesamt gesund fühlte.

Diagnose

Es war also einiges zusammengekommen, das ich meiner Ärztin erzählte. Sie untersuchte mich sorgfältig, machte auch einen sogenannten Schwindeltest, bei dem das rechte Ohr nur sehr schwach ansprach, und meinte dann, ich solle in jedem Fall in eine Radiologiepraxis zur Kernspin-Tomographie gehen. Sie vermutete ein Akustikus-Neurinom im rechten Innenohr. Ich war zwar irgendwie schockiert, dann aber auch froh, wohl doch nicht hypochondrisch zu sein. Ich sagte ihr, ich würde demnächst zur Kernspin-Tomographie gehen, müsse aber jetzt unbedingt wieder ins Büro. Daraufhin meinte sie lakonisch, wenn das ihr Kopf wäre, würde sie jetzt sofort zur Kernspin-Tomographie gehen, und ließ mir von einer Sprechstundenhilfe gleich einen Termin für denselben Tag machen.

Das waren starke Worte; die Ärztin hatte recht, schließlich war es meine Gesundheit, um die es ging. Ich war froh, als die Kernspin-Tomographie vorbei war. In der Röhre kam es mir sehr laut vor, und ich hatte ein etwas klaustrophobisches Gefühl. Nachdem ich eine Zeitlang im Wartezimmer verbracht hatte, bat mich eine der Radiologieärztinnen zu sich. Sie sagte mir: »Es gibt eine gute und eine schlechte Nachricht.« Dann zeigte sie mir die Aufnahmen und wies auf einen taubeneigroßen Tumor in der rechten hinteren Schädelgrube hin, den auch ich ohne Probleme erkennen konnte. Die gute Nachricht lautete, daß dieser Tumor mit ziemlicher Sicherheit gutartig sei, es handele sich vermutlich um ein Meningeom, das von den Hirnhäuten (Meningen) aus wächst.

In diesem Moment realisierte ich nicht, daß sie über *meinen* Kopf sprach. Erst als ich wieder im Büro war, wurde mir die Tragweite dessen bewußt, was ich gerade gehört hatte. Abends erreichte ich dann telefonisch meinen Mann, der in einer anderen Stadt arbeitete, ebenso meine Schwester, aber leider nicht meinen Sohn. Ich fühlte mich klein und verletzt. In dieser Nacht schlief ich sehr schlecht und stellte mir immer vor, wie man einen Schädel spaltet und irgend etwas herausholt, so wie man eine geschälte Apfelsine auseinanderbricht. Mir kam alles wie ein böser Traum vor.

Was mir bei der Vorbereitung auf die Operation geholfen hat

Aus diesem Zustand wachte ich auf, nachdem ich mit meiner Ärztin über die weiteren Schritte gesprochen hatte. Sie meinte, für sie käme bei dieser Diagnose nur ein Operateur in Frage, nämlich Professor S., Chef einer neurologischen Klinik rund 450 Kilometer entfernt von meinem Wohnort. Ähnliche Hinweise bekam ich von verschiedenen Seiten, zum Beispiel von einer befreundeten Ärztin sowie von einer ehemaligen Patientin des Herrn S. Als ich in der Klinik anrief und um einen Termin bei ihm bat, hieß es, ich könne in einem halben Jahr kommen. S. galt als absolute Koryphäe auf seinem Gebiet, und entsprechend beschäftigt war er. Ich wandte also in den nächsten Tagen meine ganze Energie auf, um einen früheren Termin zu bekommen. Schließlich hieß es, ich solle am 13. Februar kommen. Professor S. schaute sich meine Kernspin-Tomographie-Aufnahmen an und meinte, daß wir für diese Operation einen »guten« Termin finden müßten. Erst später wurde mir klar, was das bedeutete. Der Tumor hatte sich nämlich schon stark ausgebreitet und bereits einen Teil des Hirnstamms verdrängt; das bedeutete eine lange, schwierige Operation. Sie wurde für den 23. April fixiert. In den drei Monaten zwischen Diagnose und Operation erlebte ich ein Wechselbad der Gefühle: Einerseits waren da ziemliche Ängste. Ich hatte des öfteren schlimme Alpträume, in denen ich in ein dunkles Verließ gestoßen wurde. Mein Mann weckte mich nachts oft und beruhigte mich, wenn er durch mein Schreien wach geworden war. Ich glaube, auch meine Angehörigen hatten Angst.

Andererseits nutzte ich diese Zeit, um mich seelisch und körperlich auf die langwierige Operation vorzubereiten. Eine Freundin, die selber Ärztin ist, empfahl mir, angesichts der vermutlich langen Narkose einige Wochen vor dem Operationstermin möglichst keinerlei Alkohol, Nikotin oder Tabletten zu mir zu nehmen, damit meine Adern frei von Giften seien. Außerdem ging ich weiterhin ins Fitneßstudio, um in guter körperlicher Verfassung zu sein. Mein Mann und ich unternahmen auch eine lange vorher geplante zweiwöchige Reise in die USA zu Freunden, bei der ich viel Zuneigung, Wärme und Liebe »tanken« konnte. Bis wenige Tage vor dem Krankenhaustermin arbeitete ich, was auch noch Geschäftsreisen, zum Beispiel nach Moskau, einschloß. Allerdings nahmen die Kopfschmerzen und der Druck im Kopf immer mehr zu.

Ein liebevolles Umfeld trägt zur Heilung bei

Gestärkt an Körper, Geist und Seele fuhr ich nach H.; mein Mann begleitete mich. Ich fühlte mich stark und war überzeugt, daß ich diesen Kampf gewinnen würde. Angesichts der Operationsrisiken wurde diese Zuversicht zwar auf eine harte Probe gestellt, aber mein Gottvertrauen überwog. Am Vorabend der Operation sagte ich mir: »Wenn ich nicht wieder aufwache, habe ich ein volles, reiches Leben geführt.« Mich überkam ein Gefühl der Dankbarkeit gegenüber meinem Mann, meinem Sohn, meinen Eltern, dem Rest meiner Familie sowie Freunden aufgrund all der Möglichkeiten, die ich gehabt hatte. Ich führte noch ein kurzes Gespräch mit Professor S. Er wünschte uns beiden Glück, da es eine sehr schwierige Operation werden würde. Er sagte aber auch, daß er sich in der hinteren unteren Schädelgrube wie in seinem Wohnzimmer auskenne; er habe schon mehr als 2000 solcher Operationen durchgeführt. Ich glaube, ich habe den letzten Satz doppelt in meinem Hirn gespeichert.

Die Operation dauerte neuneinhalb Stunden. Danach kam ich für einige Tage auf die Intensivstation. Ich war völlig verkabelt beziehungsweise an Schläuche angehängt und hatte einen dicken Kopfverband. Es war sehr unangenehm, aber ich hatte keine schlimmen Schmerzen. Ein Arzt sagte mir, die Operation sei gut verlaufen, alles sei herausoperiert. Nachdem der Schlauch in der Nase entfernt worden war, konnte ich schlucken, worum man gebangt hatte. Mein Mann und mein Sohn besuchten mich.
Meine Heilung machte gute Fortschritte. Dazu trugen sicher die Besuche und Sorge meiner Familie und Freunde bei, aber auch irgendwie die Frühlingsstimmung um mich herum: Plötzlich blühte und grünte und duftete es überall. Ich war froh, daß der Krankenhausaufenthalt gerade in diese Jahreszeit und nicht in den Winter gefallen war. So konnte ich schon bald in den nahe gelegenen Park gehen, vorbei an üppig blühenden Fliederbüschen und Magnolienbäumen.

Am 13. Tag nach der Operation holten mich mein Mann und mein Sohn ab, und wir fuhren mit dem Zug nach Hause. Hier begann dann meine monatelange Rekonvaleszenzzeit mit sehr viel Schlaf und Ruhe. Zwei Wochen später hatte ich einen Termin mit einem Arzt in der Tagklinik der Abteilung für Neuropsychologie eines Krankenhauses. Nach der Besprechung meinte dieser Arzt, ich bräuchte nicht zu einem Reha-Programm zu gehen. Ich könne alles machen, was mir guttue. Über diese Nachricht war ich so froh, daß ich mir auf dem Nachhauseweg in einer Gärtnerei ein großes Margeritenbäumchen kaufte, das ich von meinem Mann abholen ließ.

Ich mußte auch keine Tabletten nehmen, allerdings sollte ich – so die Empfehlung des Arztes – immer in mich hineinhören, wie mir die Dinge bekamen. Meine Hauptbeschäftigung in dieser Zeit war Schlafen. Ich hatte auch viel Besuch von meiner Familie und Freunden, was mir sehr gutgetan hat. Fünf Wochen nach der Operation saß ich schon wieder auf dem Fahrrad, fuhr allerdings wegen der Doppelsicht sehr vorsichtig, und zwei Monate danach schwamm ich zum ersten Mal im See. Das Bergwandern ging auch wieder peu à peu, mit Pausen und wenig Steigung. Ich »eroberte« mir allmählich die Natur zurück und war dankbar für mein wiedergeschenktes Leben.

Einen Knick bekam diese »Rückeroberung« der Welt, als ich im rechten Ohr ein immer stärkeres Rauschen hörte. Ich suchte meine Ärztin auf, die feststellte, daß das rechte Ohr nunmehr völlig taub war und auch der rechte Gleichgewichtsnerv nicht mehr ansprach. Beides hatte nach dem Krankenhausaufenthalt noch schwach funktioniert. Ich fühlte mich verletzt, mußte nochmals Cortison nehmen und fiel in eine Art schwarzes Loch, aus dem ich erst allmählich wieder herauskam. In dieser Zeit ging ich dann auch zu der Münchner Atemtherapeutin Anna von Trott. Das erwies sich als Glücksfall, da die Sitzungen eine Mischung aus Leibarbeit und Gesprächen einschließlich Traumdeutung beinhalteten. Sie haben mir sehr gutgetan.

Im August erlebte ich einen weiteren entscheidenden Teil meiner »Wiedergeburt«: Mein Mann und ich verbrachten gerade zwei Wochen in einem Sommerhaus in Finnland. Eines Morgens sah ich beim Schwimmen den Horizont nicht mehr doppelt. Es war ein tolles Gefühl. Mir war klar, daß ich viele Schutzengel gehabt hatte. Ich war auch überglücklich, daß ich wieder in die Sauna gehen konnte, was zum Leben in einem finnischen Sommerhaus dazugehört. Mit der Tatsache, daß ich auf dem rechten Ohr nichts mehr hörte und auch mein rechter Gleichgewichtsnerv zerstört war, konnte ich mittlerweile leben, aber ich hatte noch Hemmungen, anderen (und wohl auch mir selbst) gegenüber einzugestehen, daß ich behindert war. Jedenfalls machte ich um den entsprechenden Antrag an das Versorgungsamt einen großen Bogen, bevor ich ihn dann endlich ausfüllte und wegschickte.

Wieder im Büro

Am ersten September kehrte ich an meinen alten Arbeitsplatz in der Bank zurück. Das strengte mich sehr an, so daß ich meine ganze Energie mobilisieren mußte, um die Belastung auszuhalten. Denn die Bank hatte gerade fusioniert, und es war eine gravierende Umstrukturierung im Gange. Ich fühlte mich in dieser Zeit besonders verletzbar. Jede Art von Kritik erschütterte mich in meinen Grundfesten und ließ mich an meinen Fähigkeiten zweifeln. Ich wollte mir und der Umwelt beweisen, daß ich alles genauso schaffte wie vor der Operation – aber das war ein Trugschluß. Heute weiß ich, daß der Körper nach einer Hirnoperation einige Jahre braucht, bis er wieder genügend Kraft gesammelt hat. Im übrigen gibt es eine Faustregel, wonach der Körper einen Monat benötigt, um die Nachwirkungen von einer Stunde Anästhesie loszuwerden; in meinem Fall waren also allein neun

Monate dafür erforderlich. All das wollte ich damals nicht wahrhaben. Ich war zu ungeduldig.

Im Zuge der Umstrukturierung wurde meine Abteilung aufgelöst; für mich fand sich kein adäquater neuer Arbeitsplatz, was wohl auch damit zu tun hatte, daß ich als »gesundheitlich angeschlagen« galt. Zumindest hatte ich das Gefühl, mit diesem Stigma belegt zu werden. Gerade in der Umbruchphase, in der sich die Bank befand, hätte ich Stärke und Durchsetzungskraft gebraucht, um mich zu behaupten, aber ich war dünnhäutig. Angesichts der Tatsache, daß mit dem Begriff »Hirntumor« oft etwas Schreckliches verbunden wird, ist mir die Reaktion meines Arbeitsumfelds aus jetziger Sicht durchaus verständlich, damals setzte es mir seelisch sehr zu, weil ich mich doch als geheilt empfand. Ende 1998 verließ ich die Bank. Später fing ich an, freiberuflich als Autorin zu arbeiten.

Heute kann ich sagen, daß ich froh bin, daß es zu dieser Zäsur gekommen ist, da ich nun Energie für andere Dinge als die Bankarbeit mobilisieren kann, die mir allerdings viel Spaß gemacht hat. Jetzt arbeite ich an einem weiteren Buch. Außerdem freue ich mich, daß ich nun mehr Zeit für Reisen und Gespräche mit Freunden habe. Ich glaube nicht, daß ich heute den Dauerstreß eines Bankjobs aushalten würde. Ich brauche noch immer viel Schlaf und fühle mich unwohl in hektischen Situationen. Seit der Operation habe ich einen natürlichen Streßanzeiger – meine rechte Kopf- und Gesichtshälfte: Bei Überanstrengung kann ich es vor Jucken kaum aushalten. Möglicherweise hat der Körper auch früher solche Signale ausgesandt, nur habe ich nicht darauf gehört. Sonst hätte der Tumor kaum in Ruhe über so lange Zeit wachsen können.

Schulmedizinisch ist bisher vollkommen ungeklärt, warum und wie lange ein solches Meningeom wächst und warum es sich in meinem Fall krakenartig bis zum Hirnstamm ausbreitete und dabei um das Innenohr schlang. Bei der Untersuchung ein Jahr nach der Operation fragte ich Professor S., was ich vorbeugend gegen ein neuerliches Wachstum tun könne. Darauf meinte er mit einem warmherzigen Lächeln im Gesicht: »Leben Sie glücklich, und genießen Sie jeden Tag. Das ist die beste Art vorzubeugen.« Im Laufe der Zeit wird mir immer klarer, wie recht er hat. Ich habe mir seinen Rat zu Herzen genommen – mein Leben ist reicher geworden.

Die Interviews

»Mein Körper will nicht
mehr tanzen«

Astrid B. (48 Jahre, allein lebend, eine Tochter)
Nachdem sie rund ein Jahr bei verschiedenen Ärzten gewesen
war, wurde bei ihr 1997 multiple Sklerose diagnostiziert.
In den siebziger Jahren hatte sie vier Jahre lang in Afrika gelebt
und sich dort intensiv mit afrikanischer Musik beschäftigt. Sie
war mit einem Afrikaner verheiratet, mit dem sie eine Tochter
hat. Astrid B. kehrte Anfang der achtziger Jahre mit ihrer Toch-
ter in ihre Heimat Dänemark zurück und arbeitet seither als
Tanz- und Rhythmuspädagogin. Bis zur Diagnose war sie Do-
zentin am Konservatorium. Außerdem reiste sie im ganzen
Land zu Wochenendseminaren zum Thema Musik und Rhyth-
musgefühl. Als Leiterin dieser Seminare hatte sie immer das Be-
dürfnis, sich intensiver als alle Seminarteilnehmer einzubrin-
gen. Sie organisierte auch Konzertseminare. Das brachte noch
mehr Streß mit sich. Obwohl sie schon seit einiger Zeit spürte,
daß in ihrem Körper etwas nicht stimmte, änderte sie nichts an
ihrer hektischen Lebensweise. »Ich hatte die Verbindung zu
meiner Seele verloren.«
Die Krankheit zwang sie innezuhalten. Sie mußte die Semi-
nare und ihre Arbeit am Konservatorium aufgeben. Aber sie
glaubt fest daran, daß es ihr wieder bessergehen wird. »Viel-
leicht wollte mich diese merkwürdige Krankheit in eine Art
Gleichgewicht bringen.«

Bitte erzähle die Vorgeschichte deiner Krankheit.
Zuerst hatte ich manchmal ein taubes Gefühl in der rechten
Hand. Ich dachte, das käme vom Schreiben am Computer.

Dann hatte ich immer so ein Schwindelgefühl, aber nach etwa zwei Monaten war das verschwunden. Als nächstes hatte ich Sehprobleme. Ich sah nicht doppelt, aber alles auf meiner rechten Seite kam mir größer vor als links. Auch bei meinem Körper schien mir die rechte Seite größer als die linke zu sein. Im Auto mußte ich sogar einmal anhalten, weil ich Entfernungen nicht mehr richtig abschätzen konnte. Ich zitterte am ganzen Körper, als ich nach Hause kam. Und ich spürte, daß irgend etwas mit mir nicht stimmte. Ich bekam einen Riesenschreck. Jedenfalls ging ich zum Augenarzt. Der fand aber nichts und meinte, vielleicht sei ich überarbeitet. Ich solle erst mal abwarten.

Aber es wurde nur noch schlimmer. In den Sommerferien 1997 hatte ich für einige Tage ein Zimmer in einem Kloster gebucht, um allein zu sein und mich auf das nächste Semester vorzubereiten. Aber ich schaffte es nicht einmal, dorthin zu fahren. Mir war schlecht, und ich konnte nicht gerade gehen. Ich habe einen Arzt konsultiert. Er meinte, ich hätte einen Infekt und solle mich auskurieren. Auf den dringenden Rat eines befreundeten Arztes bin ich dann ins Krankenhaus gegangen und dort einige Tage geblieben. Aber dort konnte man auch nichts finden. Ich erinnere mich, daß ich einmal nachts im Krankenhaus nicht schlafen konnte und zu laufen versuchte. Meine Beine bewegten sich ganz merkwürdig. Ich erzählte das den Ärzten, doch sie sagten, meine Reflexe seien in Ordnung. Ich spürte, daß irgend etwas in meinem Körper passiert war.

Welche Diagnose bekamst du?
Die Diagnose lautete »Infekt am Gleichgewichtsnerv«. Ich blieb etwa einen Monat zu Hause. Mir war schwindlig, ich fühlte mich schwach und erschöpft. Eines Tages hatte ich plötzlich dieses merkwürdige Gefühl in meinem Körper: Mein Blut schien zu schnell zu zirkulieren. Mir kam es vor, als würden in meinen Adern Sektperlen sprudeln. Voller Panik begann ich zu hyperventilieren. Dann hatte ich überall Krämpfe. Meine Hände waren verdreht, ich konnte die Beine nicht richtig bewegen, es war

so, als wäre ich total behindert. Ich war allein zu Hause. Als ich den Notarzt anrufen wollte, fiel mir der Telefonhörer aus der Hand, weil ich ihn nicht halten konnte. Ich schleppte mich zum Fenster, das offenstand, und schrie. Aber niemand hörte mich. Ich weiß nicht, wie lange das so gegangen ist, mir kam es wie eine Ewigkeit vor. Dann war wieder alles ganz normal. Ich rief den Krankenwagen und wurde ins Krankenhaus gebracht. Dort konnten sie nichts finden und schickten mich wieder nach Hause. Aber ich wußte, irgend etwas stimmte bei mir nicht.

Am nächsten Tag hatte ich wieder so einen Anfall. Es war ungefähr elf Uhr abends. Mein Arm wurde ganz steif. Vor Angst konnte ich kaum atmen. Es war wie Todesangst. Ich hatte wieder Krämpfe und schrie wie am Spieß, mit einer Stimme, die ich nicht kannte. Ich konnte gar nicht aufhören; ich weiß nicht, woher die Stimme kam, weil ich noch nie in meinem Leben so geschrien hatte. Mein damaliger Freund hörte mich und kam herbeigerannt. Zusammen fuhren wir ins Krankenhaus. Dieses Mal behielten sie mich drei Tage. Sie machten ein CT, weil das der einzige Scanner war, den sie hatten. Aber damit kann man die Weichteile des Gehirns nicht sehen, so daß man MS nicht diagnostizieren kann. Im übrigen dachten sie, ich hätte ein Blutgerinnsel im Gehirn oder im Körper. Aber sie konnten nichts finden. Dann hatte ich wieder einen Anfall. Jemand setzte sich an mein Bett und erklärte mir, das sei ein Angstanfall, der psychische Ursachen habe. Physisch sei alles in Ordnung.

Die Diagnose lautete »Angstpsychose«. Zunächst war ich froh, endlich zu wissen, was los war. Ich wollte doch möglichst bald wieder arbeiten.

Einige Monate habe ich mich mit diesem Phänomen beschäftigt und einen Psychologen aufgesucht, der mir sehr viel erklärte und äußerst hilfreich war. Mir wurde bei diesen Gesprächen klar, daß ich nicht unter einer Angstpsychose litt.

Ich hatte nach wie vor das Gefühl, daß etwas mit mir absolut nicht stimmte, und setzte meine Suche nach der Ursache fort. Im Oktober 1997 bin ich schließlich zu einem Ohrenspezialisten gegangen, um meine Gleichgewichtsnerven gründlich untersuchen zu lassen. Und der hat mich dann zur Kernspin-Tomographie geschickt. Da kam das erste Mal der Verdacht auf MS auf. Nachdem noch Rückenmarksflüssigkeit untersucht worden war, bekam ich am 27. November 1997 endlich die Diagnose: multiple Sklerose. Das war etwa ein Jahr, nachdem die ersten Symptome aufgetreten waren.

MS ist eine Autoimmunkrankheit, das heißt, die eigenen Zellen zerstören Material um die Nerven. Es ist eine Entzündung im Gehirn und kann auf das zentrale Nervensystem im ganzen Körper übergehen. Mein rechtes Bein und meine beiden Arme sind ziemlich in Mitleidenschaft gezogen, und es kommt mir so vor, als ob in meinen Adern Sektperlen zirkulieren würden. Das ist ein ganz komisches Gefühl im Körper und im Kopf. Manchmal glaube ich, tausend Nadeln würden mich stechen. Man sagt auch, es fühlt sich so an, als hätte man Würmer unter der Haut. Es gibt eigentlich noch kein richtiges Medikament, da die Ursache noch nicht erforscht ist. Merkwürdigerweise sind zwei Drittel der Betroffenen Frauen.

Nach der Diagnose fiel ich in eine tiefe Depression. Im Februar 1998 war ich für drei Wochen im Krankenhaus, nachdem ich vorher einen Anfall gehabt hatte und nicht mehr laufen konnte. Ich bekam Cortison-Infusionen. Im Krankenhaus lernte ich eine wunderbare Krankenschwester kennen, die mich mit etlichen alternativen Behandlungsmethoden vertraut machte und mir ein Buch der schwedischen Ärztin Birgitta Brunes gab.

Wer ist Birgitta Brunes?

Sie hat selbst MS und behandelt MS-Kranke mit einer neuen, ganzheitlichen Methode. Als MS-Patient kann man viel machen, damit es einem bessergeht. Man kann nie geheilt werden, aber viel dafür tun, daß man keinen Anfall bekommt. Ich bin ein halbes Jahr nach der Diagnose zu einem vierwöchigen Aufenthalt in ihre Klinik gefahren. Sie hat mir so viel Hoffnung und eine neue Einstellung zum Leben gegeben: »Höre auf deinen Körper! Gehe nicht über deine physischen und psychischen Kräfte!« Wichtige Themen sind, daß man sich selbst liebt, und auch, daß und wie man seine Wut rausläßt. Besonders bei letzterem habe ich lange gebraucht. Ich habe immer versucht, es allen irgendwie recht zu machen; schon als Kind habe ich die Liebe und Zuwendung meiner Eltern durch besonderes Bravsein erzwingen wollen.

Bei Birgitta Brunes habe ich viele Dinge angefangen. Das Wichtigste war, daß ich meinem Leben positive Seiten abgewinnen konnte. Ich konnte etliche Dinge allein machen, das fand ich toll.

Hast du auch zu dir selbst eine positive Einstellung entwickelt?
Na ja, ich fing damit an. Ich wußte, daß eine positive Einstellung zu mir selbst wichtig war, um die Krankheit zu überwinden. Birgittas Gedanken machten mich stärker; sie zeigte mir Wege auf, wie ich weiterkommen könnte, zum Beispiel durch Meditation. Sie sagte: »Bevor ich dich medizinisch behandeln kann, mußt du deine Einstellung ändern: Du mußt dich annehmen.«

Hat sie dich auch gefragt, was dir die Krankheit sagen will?
Sie hat es nicht so ausgedrückt, aber sie sagte: »Du mußt dich fragen, warum du krank geworden bist. Überlege mal, was vor dem Ausbruch der Krankheit passiert ist. Wie war deine Befindlichkeit insgesamt?«

Und was hast du geantwortet?
Ein paar Jahre vor dem Ausbruch habe ich eine Dozententätigkeit im Konservatorium als Tanz- und Rhythmuspädagogin angenommen. Ich wollte alles hundertprozentig gut machen. Ich war eine Perfektionistin. Andererseits konnte ich nie nein sagen, wenn mich Leute fragten, ob ich ein Wochenendseminar für Rhythmus oder Tanz leiten würde. Ich sagte zu und reiste neben meinem Dozentenjob am Konservatorium in ganz Dänemark

zu Wochenendseminaren. Ich bereitete alles allein vor, weil ich nicht delegieren konnte oder wollte.

Je gehetzter ich wurde, desto mehr verlor ich die Fähigkeit, in mich hineinzuhorchen. Jahrelang war ich total erschöpft. Und ich wollte immer besser als meine jungen Studenten sein, länger tanzen können, ein besseres Rhythmusgefühl haben. Ich wollte in allem immer spitze sein! Dabei habe ich die Verbindung zu meinem Inneren, zu meiner Seele verloren. Ich habe zwar gespürt, daß etwas total falsch läuft, aber mir war nicht klar, was. Und ich habe nichts geändert.

War es für dich nicht auch schön, etwas zu erreichen, geschätzt zu werden?
Natürlich, aber ich habe dieses Gefühl der Freude darüber nicht wirklich zugelassen. Ich habe nicht zu mir gesagt: »Toll hast du das gemacht«, sondern mich auf das nächste Seminar gestürzt. Mir kommt das jetzt ganz merkwürdig vor. Aber das war das Entscheidende: Ich hatte mich selbst verloren und tat weiterhin alles, um es anderen recht zu machen. Ich wollte mein Leben ändern, aber ich konnte es nicht, so als ob ein Zug einfach weiterfährt.

Vor der Zeit am Konservatorium hast du doch auch viel gearbeitet, aber das war nicht so stressig?
Ich habe immer sehr gern gearbeitet. Besonders diese Wochenendseminare waren toll, wo du immer wieder etwas Neues bringen konntest. Aber als ich dann am Konservatorium zu unterrichten anfing, mußte ich mein Material immer auf dem neuesten Stand halten; ich mußte selbst Kurse besuchen, wie damals, 1995, als ich für einige Wochen nach Tansania gefahren bin, um neue Tanzschritte und Trommeln kennenzulernen. Es war sehr anstrengend, mir war ständig schwindlig, was sicher auch eine Folge des Malariamedikaments war. In Tansania ging es mir gar nicht gut. Ich hatte dort auch depressive Phasen, und das ist danach schlimmer geworden. Aber nach außen hin habe

ich so getan, als wäre alles in Ordnung. Ich habe zugelassen, daß alle meine Energien abflossen und aufgebraucht wurden.

Im Januar und Februar 1997 organisierte ich eine Riesenveranstaltung, mit allen Größen aus der Musikszene, Musikdozenten usw. Es war wahnsinnig viel Arbeit und natürlich sehr belastend. Und daneben hatte ich ja immer noch meine Lehrveranstaltungen am Konservatorium. Ich war nicht ausreichend vorbereitet, hatte Angst, wenn ich den Hörsaal betrat. Als dann schließlich die Sommerferien begannen, fühlte ich mich sehr schlecht; zunächst glaubte ich, ich hätte einen massiven Grippeanfall. Ich denke, das ist typisch, du bekommst eine Grippe, wenn der Druck nachläßt.

Wenn es nur eine Grippe gewesen wäre, hättest du wahrscheinlich nicht darauf gehört?
Ja, es war eine Botschaft von meinem Körper. Er sagte mir: »Ich will nicht mehr tanzen. Und wenn du nicht hören willst, werden wir es dir schon zeigen.«
Zumindest will ich das so verstehen, denn dann besteht eine Chance, meine Lage zu ändern. Alles in allem war ich psychisch und physisch total erschöpft.

Hast du dann die Lehrtätigkeit aufgegeben?
Nach den Sommerferien war ich weiterhin krank und konnte nicht unterrichten. Und im November kam die Diagnose, und wir begannen, alle Papiere für die Erwerbsunfähigkeitsrente zusammenzusuchen. Das Konservatorium wollte unbedingt, daß ich wenigstens Teilzeit arbeite. Es zahlte mir mein Gehalt noch bis zum 1. Juli 1998. Seitdem bekomme ich Rente. Es ist für mich eine große Erleichterung zu wissen, daß ich nicht wegen des Geldes arbeiten muß. Denn wenn ich arbeite, will ich alles so gut machen, daß ich über meine Kräfte gehe.
Das Konservatorium hat mich gefragt, ob ich nicht stundenweise tätig sein will. Aber mir ist klareworden: Bevor ich wieder irgendeine Arbeit anfange, muß ich mein Verhalten ändern und

lernen, nein zu sagen. Und das ist sehr schwer, wenn du Studenten hast, die dich um Rat fragen. Da kannst du nicht mittendrin aufhören.

Du meinst, dein Thema ist, nein zu sagen?
Ja, das ist das eine. Außerdem haben sich die Verstopfungen und Narben in meinem Gehirn auf mein emotionales Verhalten ausgewirkt. Ich reagiere viel emotionaler als früher. Wenn ich ein trauriges Buch lese oder einen Film sehe, fange ich an zu weinen. Ich werde ganz schrecklich nervös bei Anspannung oder Zeitdruck, wenn ich zum Beispiel einen Zug erwischen muß. Das habe ich früher nicht in dem Maß gekannt.

Versuchst du in solchen Situationen, dich mit Entspannungsübungen zu beruhigen, oder nimmst du Pillen?
Meistens mache ich Übungen – Yoga oder Meditation –, aber manchmal nehme ich auch eine viertel Beruhigungspille. Mir ist aufgefallen, daß ich mit einem Beruhigungsmittel besser laufen kann und mehr Energie habe als andere, die einfach müde werden. Ich habe das Gefühl, daß mein Energiehaushalt zu schnell läuft, daß ich zuviel vom Kampfhormon produziere, das bei mir Angstzustände und Nervosität auslöst. Um das auszugleichen, muß ich manchmal ein Beruhigungsmittel nehmen.

Was sagt Birgitta Brunes zu dieser Analyse?
Mit Hilfe meiner Analyse kann sie für mich ein Gleichgewicht zwischen den Neurotransmittern Noradrenalin, Acetylcholin, Serotonin und Dopamin herstellen. Diese vier chemischen Substanzen müssen sich im Gleichgewicht befinden, was bei MS-Patienten nicht der Fall ist. Wenn Birgitta weiß, daß ich mit einem Beruhigungsmittel besser gehen kann, mixt sie in meinen »Cocktail« ein bißchen mehr von dem Mittel, das mich entspannt, womit ich loslasse.

Wie reagiert dein Körper, wenn du dich überanstrengst?
Ich bekomme Kopfschmerzen, das Geräusch in meinem linken
Ohr, das ich ständig habe, wird lauter. Ich fühle mich ganz
schwach und merke in meinem Körper einen Schmerz, als ob da
drinnen etwas brennen würde.
Manchmal macht mich das ganz schön depressiv. Auch wenn
ich darüber rede.

Ich hoffe nicht, daß dieses Interview dich jetzt depressiv stimmt.
Nein, ich muß mich mit den Tatsachen abfinden, das ist meine
Realität.
Mir ist wichtig zu glauben, daß das Leben einen Sinn hat, ob-
wohl ich den noch nicht gefunden habe. Vielleicht ist der Sinn
des Lebens herauszufinden, wer man ist.

*Wie hat deine Krankheit auf deine Umgebung gewirkt, auf
deine Familie, deinen Partner und Freunde?*
Das beste wäre, du würdest sie selbst fragen. Denn ich kann nur
sagen, wie sie meiner Meinung nach empfunden haben.
Die Krankheit hat mein Verhältnis zu meinem damaligen langjährigen Partner drastisch verändert, weil wir die Rollen hätten
tauschen müssen. Ich wurde der schwache Teil, und er hätte der
Starke werden müssen, aber das konnte er nicht. Ich veränderte
mich, wurde depressiv. Und wenn ich nicht depressiv war, wurde
ich hart, härter, als ich wollte. Ich kam mir nicht mehr attraktiv
vor, ich konnte kein Geld mehr verdienen. Und ich begann, ihn
zu manipulieren, so daß er meinen Selbsthaß noch verschlim-
merte. Es war ein Teufelskreis – wie in dem Buch *Wenn Frauen
zu sehr lieben* von Robin Norwood beschrieben –, ein absolut
selbstzerstörerischer Zustand. Einige Monate nach der Diagnose ging unsere Beziehung in die Brüche.
Meine Familie versucht, mir mit praktischen Dingen zu helfen.
Aber sie sind alle sehr beschäftigt. Viele Freunde sagten mir,
ich solle anrufen, wenn ich etwas bräuchte. Aber wenn ich
dann mal anrief, hatten sie keine Zeit. Die meisten sind im be-

sten Alter, arbeiten viel. Na, ich habe nicht mehr angerufen. Ich habe mir klargemacht, daß ich diese Krankheit mein ganzes Leben haben werde und deshalb für mich selbst sorgen können muß. Ich müßte es beispielsweise schaffen, im Winter einzukaufen. Jetzt hilft mir jemand einmal pro Woche beim Einkaufen. Aber manches kann ich nicht nur einmal pro Woche einkaufen. Da muß ich mir noch etwas überlegen. Im Moment ist Einkaufen wirklich mein größtes Problem. Ansonsten komme ich ganz gut zurecht. Von der Gemeinde habe ich einen Elektrorollstuhl gestellt bekommen, und auf deren Kosten ist an meinem Haus so eine Art Fahrstuhl zur Eingangstür gebaut worden. Einen Teil meines Hauses habe ich vermietet, und etliche Leute haben mir geholfen, mich behindertengerecht einzurichten. Nachdem die praktischen Dinge jetzt erledigt sind, kann ich mich darauf konzentrieren, was ich nun mit meinem Leben anfangen will.

Würdest du wieder so mit dir und deiner Krankheit umgehen, oder würdest du etwas Entscheidendes anders machen?
Nein, ich glaube nicht, daß ich mich anders verhalten würde. Jeder hat da seine bestimmte Art. Ich mag es zum Beispiel nicht, wenn andere mir sagen, was ich tun soll. Ich will das selbst herausfinden.

Hat sich deine Einstellung zum Leben und zum Tod durch diese Krankheit geändert?
Im Moment weiß ich noch nicht, was ich mit meinem Leben anfangen will. Aber ich habe keine Angst deswegen, weil ich sicher bin, daß der Tag kommt, wo ich es weiß; ich kann es aber nicht forcieren. Im Moment meditiere ich viel und warte. Meine Hauptaufgabe zur Zeit ist, meinen Gesundheitszustand zu verbessern. Ich glaube, ich werde sehr alt. An MS sterbe ich wahrscheinlich nicht; MS führt selten zum Tod.

Ich meine auch nicht Tod als Folge von MS, sondern ob sich deine Einstellung zum Tod in den letzten Jahren geändert hat?
Ich glaube, für mich ist die Zeit gekommen, religiös zu werden. Ich denke, jemand wacht über mich. Du kannst das Gott oder was auch immer nennen, aber ich bin ganz sicher, daß mich jemand beschützt. Vor dem Tod habe ich keine Angst. Es muß etwas sehr Erhabenes sein. Meine Tochter ist jetzt 18 und alt genug, für sich zu sorgen. Ich erinnere mich, daß ich sehr besorgt war, sie allein zu lassen, als ich nach Afrika oder Kuba gegangen bin. Aber damals war sie ein kleines Mädchen.

Ich bete fast jeden Abend: »Lieber Gott, gib mir die Kraft, die Dinge zu akzeptieren, die ich nicht ändern kann, und den Mut, zu ändern, was geändert werden kann.« Wenn ich ein Problem habe oder in einer Situation nicht weiß, was ich tun soll, frage ich Gott: »Was soll ich machen?« Ich glaube, der erste Gedanke – und der kommt aus mir selbst – ist die Antwort. Du kannst das immer und überall praktizieren.

Aber es gibt zu jeder Frage doch mindestens zwei Antworten.
Wenn du nicht zweifelst, kannst du nicht glauben. Man muß im Auge behalten, in welche Richtung man will. Wenn man das vergißt, fällt man bald wieder in seine alten Denkmuster zurück.

Hast du deine Krankheit angenommen?
Ja; aber ich hoffe immer noch, daß es mir wieder bessergehen wird. Ich führe jetzt ein sehr ruhiges Leben, weil ich glaube, das brauche ich im Moment. Es gibt MS-Kranke, die genauso weiterarbeiten wollen wie bisher, weil sie sonst zusammenbrechen würden. Das mache ich nicht. Ich glaube, wenn ich weiter gearbeitet hätte, hätte der Druck zu einem Anfall nach dem anderen geführt. Ich glaube, es ist absolut notwendig, seine Einstellungen zu ändern. Im Moment bin ich ganz zufrieden. Es gibt so viele Dinge, die ich machen kann. Ich habe nicht das Geld für alles, was ich machen möchte. Aber ich weiß, die Hauptarbeit

muß ich selbst erledigen. Ich mache jeden Tag Chi Gong, und das ist harte Arbeit, da du intensiv dabeibleiben mußt. Aber ich sehe schon die ersten kleinen Fortschritte. Ich meditiere regelmäßig.

Betrachtest du die Krankheit als Signal, als Chance?
Ich habe das Leben wirklich immer wieder herausgefordert, besonders als ich in Afrika lebte. Ich wurde dort und auch später einige Male ziemlich krank. Einmal hatte ich Hepatitis. Aber ich habe die Krankheiten niemals als Signal empfunden. Jetzt, seit der MS-Diagnose, höre ich zum ersten Mal darauf, fange an, mein Leben und meine Einstellungen zu ändern.
Ich habe mich in viele Abenteuer gestürzt. Ich glaube, ich habe oft auf einem Vulkan gelebt, aber das ist meiner Meinung nach nötig, um sich lebendig zu fühlen. Jetzt fühle ich eine innere Herausforderung. Wie weit kann ich gehen?
Vielleicht wollte mich diese merkwürdige Krankheit in eine Art Gleichgewicht bringen. Ich glaube, das brauchte ich.

»Ich glaube, der Wald heilt«

Renate Z. (53 Jahre, geschieden, zwei Töchter)
Vor fünf Jahren wurde bei Renate Z. Brustkrebs diagnostiziert
und sofort operiert. Der Arzt sagte damals, wenn brusterhal-
tend operiert werde, müsse eine Strahlentherapie folgen. Die
Strahlentherapie empfand Renate Z. als furchtbare Tortur: »Die
haben mir meine Würde genommen. Ich bin an der Seele be-
schädigt rausgekommen.« Renate Z. glaubt, sie hätte dies nicht
so überstanden, wenn sie nicht immer Trost im Wald gefunden
hätte. Da bei der Operation sehr viele Lymphknoten entfernt
wurden, schwillt ihr rechter Arm schnell an, und die rechte
Hand ist ständig leicht geschwollen, so daß sie einen Gummi-
strumpf tragen und regelmäßig zur Lymphdrainage gehen muß.
Einmal im Jahr fährt sie in eine Lymph-Spezialklinik.

Renate Z. ist seit 13 Jahren geschieden und hat zwei Töchter al-
lein aufgezogen. Sie sind heute 20 und 26 Jahre alt. Mittlerweile
hat sie einen Enkelsohn. Die Lehrerin leitet seit sieben Jahren
eine Sonderschule mit erziehungsschwierigen, lern- und sprach-
behinderten Kindern und Jugendlichen. Sie liebt ihren Beruf
und ihre Schule. »Ich werde von den Kindern mit Vertrauen be-
schenkt.« Renate Z. empfindet ihre Arbeit auch als Therapie.
Sie glaubt fest daran, daß ihr Beruf mit Berufung zu tun hat und
daß alles, was sie erlebt, durchlitten, erfahren und erreicht hat,
sie um so mehr für das qualifiziert, was sie heute macht.

Bitte erzählen Sie Ihre Vorgeschichte.
Ich lebte mit meinen beiden Töchtern alleine. Es war an einem Sonntag abend. Im Badezimmer lag eine Ausgabe der Zeitschrift *Prisma*, und darin wurde das Thema Brustkrebs behandelt. Normalerweise mache ich alles schnell, aber an dem Abend ließ ich mir Zeit. Ich dachte: Da kannst du doch mal eben fühlen. Und ich fühlte einen Knoten. Ich wußte auf der Stelle, daß er bösartig war. Schon vorher hatte ich Brustentzündungen gehabt, solche hühnereigroßen Einlagerungen, die dann punktiert wurden. Ich bin regelmäßig zur Vorsorge gegangen. Mein Gynäkologe, bei dem ich erst seit kurzem war, meinte auf meine Frage nach einer Mammographie, die sei überflüssig, er habe so ein gutes Ultraschallgerät. Er verschrieb mir Östrogenpflaster wegen der Wechseljahre. Im nachhinein weiß ich, daß ich mit den Östrogenpflastern meinen Krebs gefüttert habe.
Ich bin am nächsten Morgen sofort zu diesem Arzt gegangen. Aber er hat alles bagatellisiert: »Ach, da gehen Sie einen Tag ins Krankenhaus, dort schneidet man Ihnen das raus.«

Er hat gar nicht in Erwägung gezogen, daß der Knoten bösartig sein könnte?
Er hat das einfach offengelassen. Ich denke, er hatte ein schlechtes Gewissen. Ich bin kein Mensch, der an Zufälle glaubt. Ich habe dann die Praxis angerufen, zu der ich früher regelmäßig alle zwei Jahre zur Mammographie gegangen bin, und konnte sofort kommen. Da lagen alle meine alten Aufnahmen. Die Ärztin hat zur neuen Aufnahme gesagt: »Die Wahrscheinlichkeit, daß es nicht bösartig ist, liegt vielleicht bei zehn Prozent.«
Dann bin ich ganz normal in die Schule gegangen. Ich weiß heute nicht, wie ich das gemacht habe. Es war Konferenztag, und ich habe die Konferenz geleitet. Am Abend kam meine Freundin, die Ärztin ist. Da brachen bei mir alle Dämme. Ich habe getobt, gewütet und geheult gegen dieses Schicksal, so nach dem Motto: »Du hast mir genug aufgepackt und das jetzt auch noch. Das finde ich wirklich mehr als ungerecht.«

»Das Schicksal hat Ihnen genug aufgebürdet.« Meinen Sie damit eine Folge von Krankheiten oder die Tatsache, daß Sie alleinerziehend waren?
Ich meine die Trennung und Scheidung. Ich habe das Studium meines Mannes mitfinanziert. Als das erste Kind kam, wollte er längst mit seiner Promotion fertig sein. Drei Jahre später habe ich immer noch gearbeitet und die Familie ernährt. Irgendwann hatte er dann eine andere. Während der Schwangerschaft mit der zweiten Tochter hatte er gleich zwei Geliebte.
Für mich war jetzt das Thema »Verlassenwerden« dran: Meine Mutti starb, am Abend der Beerdigung hat mein Mann gesagt, daß er geht, zwei Tage später fing ich an der neuen Schule an.
Ich bin eigentlich so ein Mensch, der sehr lange für Dinge braucht, ich bin unglaublich leidensfähig. Aber wenn dann mal Schluß ist, mache ich mich wirklich auf die Beine.

Sie haben aus dem Verlassenwerden Konsequenzen gezogen?
Ja, ich bin mit meinen Kindern aus dem gemeinsamen Haus ausgezogen. Ich habe mich an meiner jetzigen Schule beworben und habe mein Leben auf eigene Beine gestellt. Vor 13 Jahren war die Scheidung, vor sieben Jahren habe ich diese Schulleiterstelle angetreten, und vor knapp fünf Jahren kam die Operation.
Vor der Diagnose ging es mir nicht gut. Ich hatte einen Infekt nach dem anderen. Aber ich schob das auf die schwierige Situation in der Schule. Im Kollegium gab es eine Gruppe, die mir gegenüber immer kritisch war. Ich kann auch streiten. Aber mir ist Konsensbildung wichtig. Ich bekam hintereinander mehrmals Antibiotika. Wenn ich jetzt zurückblicke, denke ich, daß sicher meine Immunlage aufgrund der psychischen Situation zu der Zeit nicht optimal war.

Kommen wir noch mal zur Diagnose und Operation zurück.
Ich glaube, nach der Diagnose habe ich manche Dinge um mich herum gar nicht wahrgenommen. Ich habe nur mich mit meiner

unbändigen Wut gesehen. An dem Tag bin ich nach der Schule erst mal in den Wald gegangen. Ich gehe immer in den Wald. Ich glaube, der Wald heilt. Ich sehe die Natur gern in den verschiedenen Jahreszeiten. Ich streichle gern Moos. Ich glaube, ich hätte die Strahlentherapie nicht so gut überstanden, wenn ich diesen Wald nicht gehabt hätte.

Ich hatte damals alle Adressen, die ich brauchte, um zu wissen, was ich tun konnte, auch zur biologischen Krebsabwehr. Ich war dann bei einem Professor, den mir eine Dame von der Brustkrebshilfe empfohlen hatte. Er hat mir die Alternativen aufgezeigt und gesagt: »Wenn brusterhaltend operiert wird, brauchen Sie danach eine Strahlentherapie.« Wenn ich gewußt hätte, was die Strahlentherapie für mich bedeutet, hätte ich mich möglicherweise gegen eine brusterhaltende Operation entschieden. Der Professor hat super operiert, man sieht nichts. 21 Lymphknoten hat er weggenommen, doch was das bedeutet, wußte ich vorher nicht. Andere Ärzte nehmen nur sieben oder acht raus. Die Lymphknoten waren nicht befallen. Hier im Brustkrebszentrum besteht seit einem Jahr die Möglichkeit, den sogenannten Wächterlymphknoten mit einem Kontrastmittel darzustellen. Wenn dieser Lymphknoten mit Krebs befallen ist, dann sind es die anderen zu 95 Prozent auch. Wenn er nicht befallen ist, läßt man die anderen Lymphknoten drin. Nach dieser Methode hätte man mir die Lymphknoten nicht herausnehmen müssen. Im Grunde ist es diese Hand – sie ist immer leicht geschwollen, und ich muß einen Gummistrumpf tragen –, die mich an meine Brustoperation erinnert.

Ist das ein Dauerleiden?
Ja. Auf Grund dessen bin ich schwerbehindert und werde es auch bleiben. Die Hand und der Arm werden regelmäßig dick. Ich muß zweimal pro Woche zur Lymphdrainage. Wenn es ganz schlimm ist, bandagiere ich mir den Arm selbst. Ich mache jetzt alles mit links, außer schreiben. Ich darf nicht schwer tragen, keine Fenster putzen usw. Ich habe gelernt, damit umzugehen.

Ich bin ein Mensch, der es akzeptieren kann, wenn etwas so ist, wie es ist. Ein Problem ist der Urlaub, weil ich dann ohne Lymphdrainage auskommen muß. Wenn ich jeden Tag eine Stunde schwimme, kriege ich das hin. Ich fahre Fahrrad. Meine Krankheit hindert mich nicht daran, die Dinge zu tun, die ich gerne möchte.

Einmal im Jahr fahre ich in eine Klinik für Lymphologie. Sie liegt im Schwarzwald. Die Hand gibt mir die Gelegenheit, drei Wochen in diese wunderschöne Umgebung zu fahren. In dieser Spezialklinik habe ich alle Informationen über mein Lymphödem bekommen, und dort habe ich gelernt, damit umzugehen und zu leben, denn im Normalfall haben Ärzte von Lymphologie keine Ahnung.

Sie haben dort sicher physische und psychische Hilfen bekommen?

Ja, aber kurz vor meiner Trennung, als meine Mutter noch lebte, wurde mir bereits bewußt, daß ich dafür sorgen muß, daß es mir nie wieder so schlechtgeht. Auch hier hatte ich wieder Glück. Zwei Tage nach der Beerdigung meiner Mutter hatte ich den ersten Therapietermin. Meine Kinder haben auch eine Therapie gemacht, weil es uns allen so schlechtgegangen ist. Wir haben uns die Hilfe geholt, die wir gebraucht haben. Ich war auch jahrelang in einer Transaktionsanalyse-Gruppe, die sich in unregelmäßigen Abständen getroffen hat.

Können wir nochmals zum Krankenhaus und zur Bestrahlung zurückkommen?

Ja, nochmals Stichwort Lymphdrainage. Meine Schwägerin, die vor acht Jahren auch Brustkrebs hatte, sagte mir, eine Lymphdrainage wäre ganz wichtig, ich solle darauf bestehen. Das wurde mir nämlich im Krankenhaus nicht gesagt.

Im nachhinein ärgert mich das sehr. Im Krankenhaus habe ich wiederholt auf meinen geschwollenen Oberarm hingewiesen. Das sei noch die Flüssigkeit von der Operation, hieß es. Aber es war das beginnende Lymphödem. Das Problem wurde einfach ignoriert. Ungefähr drei Wochen nach der Operation wurden meine Hand und mein Arm ganz dick, und seitdem bin ich auf Lymphdrainage angewiesen.

Inzwischen hatte ich viel über Brustkrebs und Strahlentherapie gelesen: Unter anderem hieß es, daß ein Lymphödem durch Strahlentherapie verstärkt werden kann und man nicht in die Achselhöhle bestrahlen soll. In der Strahlenklinik, die mir empfohlen worden war, sagte ich das, und mir wurde versichert, die Achselhöhle werde nicht bestrahlt. Dann habe ich zu Hause nach der Einzeichnung gesehen und festgestellt, daß die Achselhöhle doch bestrahlt werden sollte. Ich habe gesagt, daß ich mich nicht bestrahlen lassen würde, da mein Lymphödem dann nur noch schlimmer werde. Mich hat man daraufhin ziemlich arrogant behandelt, und ich fühlte mich absolut hilflos. Ich habe es dann letztendlich machen lassen. Heute denke ich, es war nicht richtig, denn das hat das Lymphödem verschlechtert.

In dieser Strahlenklinik herrschte überhaupt eine merkwürdige Atmosphäre; ich hatte den Eindruck, von lauter Todkranken umgeben zu sein, und überall ging es laut und hektisch zu. Bei der Computersimulation lag ich in überstreckter Lage mit nacktem Oberkörper auf der Liege. Jemand ging raus, ließ die Tür offen, und draußen liefen Leute vorbei. Als ich fragte, ob man nicht die Tür zumachen könne, hieß es nur: »Stellen Sie sich nicht so an! Hier haben doch alle Krebs.« Auf den Monitoren waren die gesamten Daten des nachfolgenden Patienten zu sehen, es gab keine Intimität, keine Umkleidekabine, das Personal war schnippisch. All das hat mich sehr belastet. Ich hatte den Eindruck, daß man mir meine Würde nahm. Ich hatte keinen Anspruch mehr auf Individualität und Intimität. Das war für mich das Schlimmste.

Obwohl ich jeweils feste Termine in dem Strahleninstitut hatte, mußte ich manchmal stundenlang warten. Oft war das Gerät kaputt, aber man hat mich dann nie vorher angerufen und abgesagt, sondern ich bin immer umsonst hingefahren. Und wenn ich etwas gesagt habe, bekam ich zur Antwort: »Was wollen Sie denn, Sie haben doch Zeit.« Und sie haben mich verstrahlt, so daß ich Hautverbrennungen hatte.

Ich habe hinterher eine Beschwerde beim Datenschutzbeauftragten bei der Bezirksregierung eingereicht, da fremde Patienten meine Daten auf dem Monitor einsehen konnten. Er sagte mir, es sei jetzt anders.

Aus dieser Strahlenklinik bin ich an der Seele beschädigt rausgekommen. Nach der Bestrahlung ging es mir immer schlecht. Im Wald ging es mir gut. Ich habe Stunden um Stunden Pilze gesammelt und Brombeeren gepflückt. In diesem Sommer und Herbst habe ich viele Leute mit Pilzen beglückt. Ich finde, Pilze kann man nicht suchen, die müssen einem geschenkt werden. Der Wald heilt einfach.

Während der Bestrahlungsphase habe ich ein Meditationswochenende mit Frauen gemacht, die sich schon vor Jahren in einer Müttergruppe zusammengeschlossen hatten. Einmal habe ich nach einer Meditation mit geschlossenen Augen aus Ton eine Brust geformt – total verschrumpelt und beschädigt –, so wie meine; ich habe sie auch gemalt.

Wichtig war, daß ich auf Eigeninitiative schon während der Bestrahlung viele Zusatzstoffe wie Vitamine, Selit etc. genommen habe. Das war sehr gut für meine physische und psychische Verfassung.

Dann war ich in einer wunderbaren Reha-Klinik für Onkologie und Psychosomatik in Kassel.

Als ich dort einen Immunstatus machen ließ, waren die Ärzte unheimlich überrascht, wie gut er war. Sie führten das darauf zurück, daß ich diese Zusatzstoffe genommen hatte.

Deshalb bin ich so dankbar. Ich habe immer bekommen, was ich gerade gebraucht habe.

Wenn ich jetzt an die Reha zurückdenke, muß ich zugeben, daß ich an allem etwas zu meckern hatte. Als ich in mein Zimmer kam, gefielen mir zum Beispiel die Farben nicht – alles war lachsfarben, ich aber mag kräftige Farben.

Die haben sich sicher gefreut, so eine Patientin zu bekommen...

Eigentlich waren alle ganz lieb. Ich habe selbst gemerkt, daß ich mich furchtbar benommen habe, aber ich konnte einfach nicht anders. Für mich kam schließlich der Punkt, an dem ich mich fragte: »Willst du eigentlich leben, oder willst du nicht leben?« Es ist mir wochenlang schlechtgegangen. Meine Brust tat wahnsinnig weh, die ganze Haut war offen und wund. Ich habe Quarkumschläge bekommen. Daß diese Strahlenschäden eine Körperverletzung sind, wußte ich vorher nicht; in der Reha habe ich erst gemerkt, wie naiv ich an das Ganze herangegangen bin.

In der Klinik gab es psychologische Gesprächsgruppen und Einzelgespräche. Es waren Heilpraktiker dort, man konnte Bachblüten kriegen, ayurvedisch essen, Dauerduschen oder andere Therapiemethoden in Anspruch nehmen. Neben der Schulmedizin wurde also ein ganzheitlicher Ansatz verfolgt. Man konnte auch basteln, es wurde meditativer Tanz angeboten, man konnte Chi Gong lernen, es gab Familienaufstellungen nach Bert Hellinger – es war ein unglaublich breites Angebot. Ich kann sagen, in dieser Klinik ist meine Seele wieder gesund geworden.

Und es gab verschiedene Behandlungsansätze, beispielsweise gemäß O. C. Simonton, einem Onkologen, der psychologische Waffen gegen den Krebs entwickelt hat. Ihm zufolge ist Krebs immer eine Verdichtung von negativen Gefühlen; in diesem Zusammenhang schlägt er vor, man solle jedem Menschen, den man nicht mag, jeden Morgen etwas Gutes wünschen. Als ich diesen Knoten in der Brust spürte, schoß es mir durch den Kopf, daß dies der Haß meines Exmannes gegen mich war, all das, was er mir noch so »reindrückte«. Ich merkte, daß ich das noch nicht losgelassen hatte.

Und ich weiß noch, wie ich später an der Ostsee in einem Strandkorb saß und mir so lächerlich vorkam, als ich meinem Exmann etwas Gutes wünschte. Aber ich habe es gemacht, um die Wut- und Haßgefühle aufzulösen.

In der Reha-Klinik habe ich viel für Körper und Seele getan, und auf einmal war meine Schule für mich gar nicht mehr wichtig. Ich habe gesagt, daß keiner mich anrufen soll, daß ich überhaupt nicht gestört werden will.

Ich bin dann länger in der Klinik geblieben, was für meine jüngere Tochter furchtbar war. Aber da habe ich gelernt, auch mal auf mich selbst zu achten, was ich bisher nie so konnte. Man muß sich zunächst um sich selbst kümmern, um dann für andere sorgen zu können. Mir selbst zu sagen: »Ich habe noch nicht genug, ich brauche mehr«, war ungewöhnlich für mich. Ich bin insgesamt sechs Wochen statt, wie ursprünglich geplant, vier Wochen geblieben.

Wie haben die Menschen an Ihrem Arbeitsplatz und in Ihrem Umfeld reagiert?

Meine Schulrätin besuchte mich. Und ich fragte mich, ob sie herausfinden wollte, wann und ob ich überhaupt wiederkäme. Aber sie lud mich immer mal wieder zu Veranstaltungen ein. Ich merkte, daß sie Interesse an mir hatte, es war ihr ein Anliegen, daß ich zu Hause nicht »versumpfte«.

Ich hatte eine Kollegin, die 25 Jahre lang mit Krebs lebte; sie ist vor kurzem gestorben. Ihre Tochter hat mit 23 die gleiche Krebsform bekommen und ist innerhalb eines Jahres gestorben. Diese Kollegin hat mir gezeigt, wie man damit umgeht. Das Kollegium war unglaublich bestürzt, als ich ins Krankenhaus mußte; alle wollten, daß ich zurückkomme.

Gegenüber den Schülern bin ich offen mit Krebs umgegangen, gerade die verhaltensgestörten Kinder reagierten ganz positiv. Sie haben mir, als ich ins Krankenhaus mußte, ein Ständchen auf der Trompete gespielt, was mich sehr gerührt hat. Auch gegenüber neuen Schülern tabuisiere ich nichts. Ich erkläre ihnen alles.

Ich glaube, ich habe ein preußisches Pflichtbewußtsein. Deshalb bin ich, so bald es ging, nämlich nach fünfeinhalb Monaten, wieder in die Schule gegangen. Das erste halbe Jahr war sehr hart. Ich unterrichtete zwar nur 21 statt 27 Stunden, aber das war immer noch viel zuviel. Für mich ist die Arbeit auch Therapie. Als ich aus der Reha-Klinik an meinen Schreibtisch zurückkehrte, dachte ich: »Wie schön, daß ich wieder arbeiten darf.« Ich lernte auch einen neuen Mann kennen und fing an, wieder zu leben. Und ich merkte, daß die Schule gut lief, selbst wenn ich mich nicht 150prozentig um alles kümmerte. Das Kollegium brachte mir ungeheuer viel Sympathie entgegen.

Hat sich Ihre Einstellung zum Leben und zur Umwelt durch die Krankheit geändert?
Ich weiß, daß ich es nicht allen recht machen kann und daß mich auch nicht alle lieben müssen. Zu dieser Erkenntnis bin ich schon vor der Krankheit gekommen. Durch die Krankheit hat mein Leben an Tiefe gewonnen. Ich bin auf eine unglaubliche Weise ganz präsent und gehe auch mit einem großen Gottvertrauen an die Dinge heran. Ich denke, durch das, was ich erlebt habe, habe ich Kraft bekommen, und darauf vertraue ich. Vielleicht ist es ein bißchen banal, aber ich sage mir: »Was mich nicht umbringt, macht mich stark, und irgendwann bringt es mich um.« Wir müssen alle sterben. Das kann ich ganz ruhig anschauen. Die Bedrohung durch den Tod hat mir die Angst davor genommen. Als ich Brustkrebs hatte, empfand ich das als tödliche Bedrohung. Ich habe mich dann für das Leben entschieden und gesagt: »Wenn du da oben mich noch ein bißchen weitermachen läßt, dann bin ich dankbar.« Wenn die Kontrolluntersuchungen in der Klinik sind, gehe ich jedesmal mit der bangen Frage hin, ob ich wohl weitermachen darf. Daher ist meine Einstellung zur Arbeit: Ich darf weitermachen. Diesbezüglich hat sich ganz viel geändert.

Was haben Sie durch die Krankheit verloren, was gewonnen?
Ich strukturiere meine Zeit jetzt anders. Ich arbeite sehr knackig, aber ich brauche auch Zeit für mich. Und ich habe gelernt, es den Leuten zu sagen, wenn mir etwas zuviel ist. Und wenn sie deshalb böse auf mich sind, dann sind sie eben böse, dann kann

ich auch nichts dafür. Ich denke, ich passe jetzt besser auf mich auf und habe es auch gelernt, nein zu sagen.

Ich habe auch eine Menge über Ernährung und über die Zusammenhänge zwischen Krankheit und Psyche gelernt. Ich schätze Fachzeitschriften wie *Signal* und mache mich generell sachkundig, auch was die Lymphologie betrifft.

Ich habe bis jetzt die Erfahrung gemacht, daß ich mit dem, was mir passiert ist, umgehen konnte. Von dieser Erfahrung ausgehend, hoffe ich, daß es weiterhin so sein wird.

Für mich ist der Kontakt mit dem Onkologen Dr. S. ganz wichtig. Zuerst war ich bei den Ärzten hier in meiner Stadt, aber ich hatte den Eindruck, es interessiert sich eigentlich keiner für mich. Dann ist mir Dr. S. empfohlen worden. Er hat mir die Angst vor dem Krebs genommen. Er hat immer gefragt, wie es mir geht und ob mir die Arbeit Spaß macht. Ich kann ihn alles fragen. Ich bekomme immer eine ehrliche Antwort, und er erklärt mir alles. Ich merke, daß dieser Mensch mich ernst nimmt. Wenn bei mir jetzt noch mal etwas käme, wäre damit nicht alles aus, das weiß ich. Dr. S. spielt dabei eine ganz große Rolle. Er hat mir immer wieder geholfen.

Haben Sie auch etwas durch die Krankheit verloren?
Ich schaffe nicht mehr so viel. Mir sind jetzt menschliche Beziehungen wichtiger geworden, und die wollen gepflegt werden. Vor den letzten Sommerferien habe ich zuviel gearbeitet. Im nachhinein habe ich gedacht: »So kann es nicht gehen, sonst bist du bald wieder dran.« Ich habe aber auch ganz deutlich gemerkt, daß ich jetzt viel besser delegieren kann.

Wie ist es mit Ihren Töchtern während des Krankheitsprozesses gelaufen?
Das war für mich eine sehr schwierige Situation. Meine Töchter haben mich nie krank erlebt. Als ich wieder nach Hause kam, war es schwer für sie zu verstehen, daß ihre Mutter, die vorher alles geschmissen hat, nicht mehr so konnte wie früher.

Es hat mir ganz große Schwierigkeiten bereitet zu sagen: »Ich brauche Hilfe, ich kann es nicht alleine.«

Im häuslichen Bereich versuche ich nach Möglichkeit, alles alleine zu machen, weil ich befürchte, daß sie sagen: »Jetzt nicht« oder »Muß das sein?«; ich habe den Eindruck, ich müßte mich dafür rechtfertigen, wenn ich sie um etwas bitte. Aber das hat sicher etwas mit der Mutter-Tochter-Konstellation zu tun.

Würden Sie wieder so mit Ihrer Krankheit umgehen?
Ich würde mich nicht noch mal bestrahlen lassen. Wenn auf der linken Seite etwas wäre, würde ich mir mehr Zeit nehmen. Ich würde mich nicht zu einer bestimmten Behandlung drängen lassen oder irgend etwas unter Druck machen.

Zweimal sind die Werte des Tumormarkers explodiert. Das zweite Mal war ich bereits bei Dr. S. in Behandlung. Er war ganz außer sich, daß ein Wert so hoch war. So hatte ich ihn noch nie erlebt. Wir waren beide total schockiert; als ich wieder zu Hause war, hatte ich die Eingebung, daß die Werte der Tumormarker vielleicht vertauscht worden waren. Also rief ich das Labor an – und es war tatsächlich so.

Das sind so Situationen, in denen ich denke, das wird mir von oben gegeben.

Dr. S. hat sich danach tausendmal bei mir entschuldigt. Ich bin erst mal in den Wald gegangen. Dann habe ich mich an den Schreibtisch gesetzt und habe den Stundenplan gemacht, an dem ich morgens so unlustig gesessen hatte. Ich dachte: »Lieber Gott, wie schön ist so ein Stundenplan!« Die Arbeit ging mir plötzlich ganz leicht von der Hand.

Wenn die Krankheit einen mal wieder einholen will, ändert sich die Blickrichtung sofort. Wenn man das vergißt, wird man schnell wieder daran erinnert, daß man doch dankbar sein wollte.

Betrachten Sie die Krankheit als Signal und Chance?
Ja. Für mich war die Krankheit ein Innehalten. Ich habe früh das Buch von Thorwald Dethlefsen und Rüdiger Dahlke *Krank-*

heit als Weg gelesen. Mir war klar, daß ich eine richtige innere Abwehr gegen manche Dinge hatte. Das war das, was sich in der Krankheit festgesetzt hatte.

Aus der heutigen Sicht wundert es mich überhaupt nicht, daß ich diesen Krebs gekriegt habe. Ich denke auch nicht, daß es ein Zufall war, daß ich in der Zeitschrift *Prisma* den Artikel über Brustkrebs gelesen und dann den Knoten getastet habe. Ich bin ganz getrost. Ich kenne den Plan zwar nicht, den »der da oben« hat, aber seitdem lebe ich den gegenwärtigen Tag mit Anstand. Was morgen sein wird, sehe ich dann schon. Wie heißt es so schön in der Bibel: »Sorget nicht für den anderen Morgen, denn der morgige Tag wird für das Seine sorgen.« Ich würde meine Zukunft nie wissen wollen. Wenn mir vorher jemand prophezeit hätte, was ich durchgemacht habe, wäre ich doch sofort in den Rhein gesprungen. Von daher bin ich guten Mutes und getrost und habe jetzt eine andere Gelassenheit.

Ich habe immer Menschen gehabt, auch vor der Krankheit, die just in dem Moment die richtigen für mich waren. Und ich denke, daß ich für manche Kinder in der Schule gerade auch die Richtige bin.

Als ich die Krankheit hatte, und auch während der Trennungsphase, wurde mir noch bewußter, was mir diese Kinder geben. Man ist als Lehrer schnell in einer bestimmten Rolle und denkt: »Das habe ich jetzt für die Kinder gemacht.« Aber es ist ein gegenseitiges Geben und Nehmen. Ich werde von den Kindern mit Vertrauen oder mit anderen Dingen beschenkt.

Ich glaube, man kommt auch dazu, Dinge intensiver zu sehen, Zeichen zu erkennen.
Ja, und intensiver zu erleben. Manchmal habe ich das Gefühl, wenn ich im Wald bin und wenn zum Beispiel der Farn aufgeht wie ein Jugendstilmuster, ich kann mich hineinversetzen und eins mit der Natur sein. Ich empfinde mich nicht mehr nur als mich, sondern ich bin dann Teil dieses ganzen Systems, ich fühle mich eins damit.

Das klingt sehr spirituell.

Das ist es auch. Das war schon früher so. Ich habe mein erstes Meditationsseminar vor 16 Jahren gemacht. Ich denke, ich bin eine spirituelle Frau.

Als meine Tochter ihr Kind bekam, war ich zunächst ganz ruhig. Aber plötzlich bin ich nur noch wie ein Tiger im Käfig hin und her marschiert, und mir sind die Tränen nur so gelaufen. Ich habe dann die Motette »Fürchte Dich nicht« von Bach aufgelegt und ganz laut angestellt. Genau zu der Zeit war gerade die Austreibungsphase bei meiner Tochter. Diese Motette habe ich schon als Studentin aufgelegt. Ich kenne auch sehr viele Psalmen und Lieder auswendig. Das gesprochene Wort hat eine andere energetische Wirkung.

Können Sie das mit Ihren Töchtern teilen?

Ja. Meine jüngere Tochter fragt mich, ob ich mit ihr bete, oder sie will wissen, was in der Losung steht. Die lese ich jeden Tag. Jede kann das machen, wie sie will. Aber es lacht keiner darüber, weil alle wissen, daß das meine große Kraftquelle ist.

Ich segne meine Kinder auch, wenn sie gehen, und ich zünde eine Kerze an, wenn meine Töchter eine Prüfung haben. Ich habe eine gute Intuition für Dinge. Meinen Gefühlen im Bauch gebe ich ganz großen Raum; das habe ich sicher intensiviert.

Ich bin viel gelassener geworden. Und diese Gelassenheit spüren die Leute. Umgekehrt spüre ich heute viel mehr, was die Leute wollen. Ich mache Dinge mit dem halben Kraftaufwand, und sie kommen doppelt so gut an. Heute sage ich mir, in der Ruhe liegt die Kraft.

Wie sehen Sie sich in der Zukunft?

Das hat viel mit meiner Schule zu tun. Die Schülerzahlen haben sich verdoppelt. Wir bekommen einen Neubau. Das Kollegium ist ausgesprochen engagiert. Die schönste Beschäftigung ist für uns alle, über neue Projekte »zu spinnen«. Als Schulleiterin habe ich dafür zu sorgen, daß die finanziellen Mittel für Projekte bereitstehen. Zweimal im Jahr finden erlebnispädagogi-sche Wochenenden statt, da fahre ich manchmal mit. Ein Pro-grammpunkt war zum Beispiel einmal, sich von einer hohen Felswand abzuseilen oder in einer stockdunklen Höhle herum-zukriechen. Ich hatte Angst, habe das auch gesagt, und keiner hat gelacht. Andere haben sich dann auch getraut, ihre Gefühle zu zeigen, und das ist gut!

Ich denke, so mit den Schülern umzugehen hätte ich früher nicht gekonnt. Das macht mir heute Spaß, und ich glaube, mich hat Gott an meiner Schule schon an die richtige Stelle gestellt, weil ich Dinge von meinem Ansatz her anders mache. Das, was ich früher gemacht und auch an Negativem erlebt habe, hat mich zu dem befähigt, was ich heute tue. Ich freue mich, daß ich diesen Beruf habe. Mein Beruf hat mit Berufung zu tun!

»Das Körpergefühl muß stimmen«

Marlies N. (49 Jahre, ein Sohn, alleinerziehend)
Nach längerer Zeit der Fehlbehandlung wurde Marlies N. im Frühjahr 1999 am Unterleib operiert. Es bestand eine zwanzigprozentige Chance, daß ihre Schmerzen von einer gutartigen Wucherung herrührten. Bei der Operation wurden jedoch acht bösartige Tumore im Bereich außerhalb der Gebärmutter (Adenokarzinom) festgestellt; Gebärmutter, Blase und Scheide wurden entfernt.

Vor diesem großen Eingriff hatte Marlies N. bereits seit einigen Jahren in der Personalabteilung einer Zeitarbeitsfirma gearbeitet. Sie war für die Rekrutierung und Plazierung von Arbeitskräften – von der angelernten Kraft bis zu Hochschulabsolventen – in Industrie- und Wirtschaftsunternehmen zuständig und mußte viele Gespräche mit Kandidaten und Kunden führen. Dies tat sie trotz starker Schmerzen bis wenige Tage vor der Operation.

Marlies N. ist alleinerziehende Mutter eines 16jährigen Sohnes. »Ich habe mir damals gesagt, ich muß mindestens noch drei Jahre leben, damit er die Schule zu Ende macht.« Nach der Operation gönnte sie sich fünf Monate Pause für ihre Rekonvaleszenz. Dann erschien sie wieder an ihrem Arbeitsplatz in der Zeitarbeitsfirma – gutaussehend und gepflegt wie eh und je. »Ich war immer der größte Ästhet auf Erden. Ich kann nichts verkaufen, wenn ich mich nicht selbst mag.« Sie läßt kein Gramm überschüssiges Fett an ihrem Körper zu. Dabei legt sie dieselbe eiserne Disziplin und mentale Stärke an den Tag wie im Kampf mit dem Krebs und seinen Folgen.

Bitte erzählen Sie Ihre Vorgeschichte.
Dazu muß ich etwas ausholen. Vor zirka drei bis vier Jahren
spürte ich ein eigenartiges Gefühl beim Wasserlassen. Entweder
mußte ich bei plötzlichem Harndrang sofort zur Toilette gehen,
oder aber ich konnte nur mit Hilfe der Bauchpresse meine
Blase entleeren. Das schilderte ich meiner Gynäkologin, die
eine Freundin von mir ist. Sie tat es relativ lapidar mit den Wor-
ten ab: »Dieses Problem haben in deinem Alter viele Frauen, ich
gebe dir Hormone, und wir schauen mal, was passiert.«
Nach etwa zwei Jahren, nach etlichen Untersuchungen bei der
Gynäkologin und nach Einnahme von verschiedenen Hormon-
präparaten setzte eine akute Phase ein: Ich konnte 16 Stunden
trotz schmerzhaften Harndrangs und Einsatzes meiner gesamten Bauchmuskulatur keinen Tropfen Wasser lassen. Ich will jetzt
nicht die Einzelheiten meiner Odyssee zwischen Urologen, Gynä-
kologen, Radiologen und sogar Neurologen schildern. Fest steht,
daß meine Probleme trotz diverser Behandlungen und Eingriffe,
wie beispielsweise eine Erweiterung der Harnröhre, nicht besser, sondern schlimmer wurden. Ein Urologe sagte mir nach einer
Zystoskopie (Blasenspiegelung): »Ihre Blase ist 20 Jahre älter als
Sie und könnte von einem alten Prostatiker stammen.«
Schließlich wandte ich mich an einen Radiologen in einer anderen Stadt, den ich privat kannte und der als Koryphäe galt. Er
war meine letzte Rettung, weil ich an all die anderen Diagnosen
nicht mehr glauben konnte. Er sagte, ich solle mich in den Zug
setzen und sofort mit meinen Befunden und Aufnahmen kommen. Die Stadt liegt zweieinhalb Stunden von meinem Wohnort entfernt. Ich bin also am Pfingstsamstag 1999 hingefahren.
Nach einer intensiven Untersuchung und nachdem er sich die
Bilder nochmals mit einem Kollegen angeschaut hatte, sagte er:
»Was hier aufgrund der Bilder, Untersuchungsergebnisse und
Befunde zutage gekommen ist, ist ein einziger Skandal. Ich weiß
nicht, ob es ein großer Tumor ist, aber es ist eine riesengroße
Manschette, die sich um die Harnröhre legt und die es absolut
unmöglich macht, daß aus der Harnröhre noch Wasser heraus-

gepreßt werden kann. Und deshalb sieht deine Blase aus wie die eines alten Prostatikers. Ich möchte das aber noch abklären lassen. Nur läßt du dich auf keinen Fall an deinem Wohnort operieren! Du fährst jetzt erst mal nach Hause.«

Ich war natürlich an dem Nachmittag völlig durcheinander, denn mit dieser Diagnose hatte ich bei meinem guten Allgemeinzustand nicht gerechnet.

Nicht Wasser lassen zu können ist aber schon eine ziemliche Beeinträchtigung?

Ich hatte bereits einen Katheter. Ansonsten arbeitete ich ganz normal im Innen- und im Außendienst meine zwölf Stunden und verbrachte darüber hinaus viel Zeit bei irgendwelchen Ärzten, die im Grunde nichts Organisches fanden und meinten, ich solle endlich den Knoten in meinem Kopf loswerden, damit ich wieder pinkeln könne. Im übrigen waren meine Blutwerte in Ordnung.

Jedenfalls rief mich der Radiologe am Samstag abend an und meinte, er hätte sich lange meine Bilder angesehen und auch mit Kollegen darüber geredet. »So wie es aussieht, hast du einen riesengroßen Tumor, von dem ich nicht weiß, ob er gutartig oder bösartig ist. Der führende Gefäßchirurg und Urologe für diese Operation ist Professor A. Außerdem sollte Professor F. dabeisein. Mit beiden habe ich gesprochen. Sie sind bereit, dich zu operieren.«

Er riet mir, mir sämtliche Befunde bei meinen Ärzten hier zu beschaffen, was ich dann am Dienstag unter irgendwelchen fadenscheinigen Begründungen auch getan habe. Am Mittwoch bin ich mit meiner Mutter in die Klinik zu Professor A. gefahren.

Die Untersuchungen dauerten eine Woche. Am Anfang hat man noch vermutet, es sei ein seltener Fall einer Endometriose. Dabei streut das Gewebe aus der Gebärmutter und bildet Zysten im Unterleib. Das wäre relativ harmlos gewesen. Meine Blutwerte waren eigenartigerweise immer noch in Ordnung. Man hat dann eine zweieinhalbstündige gynäkologische Narkoseuntersuchung gemacht und stellte fest, daß ich einen Tumor von zweieinhalb Zentimetern Durchmesser und eineinhalb Zentimetern Länge in der Scheidenwand hatte, der hart wie Holz war. Als man mir das anschließend sagte, war mir klar, daß dieser Tumor mir schon die ganze Zeit Schmerzen bereitet hatte. Das hatte ich auch immer meiner Gynäkologin gesagt. Sie hatte aber gemeint, das sei ein Muskel.

Außerdem stellte man bei dieser Untersuchung fest, daß sich oben an der Harnröhre eine Art Blutschwamm voller Nahtmaterial gebildet hatte, der aber ein reiner Tumor war. Der hiesige Urologe hatte also bei der Erweiterung der Harnröhre in den Tumor hineingeschnitten. Man hat mich nach dieser Untersuchung auf eine riesengroße Operation vorbereitet. Man wisse nicht, ob ich sie überleben würde. Es bestünde eine Chance von 20 Prozent, daß es diese seltene Form von Endometriose sei. Mit hoher Wahrscheinlichkeit sei es aber ein Krebsgeschwür von riesigem Umfang, und in diesem Fall könne man weder meine Gebärmutter retten noch meine Harnröhre oder meine Scheide. Und ob man mir einen künstlichen Darmausgang legen müsse, wisse man nicht.

Meinem Sohn, meiner Mutter und mir wurde gesagt, wir müßten sehr tapfer sein. Man hat mich klar auf die Risiken der Operation vorbereitet.

Können Sie sich noch erinnern, wie das auf Sie gewirkt hat?
Da war ich noch o.k. 20 Prozent Hoffnung sind sehr viel. Mein Allgemeinzustand war stabil, meine Blutwerte waren gut. Ich hatte bis zum Schluß gearbeitet. Im Frühjahr war ich im Skiurlaub gewesen. Und wenn Sie so stark sind, dann rechnen Sie nicht damit, daß der Krebs so weit fortgeschritten ist, daß man nichts mehr machen kann. Ich habe immer gesagt, man solle mich aufklären und auf das Schlimmste vorbereiten. Gut, ich konnte kein Wasser lassen, und mir war klar, daß ich etwas hatte. Aber ich war ja aufgrund meiner früheren Tätigkeit als Krankenschwester auch irgendwie vom Fach und wußte, was

man heute alles machen kann. Ich wußte, daß eine große Operation kommt. Ich habe mir gesagt: »Du hast einen Sohn, der ist 15. Du mußt da durch.« Aber ich hatte immer noch die Hoffnung, daß es nicht so schlimm wird, weil es mir körperlich gutging.

Dann wurde ich vier Tage auf die Operation vorbereitet. Mein Sohn mußte wieder nach Hause, weil die Ferien zu Ende waren. Mein Vater fuhr mit ihm, meine Mutter und meine Freundin blieben bei mir. Ich habe am letzten Tag mit meiner Mutter noch einen Ausflug gemacht und viel gekauft. Ich hatte das Gefühl, Geld ist überhaupt nichts mehr wert. Meine Mutter, die sonst sehr sparsam ist, sah das an dem Tag ganz genauso. Ich habe Abschied genommen von meinem normalen Leben.

Mit welchen Gefühlen sind Sie in die Operation gegangen?
Ich war sehr ruhig, weil ich dachte, irgendwie muß ich da durch. Es war eine sehr gute Atmosphäre auf der Station. Alle haben sich verabschiedet und mir die Daumen gedrückt. Meiner Mutter hat man gesagt, wenn die OP länger als eineinhalb Stunden dauere, sei es Krebs. Es wurde eine Riesenoperation. Meine Mutter hat sich auf den Flur gesetzt und gewartet. Um Viertel nach zehn abends wurde ich aus dem Operationssaal in die Intensivstation gefahren, und Professor A. ging zu meiner Mutter und sagte: »Wir haben die große Operation machen müssen, es ist alles überstanden. Es sieht so aus, als wenn wir alles entfernt hätten. Es ist ein Riesenskandal, denn wir fanden acht Tumore, und darin haben wir auch noch Nahtmaterial, Blutschwämme und Blut gefunden.«

Am nächsten Morgen wachte ich auf. Ich war völlig verkabelt. Ich habe dann vorsichtig an mir getastet und festgestellt, daß ich einen Katheter hatte, aber keinen künstlichen Darmausgang, und ich merkte irgendwie, daß die Scheide weg war. Ich war begeistert, daß ich keinen künstlichen Darmausgang hatte, aber ich hatte nie damit gerechnet, daß ich wirklich eine Verstümmelung haben würde. Ich empfand nicht nur einen äußerlichen

Schmerz in der Scheidengegend, sondern auch einen tiefen innerlichen Schmerz über diesen Verlust.

Ich habe ganz viel geweint, und dann habe ich mir einen Pastor bestellt. Dem habe ich erzählt, was los war, und ich sagte: »Wenn ich jetzt nicht gesund werde, trete ich sofort aus der Kirche aus.« Darauf war er völlig irritiert und fragte: »Warum treten Sie dann aus der Kirche aus?« Ich überlegte und sagte: »Eigentlich haben Sie recht, denn beerdigt werden möchte ich kirchlich, aber wenn mir jetzt noch einer helfen kann, dann nur der da oben, sonst trete ich aus.« Eigentlich völlig dumm! Aber ich brauchte diese Schuldzuweisung. Ich fand es eine Frechheit, daß das mit mir geschehen war.

Sie waren zunächst voller Aggressionen?

Und ob! Ich muß dazu sagen, ich hatte mich von meinem Mann getrennt, weil er acht Jahre nicht mehr mit mir geschlafen hatte, aber das war mir ungeheuer wichtig. Ich hatte dann eine Beziehung, die sehr, sehr glücklich war, und jetzt passierte mir so etwas. Da hätte ich ja mit meinem Mann zusammenbleiben können!

Ausgerechnet ich, die ich die größte Ästhetin auf Erden war, ich, die immer Wert darauf gelegt hatte, eine Top-Figur zu behalten, ich, die eine Bauchmuskulatur wie ein Hanteltrainer hatte. Mir war die Figur, der Körper immer ganz wichtig. Ich hatte mir immer gesagt: »Du mußt deinen Körper erhalten. Das ist ein ganz wichtiges Gut.« Und er funktionierte in allem immer perfekt. Jetzt war mir alles an Körperlichkeit genommen. Spaß mit meinem Körper und an meinem Körper zu haben war mir plötzlich weggenommen worden. Ich begriff eigentlich nicht, warum.

Wie ging es auf der Intensivstation weiter?

Die Ärzte hatten mir gesagt, daß ich große Schmerzen haben würde und daß dann der Blutdruck stark schwanken könne. Weil ich höllische Schmerzen hatte, bat ich meine Mutter, meine Hand zu halten und auf meinen Blutdruck aufzupassen. Sie schaute gebannt auf dieses Meßgerät, und immer, wenn sie meine Hand nahm, schlief ich ein. Ich brauchte wirklich ihre Wärme, ihre Hand.

Ich habe ihr auch von einem todesnahen Erlebnis erzählt, das ich in der Narkose hatte. Ich habe vor Jahren meinen ersten Freund verloren. Er hatte Krebs. Ich war bei seinem Tod dabei und habe ihm die Totenrede gehalten. Ich habe dann im März des Jahres, in dem mein Krebs diagnostiziert wurde, eine ganz alte Freundin verloren. Sie hatte wahrscheinlich so einen Tumor wie ich, lehnte eine solche Operation aber ab. Und ein langjähriger Freund, mit dem ich immer Angeln war und der lange gegen Lungenkrebs angekämpft hatte, war ebenfalls im April gestorben.

In diesem todesnahen Erlebnis während der Narkose stand eben dieser Freund neben dieser verstorbenen Freundin und zog mich nach oben. Immer wenn ich das sah, habe ich gedacht: »Du willst da nicht hin«. Es war kein schreckliches Gefühl, gezogen zu werden, aber ich hatte immer das Gefühl, ich muß runter, ich will da oben nicht hin, ich gehöre da auch nicht hin. Ich weinte in diesem Traum, diesem todesnahen Erlebnis, und sagte immer wieder: »Haltet mich unten fest!« Ich hatte das Gefühl, wenn mich unten keiner hält, gehe ich hoch. Ich soll eine Krisis während der Operation gehabt haben. Wahrscheinlich habe ich das währenddessen erlebt. Ich habe mit dieser Erfahrung gekämpft und sie mit der Pastorin abgearbeitet. Ich habe sechs, sieben Wochen lang im Traum immer wieder das Bild gesehen, wo jemand zieht und sagt: »Komm!« Dieses Bild geht ganz schwer aus dem Kopf raus. Heute ist es weg. Heute sitze ich im Auto und spreche mit den beiden Freunden, aber jetzt ist das normal. Aber zurück zum Gang der Handlung:

Ich habe vier Tage in der Intensivstation gelegen und natürlich viel geweint. Mit der Blase habe ich mich sehr schnell abgefunden. Es ging ja auch relativ schnell wieder gut. Aber ich habe mich nicht mit dem Gefühl abfinden können, daß ich keine Schamlippen mehr hatte. Ich habe dann auch mit meinem

Freund Schluß gemacht, weil ich ihn nie wiedersehen wollte. Ich konnte mir das nicht vorstellen.

Auf der normalen Station habe ich weiter geweint. Außerdem nahm ich immer mehr ab. Ich konnte nichts mehr bei mir behalten. Ich hatte als junges Mädchen einen Morbus Crohn, eine schwere entzündliche Darmkrankheit, gehabt, und jetzt fehlten mir zusätzlich einienhalb Meter Dünndarm, weil daraus meine Blase gemacht worden war. Ich wurde immer dünner und dünner. Meine Muskeln waren alle weg. Ich hatte nur noch Oberschenkelchen, obwohl ich früher immer ganz kräftige Reiterschenkel gehabt hatte. Und meine Pobacken hingen schlabberig herunter. Ich mußte jeden Tag unter die Dusche, um die Nähte zu waschen, sah mich und fand mich scheußlich.

Konnten Sie darüber mit den Ärzten sprechen?

Der Anästhesist fragte mich, warum ich weinte. Ich habe ihm gesagt, daß ich es einfach schrecklich fände, so auszusehen. Ich konnte mich mit meinem Körperbild nicht mehr abfinden. Daraufhin wollte er mir Pillen geben.

Ich sagte zu ihm: »Professor A. hat mir gesagt, wenn ich ein Jahr lang befundfrei sei, könne er mir eine neue Scheide bauen.« Der Anästhesist antwortete: »Tun Sie das nicht! Das ist nie das, was Sie vorher hatten. Es kann auch danebengehen. Lassen Sie sich nicht operieren, sondern finden Sie sich mit dem Körpergefühl ab.« Ich erwiderte: »Wenn Sie keinen Penis mehr hätten, und jemand würde Ihnen ein Stück Holz und zwei Tischtennisbälle geben und das mit Haut umwickeln, dann wäre das zwar nicht funktionsfähig, aber Sie sähen so aus wie alle anderen. Deshalb würden Sie es machen lassen. Ich will wieder normal aussehen, das ist mir wichtig. Alles andere ist mir völlig egal. Ich will wieder operiert werden.«

Dann bekam ich diese Tabletten. Von da an träumte ich bunt. Aber ich weinte immer noch, und nach zwei oder drei Tagen sagte ich dem Arzt, als ich erfuhr, daß es Glückspillen waren: »Meinen Zustand verbessere ich doch nicht mit Glückspillen!

Ich habe das Recht zu heulen, weil mir ganz viel fehlt an meinem Körper. Ich sehe gräßlich aus, denn ich gucke ja in den Spiegel. Und ich nehme pro Tag ein Kilo ab. Insgesamt habe ich schon neun Kilo verloren. Ich bin zwar jetzt tumorfrei, aber bald verhungere ich. Und dann hat die ganze Operation nichts genützt. Deshalb darf ich heulen, und ich brauche keine Glückspillen und bunte Träume. Das nutzt gar nichts.« Daraufhin setzte er die Glückspillen ab, und ich bekam Fußreflexzonenmassagen. Von einem reizenden Stationsarzt erhielt ich das Buch *Krebs und Sexualität*. Er sagte, ich solle doch mal reinschauen. Ich verschlang dieses Buch und gab es ihm am Nachmittag zurück. Ich sagte zu ihm: »Darin steht, daß bei meinem Tumor Sex nicht möglich sei. Aber das nehme ich nicht hin! In einem Jahr bin ich wieder hier.«

Wie lange waren Sie eigentlich im Krankenhaus?
Zirka fünfeinhalb Wochen. Nach zehn Tagen hieß es, ich sei befundfrei. Ich hatte im ganzen Gebiet keine Tumorzellen. Aber ob man geheilt ist, weiß man bei Krebs nie, denn man weiß nicht, ob etwas gestreut hat. Ich habe allerdings eine amerikanische Statistik gelesen, die besagt, daß das Adenokarzinom im parauteralen Bereich selten metastasiert.
Dann bekam ich Wunschkost, nachdem ich einen empörten vier Seiten langen Brief, den die ganze Station unterschrieb, an die Küche geschickt hatte. Der Küchenchef kam daraufhin persönlich zu mir. Ich durfte mir nach meinen Wünschen Essen auf Rädern bestellen. Meine Freundin brachte mir auch Essen mit, und ich schaffte es, bei minus elf Kilo zu bleiben. Nach drei Wochen kam mein Bauchkatheter raus, aber nun wurde ich alle eineinhalb Stunden geweckt, weil die künstliche Blase ständig entleert werden mußte.
Innerhalb von einem Tag lernte ich, mich selber zu kathetisieren. Drei Tage später wurde ich auf meinen Wunsch entlassen. Mein Professor hatte mir empfohlen, mich lieber zu Hause auszukurieren.

Er hat Ihren eisernen Willen richtig eingeschätzt.

Offensichtlich. Meine Schwester holte mich ab, mit meinem Katheter, mit meinem Nahtmaterial, mit allem drum und dran, und wir fuhren nach Hause, zurück in die Stadt, wo ich wohnte. Mein Sohn trug mich in die Wohnung hoch. Es war sehr süß. Meine Mutter kam jeden Tag, um mir zu helfen. Ich bat darum, meine Rehabilitationskur drei Wochen später machen zu können. Mir wurde dann hier ein Urologe empfohlen. Der untersuchte mich und sagte, die OP sei toll gemacht worden. Ich hatte sogar noch eine kleine Scheide, die ich durch Dehnübungen im Laufe der Zeit vergrößern konnte. Anfangs konnte ich allerdings nicht richtig sitzen. Ich konnte ja nicht einmal eine lange Hose tragen, denn ich hatte überall Narben. Heute sieht man die Narben auf dem Bauch kaum noch, aber das ist auch mein Werk, ich habe ganz viel gemacht. Heute ist das nicht mehr unästhetisch.

Wie haben Sie es geschafft, wieder so durchtrainiert auszusehen?

Ich bin ziemlich bald zum Frauenschwimmen gegangen, wo ich noch immer hingehe. Rückenschwimmen ist sehr gut, um die Bauchhaut zu dehnen. Im Schwimmbad ist mir mal folgendes passiert: Als ich beim Duschen meinen Badeanzug herunterstreifte, weil der Schaum immer so hineinlief, sagte mir eine Dame: »Ich weiß ja, daß Sie Krebs hatten, aber das ist ja ekelhaft gemacht, das hätte man ja auch ein bißchen netter operieren können. Es sieht widerlich aus.« So etwas hat mich dann doch getroffen. Ich habe mit der Trainerin gesprochen und ihr erzählt, was passiert ist. Daraufhin bekam ich eine Behindertenkabine zum Duschen.

Meine Bauchmuskulatur habe ich mit viel Sport wie Gymnastik, Radfahren und Skilaufen trainiert.

Sie haben in Ihrem Heilungsprozeß oft den Gang der Handlung durch Eigeninitiative beeinflußt. Ist das Ihre Art, mit Krankheit umzugehen?

Absolut. Ich bin dann zur Kur gegangen. Dort hatte ich auch eine Psychotherapie. Nach drei Gesprächen sagte die Psychotherapeutin, sie könne eigentlich gar nichts für mich tun. Ich käme ja hervorragend mit der Situation zurecht.

Ich habe die Kur etwas früher abgebrochen. Ich wußte nicht, was ich da sollte. Kein Mensch konnte mit meiner Krankheit etwas anfangen. Ich wollte lieber nach Hause zu meinem Sohn, der zu dieser Zeit große Schwierigkeiten hatte. Er hatte unter anderem einen Prozeß wegen Drogen. Als ich wieder zu Hause war, meinte er, ich sei wieder da, ich funktioniere wieder. Ich begann also mein funktionelles Leben, habe Rumtopf eingelegt und aus meinem Garten selbstgeerntete Johannisbeeren eingekocht. Aber ich verließ meinen Garten noch nicht, weil es mir peinlich war, so dürr mit 30 Pfund weniger auf der Straße herumzulaufen. Nach einigen Wochen konnte ich wieder Fahrrad fahren, vorsichtig, aber immerhin.

Am ersten Oktober fing ich wieder an zu arbeiten. Mittlerweile schaffte ich es, nachts nur noch einmal aufzustehen. Ich begann, meinen Körper zu akzeptieren und ihn auch wieder zu zeigen. Ich war mit meiner Mutter am Strand an der Ostsee. Ich traf auch meinen Freund wieder. Er fand mich faszinierend, mit meiner Stärke und allem drum und dran. Ich begann, ganz vorsichtig mit ihm Verkehr zu haben. Es war grandios. Er gab mir mein Körpergefühl wieder. Er gab mir das Gefühl, daß ich begehrenswert war, obwohl ich mich nicht so fühlte. Er übte alles mit mir und machte alles mit mir. Es war für ihn völlig normaler Sex, und so gesehen, hat er mir wirklich alles gegeben. Die Operation war nicht mehr nötig. Mein Freund war der richtige Mann zur richtigen Zeit. Ohne ihn hätte ich es nicht geschafft.

Das Körpergefühl ist bei Ihnen ungeheuer wichtig?
Meine Mutter hat mir immer den Satz eingebleut: »Deine Gefühle gehen niemanden etwas an – nach außen lächelt man.« Wenn ich mal weinte oder Kummer hatte, dann sagte sie: »Jetzt gehst du raus und schminkst dich. Du zeigst nach außen ein anderes Gesicht!« Wenn ich morgens mal faltig und unausgeschlafen aussah, sagte sie, ich sähe heute älter aus als sie.
Ich laufe eigentlich immer gepflegt herum. Früher habe ich Mode verkauft, und da mußte ich immer perfekt gestylt sein. Ich hätte den Job in der Zeitarbeitsfirma auch nie bekommen, wenn ich nicht diese Disziplin gehabt hätte, wenn ich nicht jünger ausgesehen hätte, als ich damals war, wenn ich nicht vom Körpergefühl und vom Körper her noch aktiv ausgesehen hätte. Im Außendienst muß man den gesunden, aktiven Körper nach draußen stellen. Man verkauft immer sich selbst.

Hat der Satz Ihrer Mutter »Deine Gefühle gehen niemanden etwas an – nach außen lächelt man« bei Ihnen nachgewirkt?
Es war der härteste Satz in meinem Leben. Man zeigte seine Schmerzen nicht. Ich habe das meiner Mutter tausendmal vorgeworfen. Im nachhinein hat mir diese Einstellung aber ungeheuer geholfen.
Ich habe in meinem Leben ganz viele Situationen erlebt, in denen ich durch etwas durchmußte. Und wenn ich dabei Gefühle entwickelt hätte, hätte ich es nicht geschafft. Mittlerweile sage ich mir, daß jeder einen bestimmten Lebensweg vorgezeichnet hat, den er gehen muß. Ich liebe den Strand. Aber mein ganzes Leben bin ich in bergigem Gelände gelaufen mit vielen holprigen Steinen. Ich wollte immer Strand haben, denn ich möchte so gern mal gerade gehen, aber ich mußte immer Klippen und Berge besteigen. Wenn ich den Spruch meiner Mutter nicht gehabt hätte, hätte ich das nicht geschafft.

Haben Sie sich nicht manche Felsbrocken auch selbst errichtet?
Natürlich. Ich hätte ja auch einen »einfachen« Mann haben können, aber das wollte ich nicht. Ich habe mir immer das Schwierige gesucht. Ich wollte immer einen Mann mit Ecken und Kanten. Auch das Leben mit Ecken und Kanten ist, glaube ich, mein Leben.

Als wir das erste Mal telefoniert haben, haben Sie gesagt, bei Ihnen hätte sich eigentlich gar nichts geändert. Aber ich habe das Gefühl, in Ihrer mentalen Verfassung hat sich einiges geändert.
Ja. Ich habe jetzt zum Beispiel weniger Ängste. Kürzlich war ich im Wald, es war schon dämmerig, und ich hörte ein Geräusch. Ich hatte ein sehr mulmiges Gefühl und rief: »Wer ist da?« Da kam ein riesengroßes Reh einen Meter vor mir auf die Lichtung. Ich habe keine Angst, Lebenswege zu gehen, die fremd sind. Als ich vor drei Tagen einen merkwürdigen Befund bei der Mammographie bekommen habe, war ich an dem Tag kaputt, aber ich hatte keine Angst. Bei einem Krebs, wo ich keine großen Chancen hätte, würde ich keine Chemotherapie und keine Bestrahlung machen. Ich würde dann sagen, ich probiere eine Alternativmedizin aus, anthroposophische Medizin oder so etwas, und versuche, so lange wie möglich vernünftig zu leben, weil ich für mich beschlossen habe, das Leben nicht im Krankenhaus zu verbringen, abhängig zu sein von Ärzten, von Diagnosen, von Hoffnungen und von einer Maschine. Das wäre viel schlimmer.
Das Leben ist nicht unbegrenzt. Ich möchte die Zeit, die ich lebe, mit allem ausleben, mit Sorgen und Kummer, mit Problemen, auch mit viel Arbeit, auch mit meinem Körpergefühl, mit Sport, mit Sauna. Ich habe mir in diesem Sommer einen Bikini gekauft. Das brauche ich, das ist mein Leben.
Man hat mir immer gesagt, ich sei ein dominanter Typ, und das habe sich jetzt noch verstärkt. In Deutschland sind dominante Frauen eher verpönt. Aber das ist mir jetzt egal, so bin ich ein-

fach. Ich nehme mich vielleicht heute mehr an, wie ich bin. Ich habe heute nicht mehr das Gefühl, die Unsterblichkeit gepachtet zu haben. Früher hielt ich mich für jemanden, der aus einer Familie kommt, in der alle alt werden. Heute ist es mir egal, ob ich 95 oder 52 Jahre alt werde. Alles, was mir passiert ist, fand ich nicht richtig schlimm, weil ich ja damit fertig wurde. Mir ist eigentlich Gewaltiges passiert, aber komischerweise habe ich das auch so weggesteckt. Heute habe ich auch ein ganz anderes Schmerzempfinden.

Dieses angstfreie Leben im Jetzt ist ja ein gewaltiger Sprung.
Das stimmt. Als mich mein Freund zwischendurch einmal verlassen hatte und ich mich miserabel fühlte, mußte ich mir etwas gönnen. Ich habe einen guten alten Freund und meinen Sohn mit zwei seiner Freunde für ein Wochenende in ein tolles Hotel nach L. eingeladen. Es war wunderschön. Die Wertigkeit des Geldes hat sich irgendwie verschoben. Wenn ich jetzt meine, daß ich mir etwas gönnen sollte, dann mache ich es, sofern es nicht meine finanziellen Möglichkeiten übersteigt.
Ich habe überlegt, ob ich meinen 50. Geburtstag feiern soll. Letztes Jahr habe ich den 49. ganz groß gefeiert. Alle meine Freunde waren da. Ich habe eine Rede gehalten und mich bei allen bedankt, daß sie so viel für mich getan haben. Es war ja mein erster Geburtstag nach der Krankheit. Jetzt habe ich beschlossen, statt hier zu feiern nach Israel zu fahren. Es ist gefährlich, aber es kann nicht gefährlicher sein als das, was ich durchgemacht habe. Die Geburtsstunde und die Todesstunde sind vorgegeben. Es muß etwas vorbestimmt sein. Wenn mir etwas passiert, passiert es möglicherweise eben in Israel.

Wie fühlen Sie sich im Hinblick auf Ihr inneres Gleichgewicht? Betrachten Sie die Krankheit als Signal oder Chance?
Bei der letzten Nachuntersuchung habe ich gefragt, wodurch der Krebs entstanden ist. Der Arzt sagte mir, daß der Krebs sich aus einem alten Divertikel, einer sackförmigen Ausstülpung,

entwickelt habe, das ich wohl seit Jahrzehnten hatte. Dieses Divertikel ist irgendwann entartet. Wenn man es entdeckt hätte, wäre es nicht zu einem Krebs entartet. Damit habe ich mich von meiner Schuld freigesprochen. Divertikel kann man überall haben, und sie können entarten. Da hat einfach mein Immunsystem versagt. Die Ärzte haben allerdings gesagt, wegen meines an sich guten Immunsystems hätte ich mit dem Krebs überhaupt zwei Jahre leben können. Ich habe die Krankheit nicht als Signal oder Chance anerkannt und will es auch nicht. Manche Menschen haben mir gesagt: »Damals nach deiner Scheidung ging es dir schlecht« oder »Du hattest dies und jenes Problem.« Aber das Auf und Ab gehört zum Leben. Das habe ich immer gehabt, und ich will jetzt nicht anders leben als früher. Irgendwann ist einmal die Zelle entartet, das will ich rein medizinisch sehen.

Woraus schöpfen Sie Ihre Kraft?
Ich lebe gern, ich arbeite gern, ich liebe gern. Man muß das Leben nehmen, wie es kommt – das Gute und das Schlechte.

Wie sehen Sie sich in der Zukunft?
Wenn ich alt werde, kann ich mir noch einige Träume erfüllen. Ich sage immer, ich gehe irgendwann einmal aufs Land. Ich arbeite gern mit den Händen, weil ich dann sehe, was ich mache. Das kann ich jetzt nicht, solange ich mich um meinen 16jährigen Sohn kümmern muß. Von daher wird sich in der unmittelbaren Zukunft wenig ändern.
Ich werde schauen, so lange zu existieren, wie ich existieren kann, um einfach das Geld für uns zu verdienen, da ich die Alleinverdienerin bin. Das sehe ich nicht gerade mit der größten Freude, aber es ist einfach meine Pflicht. Als Mutter hat man keine andere Wahl, als zu leben. Ich habe mir gesagt, ich muß mindestens noch drei Jahre leben, damit mein Sohn die Schule zu Ende macht.

Eine letzte Frage: Haben Sie eigentlich jemals daran gedacht, die Ärzte wegen ihrer Fehldiagnosen und Operationsfehler, die Sie ja fast das Leben gekostet hätten, zur Rechenschaft zu ziehen?

Zwischendurch wollte ich es tun, aber sie haben alle nur ihren Job gemacht, und jeder macht im Job mal Fehler. Mehrere Ärzte haben sich bei mir entschuldigt. Zu denen habe ich heute wieder Vertrauen. Die anderen Ärzte will ich nie wieder sehen. Jemanden zur Rechenschaft zu ziehen hätte mir doch nicht geholfen. Ich bin jetzt hundertprozentig schwerbehindert. Keiner kann das ändern.

»Geschenkte Zeit«

1996 mußte sich Franz A. (60 Jahre, einer Gehirntumor-Operation unterziehen. Jahrzehntelang hatte er in leitender Position in einem international tätigen Unternehmen gearbeitet, davon etliche Jahre im Ausland. Schon immer galt sein Interesse auch der Kunst, Literatur und Musik. Er reist gern und hat viel von der Welt gesehen.

Ein knappes Jahr nach der Operation, nach wochenlangem Krankenhaus- und Kuraufenthalt, wurde Franz A. für erwerbsunfähig erklärt und verrentet. Die Arbeit hatte ihm immer sehr viel bedeutet, denn er wurde dort gebraucht und fühlte sich in gewisser Weise auch geborgen – für ihn als Alleinstehenden ein wichtiger Aspekt. Kurz vor der Diagnose hatte sich ihm noch eine spannende neue berufliche Perspektive eröffnet.
Heute muß Franz A. mit den erheblichen Folgen der Operation fertig werden. So leidet er zum Beispiel unter Doppelsichtigkeit und hat stärkere Gleichgewichtsprobleme als früher. »Eine Operation führt nicht dazu, daß man gesund wird, sondern ist lediglich dazu da, einen Krankheitsprozeß zum Stillstand zu bringen. Wenn man die Krankheit nicht annimmt, kann kein Heilungsprozeß einsetzen«, *sagte ihm sein Arzt und empfahl ihm, einen weißen Stock zu tragen.*

Mittlerweile freut sich Franz A. darüber, daß er vieles wieder machen kann. Er nennt das die »Philosophie vom Schweizer Käse«, *die darin besteht, sich auf den Käse und nicht auf die Löcher zu konzentrieren.*

Erzähle bitte deine Vorgeschichte.

Bereits längere Zeit vor meiner Gehirnoperation hatte ich Gleichgewichtsprobleme mit mehr oder weniger starkem Schwanken. Vor einigen Jahren traf ich bei einem Besuch bei Freunden einen Neurologen, der mich aufforderte, ein paar Schritte zu gehen, und dann sagte: »Ich glaube, Sie haben einen Tumor. Aber Sie sollten zur Kernspin-Tomographie gehen.« Seine Diagnose wurde durch die nachfolgenden Kernspin-Aufnahmen bestätigt. Daraufhin ging ich zum Chefarzt der Neurologischen Klinik in D., der mir empfohlen worden war. Als er meine Kernspin-Bilder sah, meinte er: »In Ihrem Kopf sieht es ganz schön wüst aus, aber ich würde nicht operieren. Wahrscheinlich hat sich dieser Tumor seit früher Kindheit entwickelt, oder Sie haben ihn sogar seit Ihrer Geburt. Lassen Sie nach einem Jahr wieder Kontrollaufnahmen machen, um zu sehen, ob sich etwas verändert hat.« Ich bin natürlich voller Freude nach Hause gefahren. Zwei oder drei Jahre vergingen, und dann nahmen Freunde und Bekannte wahr, daß ich beim Gehen stärker schwankte.

Wußtest du, was du dann zu tun hattest?

Ja, ich erkundigte mich in meinem Freundeskreis nach einem guten Neurologen, zu dem ich dann ging. Er schickte mich ziemlich bald ins Klinikum, wo ich auch schnell Termine bekam, da ich privat versichert war.

Der Professor, zu dem ich geschickt wurde, hatte noch einen Kollegen zum Gespräch eingeladen, um mit ihm die Kernspin-Aufnahmen zu besprechen und zu überlegen, wie sie das Ganze angehen wollten. Eine Laserbehandlung war allerdings wegen der Lage des Tumors bei mir nicht möglich. Zu meinem Erstaunen wurden bereits Einzelheiten der Operation besprochen, wie zum Beispiel, ob die Operation im Liegen oder im Sitzen durchgeführt werden sollte. Ich sagte zu dem Professor: »Wenn Sie denken, ich lasse mich operieren, täuschen Sie sich.« Er war ziemlich verdutzt und wußte nicht, was er sagen sollte. Schließlich meinte er: »Sie haben recht, gegen Ihren Willen geht gar nichts. Bereits wenn ein Arzt einem Patienten eine Spritze gegen dessen Willen verabreicht, erfüllt er den Tatbestand der schweren Körperverletzung. Und in Ihrem Fall können wir natürlich auch nur operieren, wenn Sie einverstanden sind. Sie sind zu mir gekommen, weil Sie Gleichgewichtsprobleme haben. Wer kann garantieren, daß nicht morgen Ihre Hände den Dienst versagen?« Dann stand er auf und verließ den Raum.

Einige Tage später rief ich ihn an und sagte ihm, daß ich mich operieren lassen wolle. Mein Fall war so ungewöhnlich, daß der Chef der Abteilung mich betreuen wollte. Am Nachmittag vor der Operation stellte er sich vor und klärte mich darüber auf, daß das Risiko, daß ich die Operation nicht überleben würde, bei 20 Prozent liege. Im übrigen könne er mir nicht sagen, wie er die Operation angehen werde. Zwei Dinge würden sich erst während der Operation herausstellen. Erstens, ob der Tumor tatsächlich gutartig sei, und zweitens, wo er angewachsen sei und ob dann eine Schnittstelle bleibe, hinter der unter Umständen weiteres Tumorgewächs chemisch behandelt werden müsse.

Am nächsten Morgen wurde ich operiert.

Nach der Operation lag ich auf der Intensivstation. Dort wurde ich alle paar Stunden aufgeweckt, und mir wurden immer wieder dieselben Fragen gestellt: »Wissen Sie überhaupt noch, wer Sie sind und wo Sie sind und warum?« Das wiederholte sich etliche Male. Ich konnte anfangs noch nicht richtig sprechen und habe mehr mit den Augen reagiert. Später wurde mir dann klar, warum ich immer wieder gefragt wurde. Man wollte feststellen, ob mein Gehirn noch funktionierte. Ich blieb drei Wochen in diesem Krankenhaus. Die Operation fand in einer namhaften Uni-Klinik statt, und mein Fall wurde einer Gruppe von zirka zwölf Nachwuchsneurologen präsentiert, da er so selten war. Danach kam ich nochmals für drei Wochen in eine weitere Spezialklinik zur Nachbehandlung.

Wurdest du im Krankenhaus jemals von einem Geistlichen besucht?

Als ich noch auf der Intensivstation war, stand irgendwann einmal ein Mann vor mir, lächelte mich freundlich an und erkundigte sich nach meinem Befinden. Ich kannte ihn nicht und habe ihn gefragt, wer er sei. Er antwortete, er sei Pfarrer. Daraufhin fragte ich, zu welcher Konfession er gehöre, und er erwiderte: »Spielt denn das eine Rolle?« Er fragte mich, ob ich irgendeinen Wunsch hätte, lächelte und ging dann wieder. Ich weiß bis heute nicht, ob er evangelisch oder katholisch war.

Ohne sonderlich religiös zu sein, fand ich es doch sehr wohltuend, daß sich in meiner mißlichen Lage jemand nach meinem Befinden erkundigte.

Hattest du den Eindruck, als mündiger Patient behandelt und aufgeklärt zu werden?

Den Eindruck hatte und habe ich in der Tat. Der Direktor der Neurologischen Klinik sowie sein Stab an Professoren und Ärzten haben immer versucht, mich möglichst schonend auf das vorzubereiten, was kommt. Sie beantworteten darüber hinaus alle meine Fragen sehr ausführlich und allgemeinverständlich. Die wichtigste Rolle spielte und spielt aber der mich weiterhin betreuende Neurologe, der mich ursprünglich an die Klinik verwies. Er bereitete mich beispielsweise auf die Eigenheiten des Klinikbetriebs vor, die ich möglicherweise als störend empfinden konnte, sowie darauf, daß nach der Operation Nebenwirkungen auftreten konnten. Mit den Doppelbildern hat sich das dann auch bewahrheitet.

Die ganze Dramatik und unbedingte Notwendigkeit der Operation wurden mir eigentlich erst im nachhinein klar. Offensichtlich haben sich die Ärzte vor der Operation gewundert, daß ich überhaupt noch herumlaufen und arbeiten konnte. Mein Leben hing wohl an einem seidenen Faden, denn die Verbindungswege, durch die die Hirnflüssigkeit fließt, hätten innerhalb weniger Stunden zu sein können.

Vor der Operation versuchte man das Ganze positiv darzustellen, so, als wenn mit der Operation alle meine Beschwerden verschwinden würden.

Hast du Ursachenforschung betrieben?
Man kennt die Ursachen solcher Gehirntumore noch immer nicht. In meinem Fall könnten die Umstände meiner Geburt oder sogar der Schwangerschaft meiner Mutter möglicherweise Aufschluß geben. Aber darüber weiß ich nichts, und ich will auch nicht meine 91jährige Mutter fragen, da sie sich sonst vielleicht Vorwürfe machen würde. Jedenfalls wurde mir von mehreren Ärzten gesagt, daß sich der Tumor wahrscheinlich schon sehr früh bei mir entwickelt hat.
Die einzige Erklärung für das plötzliche schnelle Wachstum in letzter Zeit, das eine Operation dringend erforderlich machte, kam von meinem Neurologen. Er meinte, ein solcher Wachstumsschub könne von einer drastischen Änderung im Hormonhaushalt herrühren, die wiederum durch einschneidende Ereignisse im privaten oder beruflichen Bereich verursacht werden könne. Ich habe das akzeptiert und nicht weiter hinterfragt, weil es sowohl privat durch Partnerverlust als auch beruflich Veränderungen gegeben hat, die sehr bedeutend für mich waren.

Hast du gehofft, nach der Operation deine Gleichgewichtsbeschwerden los zu sein?
Ja, die Probleme kamen aber eigentlich erst nach der Operation, insbesondere die Doppelbilder. Komischerweise sehe ich auf 20 Meter Entfernung so gut wie ein Luchs, auf kurze Entfernung sehe ich dagegen alles doppelt. Ich habe zwar eine Brille mit Prismaglas, aber das Lesen wird dadurch ziemlich anstrengend; es gibt sogar Tage, an denen beim Lesen alles vor meinen Augen verschwimmt. Besonders schlimm ist es beim Heruntersehen, zum Beispiel vom Balkon oder beim Treppensteigen; da sehe ich dann statt einer zwei Personen, oder zwei Stufen.

Du bist davon ausgegangen, bald nach der Operation wieder arbeiten zu können. Wie hast du reagiert, als das nicht ging?
Daran hatte ich zunächst ziemlich zu knabbern. Denn ich hatte ja eine hochinteressante neue berufliche Aufgabe vor mir, die ich vor der Operation gerade erst in Angriff genommen hatte. Es kam mir so vor, als wenn mein neuer Chef und ich um unsere zukünftige gemeinsame Arbeit betrogen worden wären.
Erst später wurde mir bewußt, daß ich froh sein kann, nicht in den bald einsetzenden Organisationswirrwarr im Zusammenhang mit mehreren Fusionswellen geraten zu sein, die über das Unternehmen hinwegrollten.

Wie sind die finanziellen Auswirkungen der Krankheit?
Ich verhehle nicht, daß mich diese Frage damals ziemlich beschäftigt hat, obwohl es eigentlich keinen Grund dafür gab. Als nach dem Reha-Aufenthalt der Rentenbescheid mit der Zuerkennung einer Erwerbsunfähigkeitsrente kam, ohne weitere amtsärztliche Untersuchungen, habe ich mir schon Sorgen um meinen tatsächlichen gesundheitlichen Zustand beziehungsweise über das Ausmaß der Krankheit gemacht. Die finanzielle Seite ist aber eigentlich kein Thema.

Fühlst du dich in deiner Lebensqualität eingeschränkt?
Na ja, nach dem Reha-Aufenthalt war eine wesentliche Schwelle für mich, den Rat meines Neurologen anzunehmen und mit einem weißen Stock auf die Straße zu gehen, weil ich sehr schwanke. Wenn ich mir in der U- oder S-Bahn schon mal einen Platz ergattere, erwartet man zumindest nicht von mir, daß ich aufstehe, aber daß mir jemand aufgrund meines weißen Stocks einen Platz anbietet, kommt ganz, ganz selten vor, am häufigsten erlebe ich das noch bei Ausländern.

Wie hat deine Umwelt auf deine Krankheit reagiert? Hat sie dich anders wahrgenommen?
Ich habe ein bißchen Probleme damit, als Kranker behandelt zu

werden. Was mir dabei immer wieder auffällt, ist, daß die Leute, mit denen man unmittelbar zu tun hat, die ganze Geschichte manchmal dramatischer sehen als ich oder als ich es wahrhaben will. Ein Beispiel: Als mich gestern ein ehemaliger Kollege anrief, um sich mit mir zu verabreden, fragte er mich: »Können Sie überhaupt noch laufen, oder soll ich Sie abholen?« Als hätte er es mit einem Todkranken zu tun.

Hat sich aufgrund der Erfahrung der Krankheit etwas geändert, was den Zugang zu anderen Menschen und die Wahrnehmung der Umwelt anbetrifft?
Ich glaube, daß man die Welt insgesamt bewußter wahrnimmt und mit mehr Empathie. Nachdem ich ja die ganze Zeit darüber geklagt habe, wie wenig man beachtet wird, glaube ich, daß man jetzt eher wahrnimmt, wenn andere Leute Hilfe brauchen. Wenn man selbst keine gesundheitlichen Schwierigkeiten hat, denkt man nicht daran, daß andere Menschen die haben könnten. Man sieht viele Dinge nach der Erfahrung mit der eigenen Krankheit durch eine andere Brille und ist gegenüber Leuten mit Gebrechen viel aufgeschlossener. Das ist mir schon in der Kurklinik bei meinen Mitpatienten aufgefallen. Was mich selbst angeht, so absolvierte ich den achtwöchigen Reha-Aufenthalt in dieser Spezialklinik reichlich zerknirscht. Man hatte mich dorthin mit der Bemerkung überwiesen: »Wenn das nicht hilft, dann hilft gar nichts.« Nach vier bis fünf Wochen glaubte ich, in meinem Befinden keinerlei Veränderung feststellen zu können, weshalb ich mental in ein tiefes schwarzes Loch fiel. Entsprechend äußerte ich mich nach Rückkehr meinem betreuenden Neurologen gegenüber. Er hörte mir aufmerksam zu, als ich über die »Sinnlosigkeit« meines Aufenthalts und über das Leid der zirka 800 anderen Patienten erzählte.
Als ich fertig war, sagte er, daß er äußerst zufrieden mit meiner Erzählung sei, denn es sei genau das eingetreten, was er erwartet hatte, nämlich, daß ich meine Krankheit annahm. Ich nahm mittlerweile zur Kenntnis, daß ich krank war. Über diesen Um-

weg der Zurkenntnisnahme waren Verbesserungen meines Zustands vorstellbar. Darüber hinaus hatte ich in der Klinik gesehen, daß es viel schlimmere Fälle als meinen gab, so daß ich angefangen hatte, mich mit meinem Zustand in gewisser Weise zu versöhnen. Damit sich keine Lethargie oder gar Depression breitmachen konnten, forderte mein Neurologe mich auf, bald bei einer Tagung seines Berufsverbandes einen Vortrag über »Die Seele« zu halten – was ich dann auch nach einigem Murren tat. Auf diese und andere Weise wollte er sicherstellen, daß ich mich weiterhin ernsthaft geistig beschäftigte.

Woraus schöpfst du deine Kraft?
Da muß ich jetzt ein wenig ausholen. Zunächst bringt ja jede schwere Krankheit eine Phase voller Fragen und Verunsicherungen mit sich, die belastend wirken: Wieso gerade ich? Welche Ursachen hat die Krankheit? Hätte sie vermieden werden können? Werde ich wieder gesund wie früher? Was ist, wenn nicht? Und so weiter.
All dies führte dazu, daß ich die Notwendigkeit erkannte, über mein Leben nachzudenken. Da ich den Eindruck hatte, genügend »falsch« gemacht zu haben, war es wohl notwendig, daß der erhaltene Nasenstüber in Gestalt der Krankheit so heftig sein mußte, um einen sinnvollen Nachdenkprozeß zu fördern.
Die Frage nach dem Warum und Woher habe ich als erstes über Bord geworfen, und ich habe versucht, die Gegebenheiten, die ich selbst wahrnehmen und beobachten kann, so klar wie möglich zu betrachten. Ich habe mir natürlich auch gesagt, daß Licht und Schatten zusammengehören, und mich gleichzeitig gefragt, wo denn die Vorteile der gesamten Situation liegen könnten.
Mir wurde klar, daß ich nun schon zehn Jahre früher in den Genuß einer hinreichenden Rente komme, mir also zehn Jahre länger Zeit bleibt, meine »Lebensleistung« zu genießen. Ich betrachte diese zehn Jahre als Chance, die ich durch die Krankheit bekommen habe. Ich habe mir bewußt gemacht, daß ich nun-

mehr das habe, was man im Berufsleben immer als nicht ausreichend vorhanden beklagt: Zeit. Zeit für die Freunde, Zeit für Literatur, Zeit für Reisen etc.

Wenn ich mir überlege, was ich in den letzten zwölf Monaten alles gemacht habe und wo ich überall war – Madrid, Marrakesch, London, Berlin, Ceylon, Venedig, Rom –, dann bin ich mit meinem Leben sehr zufrieden und denke, ich kann sehr viel machen. Natürlich verkenne ich nicht, daß meine finanzielle Situation auf positive Weise untypisch ist. Daraus gewinne ich die Freude darüber, daß ich im Leben auch ein paar Dinge richtig gemacht habe, zum Beispiel immer ein Spürchen unter meinen Verhältnissen zu leben, so daß ich etwas zu verzehren hatte, als die Notwendigkeit sich einstellte.

Heißt das, daß du dich jetzt wohl fühlst?
Ja, ich fühle mich recht wohl. Ich habe das Gefühl, daß ich jetzt die Welt um mich herum geordnet habe. Nicht daß ich mir jetzt alt vorkomme, aber ich habe ein ganzes Berufsleben hinter mir, die Finanzen sind in Ordnung. Ich habe mehr Zeit für meine Mutter. Wer weiß, wie lange sie das genießen kann?* Ich kann mit ihr zum Beispiel einfach vier Tage verreisen. Als ich noch berufstätig war, konnte ich mir nicht so ohne weiteres vier Tage freinehmen.

Mit dem Wissen, daß ich jetzt eine behindertengerechte Wohnung habe – zum Beispiel mit einer Stange an Badewanne und Dusche, an der man sich festhalten kann, mit Teppichen, über die man nicht stolpert, etc. –, gehe ich nun auch in das Haus meiner Mutter und sorge dafür, daß alles bei ihr entsprechend eingerichtet wird.

Würdest du wieder so mit dir und deiner Krankheit umgehen?
Eines habe ich ganz falsch gemacht, ohne es damals zu wissen. Ich habe mich viel zu lange innerlich gegen die Tatsache ge-

---

* Inzwischen ist die Mutter von Franz A. verstorben.

wehrt, daß ich krank beziehungsweise in manchen Dingen eingeschränkt bin, bis mich mein Betreuer darüber aufklärte, daß eine Operation nicht dazu führt, daß man gesund wird, sondern lediglich dazu da ist, einen Krankheitsprozeß zum Stillstand zu bringen. Danach ist es dann entscheidend, daß man die Krankheit »annimmt«. Sonst kann der Heilungsprozeß überhaupt nicht beginnen. Darüber haben wir ja schon gesprochen.

Hast du deine Krankheit mittlerweile akzeptiert?
Ja, und so merkwürdig es klingen mag, ich fühle mich jetzt reifer und bin offener für andere. Ich lebe jetzt viel bewußter.

Wie sehen deine Zukunftspläne aus?
Ich könnte mir gut vorstellen, mich in der Sozialarbeit zu engagieren, zum Beispiel zwei Tage in der Woche in einem Krankenhaus oder Sterbehospiz zu arbeiten. Ich habe keine Probleme, mit Kranken umzugehen und ihnen zu helfen. Inwieweit ich das mit meinem instabilen Zustand schaffe, weiß ich nicht, da ich nicht vorhersagen kann, wie fit ich sein werde.
Ich habe mir auch schon mal überlegt, ein Studium anzufangen. Dazu habe ich aber im Moment keine Lust. Mir reicht zur Zeit die Beschäftigung mit Graphologie.
Außerdem kann ich mich jetzt mit größerer Intensität um die Problemchen meiner Freunde kümmern. Dazu gehört auch die materielle und sonstige Unterstützung einiger Studenten. Das gibt mir das Gefühl, ein paar Menschen Chancen eröffnet zu haben, die sie ohne mich nicht – oder kaum – gehabt hätten.
Getreu meiner Philosophie vom Schweizer Käse konzentriere ich mich auf die Dinge, die ich angesichts der zusätzlichen zeitlichen Freiräume machen kann, und das ist eine ganze Menge an Lebensqualität.

»Der Krebs ist der Riese Goliath, und ich bin der kleine David«

Eva G. (50 Jahre, verheiratet, eine Tochter)
Vor zwölf Jahren wurde bei Eva G. die Gebärmutter entfernt, weil ein Gebärmutterhalskarzinom festgestellt worden war. Eineinhalb Jahre später hatte sie Metastasen am Eierstock. Nach dieser zweiten Operation sagte der Radiologe zu ihr: »Gehen Sie nach Hause und beten Sie«, so gering wurden ihre Überlebenschancen eingeschätzt. Aber sie setzte alle Hebel in Bewegung, um nach der Operation weiterbehandelt zu werden – mit Erfolg: Sie erhielt eine Chemotherapie.

Vor ihrer Erkrankung hatte sie 13 Jahre lang als Personalsachbearbeiterin in einem Zeitarbeitsunternehmen gearbeitet und dann angefangen, Wirtschaftswissenschaften zu studieren. Vor der zweiten Operation stand sie kurz vor dem Examen. Ihre Tochter war damals 13 Jahre alt. Ihr Mann pendelte zu seinem Arbeitsplatz in den neuen Bundesländern. Nach der zweiten Erkrankung mußte Eva G. wegen Erwerbsunfähigkeit in Rente gehen. Als Folge der Chemotherapie hat sie eine Polyneuropathie (eine entzündliche Nervenerkrankung) in den Beinen und Händen behalten.

Seit neun Jahren ist sie aktiv in einer Frauenselbsthilfegruppe nach Krebs tätig. »Die Erfahrung zu machen mit einer Gruppe, in der das alle schon mal durchgemacht haben, das ist etwas ganz anderes«, sagt sie heute. Sie sieht es als ihre Aufgabe an mitzuhelfen, zwischen Ärzten und Patienten eine Partnerschaft herzustellen.

Erzählen Sie bitte zunächst Ihre Krankheitsgeschichte.
Ich war regelmäßig bei der Vorsorgeuntersuchung, und da war immer alles in Ordnung – bis 1989. Ich hatte keinerlei Beschwerden, erwähnte aber gegenüber meinem Frauenarzt, der ein Freund von uns war, bei der Vorsorgeuntersuchung im September, daß ich trotz Pille eine Zwischenblutung gehabt hätte.
Als ich wegen des Ergebnisses bei ihm anrief, sagte er, ich solle sofort in die Praxis kommen, es sei ernst. In der Praxis erklärte er mir, ich hätte einen Tumor am Gebärmutterhals. Der Befund sei durch die Biopsie (Gewebeentnahme) bestätigt worden. Am nächsten Morgen fuhr ich gleich ins Krankenhaus. Dort wurde zunächst eine Konisation durchgeführt, das ist eine kegelförmige Ausschneidung des Gebärmutterhalses. Nach einigen Tagen wurde die gesamte Gebärmutter entfernt, weil man ganz sichergehen wollte, daß es sich nur um ein Mikrokarzinom handelte. Nach drei Wochen wurde ich entlassen. Mein Gynäkologe versicherte mir, daß kein Lymphbahn- oder Blutbahneinbruch zu befürchten sei. Er sagte: »Eigentlich bist du geheilt.« Ich sollte mich noch ein wenig schonen und wegen der inneren Operationsnähte nicht so schwer tragen.
Anfang Oktober ging ich dann wieder zur Uni. Ich studierte Wirtschaftswissenschaften und stand kurz vor dem Diplomexamen. Damals sollte die Prüfungsordnung geändert werden, daher wollte ich mein Studium noch vorher abschließen. Ich habe meine restlichen Scheine gemacht, und mir ging es objektiv und auch subjektiv recht gut.

Wie haben Sie den Verlust der Gebärmutter empfunden?
Meine Eltern sind beide an Krebs gestorben, meine Mutter 1986 – auf den Tag genau drei Jahre vor meiner Operation. Bei beiden war der Krebs bereits so weit fortgeschritten, daß eine Operation nicht mehr möglich war. Meine Tochter war 13 Jahre alt, als ich operiert wurde, und mein Kinderwunsch eigentlich abgeschlossen. Das Gefühl, daß hier ein Organ komplett entfernt werden konnte, ohne daß ich mir weitere Gedanken

machen mußte, kam mir wie eine Chance vor. Ich habe gedacht: »Hauptsache, der Krebs ist weg.« Die Verantwortung lag allein bei mir. Ich mußte unterschreiben, daß ich mit der Totaloperation einverstanden war. Hätte ich das nicht getan, hätte ich mir sicher Vorwürfe gemacht, wenn die Krankheit später fortgeschritten wäre.

Wie ging es bei Ihnen nach der Gebärmutterentfernung weiter?
Ich mußte alle drei Monate zur Nachuntersuchung, und dabei wurden auch zwei Tumormarker bestimmt. Diese sogenannten Tumormarker sind Stoffe, deren Auftreten in Körperflüssigkeiten einen Zusammenhang mit dem Vorhandensein oder dem Verlauf von Tumoren aufweisen. Bei den ersten drei Kontrolluntersuchungen waren die Tumormarker im Normbereich. Dann stieg der sogenannte CEA-Wert innerhalb von drei Monaten drastisch an. Wenn die Werte erhöht sind, bedeutet das nicht sofort erneut Krebs, da bestimmte Marker in geringen Mengen auch bei Gesunden vorkommen und unter bestimmten Umständen erhöht sein können. Deshalb, so mein Gynäkologe, gebe es eine Grauzone. Ich sollte daher in vier Wochen wiederkommen. Ich bin dann im Februar 1991 zur Kontrolle gegangen; der Wert war weiter angestiegen. Jetzt ging die Suche los. Gynäkologisch wurde alles abgeklärt, und auch eine Darmspiegelung ergab nichts, was diesen Anstieg erklären konnte. Mir ging es nach wie vor gut. Es war inzwischen März, und ich fuhr erst mal in Skiurlaub.
Als ich wiederkam, war der CEA-Wert exponentiell angestiegen. In dem Moment wußte ich, daß das nichts Gutes verhieß. Bei einer erneuten gynäkologischen Untersuchung spürte ich beim Abtasten etwas, aber nur, weil ich inzwischen auch sehr in mich hineingehorcht hatte. Ich fühlte einen leichten Druck wie bei einer vollen Blase. Mein Frauenarzt machte daraufhin eine Ultraschallaufnahme und entdeckte eine Zyste am Eierstock. Eigentlich sind Zysten am Eierstock nichts Besonderes. Sie kommen und gehen. Aber aufgrund meiner Vorgeschichte überwies er

mich zur eingehenderen Untersuchung ins Krankenhaus. Ich bekam dafür erst drei Wochen später einen Termin. Einen Tag vor dem Termin ging ich noch mal zu meinem Frauenarzt in der Hoffnung, die Zyste sei verschwunden. Als er auf seinen kleinen Monitor schaute, wurde er ganz blaß und schickte mich sofort ins Krankenhaus. Dort entdeckten die Ärzte auf dem großen Monitor einen vier Zentimeter großen Tumor, ausgehend vermutlich vom rechten Eierstock.

Der Professor sprach von einer großen Operation, bei der die Eierstöcke, Lymphknoten und das große Netz (Teil des Bauchfells, der den Dünndarm weitgehend bedeckt) entfernt werden müßten.

Bei der ersten Operation hatte ich mir vorgenommen, alles nachzulesen, die ganze Terminologie, weil ich überhaupt keine Ahnung hatte. Vor der großen Operation kam der Arzt an mein Bett und sagte: »Sie müssen sich auf Bestrahlung einstellen, wenn der Tumor am Gebärmutterstumpf sitzt. Sollte es sich um Eierstockkrebs handeln, bekommen Sie anschließend eine Chemotherapie. Haben Sie noch Fragen?« Ich wußte gar nicht, was ich fragen sollte, und mir fiel ein, daß ich nichts in medizinischen Fachbüchern nachgelesen hatte. Daher kam ich mir nun recht blöd vor.

Sie hatten sich innerlich auf Eierstockkrebs eingestellt?
Ja. Als ich nach der Operation aufwachte, saß mein Mann an meinem Bett und sagte, er habe gerade mit dem Professor gesprochen. Es sei tatsächlich ein Eierstockkrebs; allerdings sei es ungewöhnlich, innerhalb so kurzer Zeit zwei verschiedene Krebse zu bekommen. Den Professor habe ich während meines Krankenhausaufenthaltes nicht einmal gesehen. Keiner der Ärzte hat mir direkt gesagt, was ich eigentlich hatte. Nach einigen Tagen wollte ich endlich mal wissen, wie es weitergehen sollte. Als ich den Stationsarzt fragte, was ich denn eigentlich gehabt hätte, antwortete er: »Sie hatten Metastasen in beiden Eierstöcken«, drehte sich um und ging hinaus. Da habe ich ge-

brüllt: »Sie kommen sofort zurück! Sie können mir das doch nicht so zwischen Tür und Angel erzählen. Von Metastasen war überhaupt noch nicht die Rede. Ich denke, ich habe Eierstockkrebs.« Er antwortete: »Nein, die Histologie hat etwas anderes ergeben. Hat denn noch niemand mit Ihnen gesprochen?« »Nein, offenbar wissen es alle, nur ich nicht«, sagte ich. Wie die Metastasen in die Eierstöcke kommen konnten, obwohl das Tumorgewebe vor eineinhalb Jahren entfernt worden war, konnte er sich auch nicht erklären. Es wurde noch eine Lymphographie gemacht, weil man dachte, daß die Metastasierung vielleicht auf dem Lymphwege erfolgt war, aber die Lymphknoten waren frei.
Ich wurde dann entlassen und sollte mich bei einem Radiologen zur Bestrahlung anmelden. In dem Krankenhaus, in dem ich gelegen hatte, wurden keine Bestrahlungen durchgeführt. Der Radiologe meinte: »Wir wissen ja nicht einmal, ob es auf dem Blut- oder Lymphweg metastasiert ist. Was sollen wir bestrahlen? Ich muß mich über diesen Fall erst einmal mit meinem ehemaligen Professor im Tumorzentrum E. unterhalten.« Dieser Professor war auch der Meinung, daß bei einer Bestrahlung die Gefahr eines Lymphödems viel zu groß sei (das Risiko lag bei fast 35 Prozent), und das bei einer Patientin, bei der noch nicht einmal klar war, was eigentlich bestrahlt werden sollte. Der Radiologe sagte mir daher, da könne man nichts mehr machen. Ich solle nach Hause gehen und beten.
Mein Gynäkologe empfahl mir, wenigstens eine Chemotherapie zu machen, weil irgendwo noch weitere Tumorzellen angesiedelt sein könnten. Heute weiß ich, daß ihm damals alle Kollegen abgeraten haben.
Ein Professor sagte mir später nach der Chemotherapie, eine Metastasierung eines Mikrokarzinoms bereits eineinhalb Jahre nach der Operation habe noch keine Frau fünf Jahre überlebt, und deshalb hätte er eine Chemotherapie abgelehnt.
Ich habe übrigens auch gelesen, daß die Prognose ziemlich hoffnungslos ist, wenn der Krebs über den Blutweg metastasiert. Aber das wurde mir damals nicht gesagt.

Sie sind also im unklaren gelassen worden?

Ja. Lediglich der Radiologe hat gesagt: »Gehen Sie nach Hause und beten Sie.« Aber ich dachte, beten kann man ja immer noch. Keiner wollte etwas machen, weder Bestrahlung noch Chemotherapie. Offenbar hatte mein Gynäkologe aber zu meinem Mann gesagt: »Wir müssen irgend etwas für deine Frau tun.« So kam ich dann ins Tumorzentrum nach E., aber die hatten auch keine Erfahrungswerte, weil mein Fall praktisch einmalig war. Auf mein Drängen haben sie schließlich doch eine Chemotherapie gemacht. Ich konnte und wollte nicht aufgeben. Ich sagte zu den Ärzten: »*Sie* machen, was Sie für nötig halten, und den Rest mache ich. Ich will mir doch keine Vorwürfe machen. Erst wird alles abgehakt.«

Die Therapie dauerte ein halbes Jahr. Es waren sechs Zyklen mit je einer Woche stationärer Behandlung und je drei Wochen Pause. Ich habe bei meiner Zwillingsschwester gewohnt.

Nach der ersten Behandlung fuhren meine Schwester und ich an den italienischen Teil vom Lago Maggiore, wo sie ein Haus hat. Von dort aus habe ich zweimal wöchentlich die Blutuntersuchung in einem Krankenhaus in der Schweiz machen lassen. Sie können sich vorstellen, daß es nicht so leicht war, das zu organisieren. Man hatte mir im Tumorzentrum gesagt, ich solle auf die roten und die weißen Blutkörperchen und die Blutplättchen achten. Für den Fall, daß die Werte abfielen, habe ich mir meine eigene Kur ausgedacht: bei den roten Werten Rotwein, bei den weißen Weißwein und bei den Blutplättchen Grappa. Es war alles machbar. Als ich nach drei Wochen wieder ins Krankenhaus kam, waren alle ganz erstaunt. Ich war braungebrannt und gut erholt. »Ich habe doch gesagt, ich fahre nach Italien«, sagte ich. »Das haben wir alle nicht geglaubt«, war die Antwort. Nach der nächsten Behandlung habe ich das wieder so gemacht.

Sie haben in den drei Wochen fast eine Alternativmedizin ange-
wandt.
Ja. Ich wollte mich durch die Krankheit nicht einschränken lassen. Aber nach der dritten Behandlung kam dann die große
Übelkeit. Das war schlimm. Ich habe auch sehr stark abgenommen. Ich konnte nicht mal den Geruch von Essen ertragen und
auch kein Wasser mehr trinken. Deshalb bekam ich zwischendurch Infusionen.
Dieses Umfeld auf der Station, diese Leute, diese Frauen, das
war so eine tolle Atmosphäre! Natürlich war es auch ganz anders als an meinem Wohnort, das ist ein anderer Menschen-
schlag. Es herrschte immer irgendwie eine Fröhlichkeit. Man
begrüßte sich nach jeder Behandlungspause mit »Hallo, da bin
ich wieder«.

Es waren praktisch immer dieselben Leute auf der Station?
Ja. Viele Chemopatienten kamen regelmäßig wieder. Schlimm
waren die Mitteilungen, die oder die Patientin sei gestorben,
oder eine habe die Therapie abgebrochen. Da hat man dann gedacht: »Hoffentlich hältst du durch.« Meine Schwester zog voll
mit, sie hat die Leute auch zu sich nach Hause eingeladen.
Nach so einer Kochsalz-Wasser-Infusion fühlte ich mich so, als
könnte ich Bäume ausreißen. Aber ich konnte danach 24 Stunden nicht zur Toilette gehen, weil der Körper alles aufgesogen
hat, was an Flüssigkeit reinkam. Ich habe den Kampf in meinem
Körper visualisiert. Das braucht man auch. Man muß sich vorstellen können, was da passiert. Ich habe mir gedacht, der Krebs
ist der Riese Goliath, und ich bin der kleine David. Diese Therapie ist meine Waffe, mit der ich dem Kerl zu Leibe rücke. Mit
der kann ich antreten.

Haben Sie sich das selbst zurechtgelegt, oder gab es da eine psy-
chologische Hilfe, Therapeuten?
Nein, das habe ich mir so vorgestellt. Ich hatte viel zuviel Angst,
daß die Ärzte aufgeben würden, wenn ich mich schlecht fühle,

zumal es ja bei mir fraglich war, ob die Behandlung überhaupt was bringt. Die Vorstellung, daß die eher aufgeben könnten als ich, fand ich furchtbar. Ich war ja auf sie angewiesen. Also habe ich mich angestrengt und mir diese Sachen vorgestellt. Damit konnte ich ganz gut umgehen.

Mit dieser Visualisierung kann man Energien mobilisieren, weil man genau weiß, wofür. Wenn David losmarschiert, braucht er eine besonders starke Schleuder – und Gottvertrauen.
Genau. Ich habe auch eine besonders gute Unterstützung gehabt von meinem Mann und von meiner Schwester.
Ich habe in den Beinen bis zu den Knien und in den Händen eine Polyneuropathie behalten. Im Tumorzentrum haben sie mir gesagt, das sei eine Komplikation der Chemo. Ich habe damals den Professor, der mich behandelte, gebeten, mir aufzuschreiben, welche Medikamente ich bekomme. Ich war ja auf dem Unigelände, da konnte ich in die Bibliothek gehen, alles nachlesen und dann Fragen stellen. Für mich war diese Unwissenheit während der ganzen Zeit sehr schlimm, weil sie in mir Angst erzeugt. Je mehr ich weiß, was mit mir passiert, desto besser kann ich damit umgehen, um so weniger Angst habe ich.
Der Arzt sollte den Patienten mehr als Partner sehen und einbeziehen. Warum sollten Patient und Arzt keine Partnerschaft bilden, wo es doch um grundlegende gesundheitliche Probleme geht? Der Arzt kennt mich doch besser als ich mich selbst. Er hat alle meine Untersuchungsergebnisse und kann damit umgehen. Das Problem ist meines Erachtens, daß die Ärzte nicht entsprechend ausgebildet werden.

Ich glaube, es ist oft viel schwerer, dem Patienten die Wahrheit zu sagen, als ihn im unklaren zu lassen.
Ja, aber auch der Patient setzt Signale. Es gibt Patienten, die wollen die Wahrheit nicht hören, weil sie Angst davor haben oder damit nichts anfangen können. Ich sage nicht, daß es grundsätzlich besser ist, alles im Detail zu wissen. Es gibt viele, die

überlassen es lieber den Ärzten, den Fachleuten. Aber das ist nicht mein Ding. Ich will Bescheid wissen, ich will die Dinge selbst in die Hand nehmen. Vielleicht delegiere ich auch zu wenig. Ich habe immer alles selbst gemacht. Deshalb stört es mich, wenn jemand anderes für mich entscheidet, weil ich zu wenig Ahnung habe. Deshalb muß ich mich erst informieren, und dann kann ich sagen, ob mir etwas paßt oder nicht. Natürlich bin ich nach wie vor keine Medizinerin, aber was ich wissen will, kann ich fragen oder mir anlesen.

Ich finde, eine Partnerschaft zwischen Arzt und Patient ist wichtig, und es ist wichtig, daß man sich auch wehrt, wenn einem etwas nicht paßt.

Haben Sie erlebt, daß sich Ärzte wie » Halbgötter in Weiß« verhalten?

Oh, ja. Man merkt das bei der Visite, schon allein aufgrund der Tatsache, wie die Betten aufgestellt sind. Das Ärzteteam rauscht herein, blickt von oben herab auf die im Bett liegenden Patienten und hält sich einen schnellen Fluchtweg offen, die Tür. Da ist immer so eine Abwehrhaltung, daß man als Patientin schon gar nicht wagt zu fragen.

Bei der Chemo habe ich mir meine Mobilität gewahrt. Ich war angezogen, konnte mit der Infusion herumlaufen und auch fluchtartig den Raum verlassen. Es war für mich unangenehm, jemanden über mir zu sehen und selbst flach dazuliegen wie ein Maikäfer. Das habe ich auch mal dem Professor gegenüber angesprochen: »Wissen Sie, wenn Sie da so stehen, vermitteln Sie den Eindruck, als wenn es Sie gar nicht interessiert, daß man Sie etwas fragt. Es ist immer so eine Abwehrreaktion da. Gehen Sie doch mal zum Psychologen, und lassen Sie sich beraten, wie man sich am besten einem Patienten gegenüberstellt.« Danach war er wie ausgewechselt. Er kam während des Bereitschaftsdienstes hin und wieder herein, setzte sich an mein Bett und sagte: »Na, haben Sie irgendwelche Fragen?« Wir hatten Zeit. Es war ein ganz anderer Ton.

Ich erwarte, daß sich der Arzt auch mal in die Lage des Patienten versetzt. Ich erinnere mich an eine Situation, als mir meine Gebärmutter entfernt worden war. Am Wochenende kam ein Bereitschaftsarzt aus einer anderen Abteilung. Er schaute sich die Unterlagen an und sagte: »Mmh, Gebärmutter entfernt, haben Sie Kinder?« »Ja, eine Tochter.« »Kinderwunsch?« »Nein.« Dann sagte er: »Da können Sie ja froh sein, daß Sie den ganzen Kram los sind.« In dem Moment habe ich gedacht: »Irgend etwas läuft falsch.« Ich habe ihn gefragt: »Haben Sie auch Kinder?« »Ja, zwei«, sagte er. Darauf ich: »Warum lassen Sie sich nicht den ganzen Krempel unten abnehmen? Dann sind Sie das ganze Problem los! Sie haben mich gar nicht gefragt, ob es für mich ein Problem war, Frau zu sein oder die Periode zu haben. Ich fühlte mich dadurch als Frau immer sehr bestätigt. Ich habe noch nie Beschwerden gehabt, und jetzt erzählen Sie mir: ›Gut, daß der ganze Kram weg ist.‹ Finden Sie es eigentlich richtig, wie Sie mit den Frauen hier verfahren?« Er ist ganz rot geworden und rausgegangen. Ich habe ihn nie wieder gesehen. Die Stationsschwester, die auch im Zimmer war, zwinkerte mir zu, sie hat sich wohl auch über ihn geärgert.

Im Krankenhaus ist mir aufgefallen, daß niemand mal an mein Bett gekommen ist außer den Ärzten und Schwestern – keine Psychologin, keine Sozialarbeiterin, die mal fragt, wie die soziale Situation ist. Ein katholischer Pfarrer ist gekommen. Er hat immer seine Kirchenzeitung dagelassen. Ansonsten fühlte der sich auf dieser Station auch nicht besonders wohl. Als er das erste Mal kam, habe ich gesagt: »O Gott, ist es schon soweit?« Ich wollte einen Scherz machen, aber das fand er wahrscheinlich nicht so gut. Ich bin übrigens katholisch, aber mir kam es etwas wenig vor, nur die Kirchenzeitung zu bekommen.

Ich habe aber auch sehr gute Erfahrungen gemacht: Es kam mal eine Ärztin zu mir und fragte, ob ich nicht eine Rente beantragen wolle. Ich habe ja früher 13 Jahre als Personalsachbearbeiterin bei einer Zeitarbeitsfirma gearbeitet. Sie riet mir, einen Rentenantrag zu stellen, weil nicht klar war, wie sich mein Zustand entwickeln würde. Um mein Studium zu beenden hätte ich wegen der neuen Studienordnung entweder sofort die Diplomarbeit schreiben oder etliche Scheine noch mal machen müssen. Aber das wollte ich mir nicht antun. Das war mir auf einmal alles so unwichtig.

Zum damaligen Zeitpunkt war Ihnen klar, daß Sie möglicherweise nicht mehr sehr lange leben würden?
Ja. Ich dachte: »Das Schicksal deiner Eltern wird dich auch mal ereilen.« Aber ich wollte mich nicht mehr so unter Druck setzen. Die Diplomarbeit zu schreiben hätte bedeutet, mich ein halbes Jahr zu verkriechen und nichts anderes mehr zu sehen, aber ich wollte doch jetzt endlich mal leben.
Ich habe also einen Antrag auf Erwerbsunfähigkeitsrente gestellt. Bei der BfA wollten sie ihn gleich zurückweisen, da ich die letzten fünf Jahre nicht gearbeitet hatte, aber da erwachte in mir die Kämpfernatur. Ich bin mit 14 in eine Lehre gegangen, habe bis 27 gearbeitet und habe dann das Abitur nachgemacht und studiert. Die Reihenfolge mußte doch mir überlassen sein. Jedenfalls hatte ich in der Uni auch schon ins Sozialgesetzbuch geschaut und wollte auf keinen Fall aufgeben. Ich habe Widerspruch eingelegt, und dann mußte ich klagen. Das habe ich über den Verband der Kriegs- und Wehrdienstopfer, Behinderten und Rentner Deutschland e.V. – VdK – gemacht. Die haben alles für mich erledigt und durchgefochten. Ich bekomme eine Rente, und jetzt geht es mir gut.
Die Rente habe ich wegen der Polyneuropathie bewilligt bekommen. Sie äußert sich bei mir in einer eigenartigen Sensibilitätsstörung in den Fußsohlen bis hoch zum Knie. Ich habe mal einen Glassplitter im Fuß gehabt und das nicht gemerkt. Ich fahre nicht mehr Auto, weil ich die Pedale unter meinen Fußsohlen nicht spüre, aber ich kann stundenlang laufen, fahre Fahrrad und laufe nach wie vor Ski.

Sie sind dann in eine Selbsthilfegruppe gegangen?
Ja. Nach der ersten Operation dachte ich, ich bin geheilt, und
habe das abgehakt. Nach der zweiten Erkrankung habe ich
gemerkt, ich komme damit nicht mehr so ganz klar. Das sind
Sachen, die können Sie ja nicht erzählen, wenn Sie jemanden im
Kaufhaus treffen. Zu Hause können Sie auch nicht immer darüber sprechen, aber Sie wollen es loswerden. Ich muß allerdings
sagen, mit meinem Mann konnte ich viel bereden, er war sehr
geduldig und kannte mittlerweile auch die Terminologie.

Wie sind Sie auf die Selbsthilfegruppe gekommen?
Ich habe beim Gesundheitsamt angerufen und gefragt, was man
machen kann. Die Dame hat mir eine Adresse vermittelt. Ich
hatte dann bald einen Termin. In meinem Wohnort macht die
Frauenselbsthilfe nach Krebs sehr viel. Sie kümmert sich auch
um Angehörige und auch um Männer nach Krebs. Denn für sie
gibt es nichts Entsprechendes in unserer Stadt. Aber es kommen
überwiegend Frauen mit Brustkrebs.

Erzählen Sie ein wenig aus der Arbeit der Selbsthilfegruppe.
Wir haben einen kleinen Gesprächskreis, geleitet von einer
Diplom-Psychologin. Wir haben Sprechzeiten für Beratungen,
natürlich ist alles ehrenamtlich. Einmal im Monat haben wir
einen großen Gesprächskreis. Dazu laden wir in der Regel Re-
ferenten ein, mal gibt es eine Ernährungsberatung oder soziale
Beratung, mal kommen Vertreter der Krankenkassen, Ärzte oder
Naturheilkundler. Wir versuchen, die Themen möglichst breit
zu streuen. Wir sind auch mit dem Hospiz in Verbindung. Einmal im Jahr gehen wir dorthin. Im letzten Jahr haben wir jemanden eingeladen, der über das Thema Patientenverfügung,
Patiententestament referiert hat; es sind jeweils Dinge, die uns
auf Grund der telefonischen Anfragen von aktuellem Interesse
erscheinen. Wir setzen den Termin in die Zeitung. Gott sei Dank
haben wir die evangelische Kirchengemeinde. Die stellt uns
Räumlichkeiten zur Verfügung, wo ungefähr 30 Leute reinpas-

sen. Einmal in der Woche treffen wir uns in dem kleinen Kreis mit der Psychologin; wir sind sieben oder acht Betroffene. Wir machen Gymnastik, und wir treffen uns beim Stammtisch. Wir sitzen dort und lachen. Darüber wundern sich manche. Die Erfahrung zu machen mit einer Gruppe, in der das alle schon mal durchgemacht haben, das ist etwas ganz anderes.

Diese Selbsthilfegruppe ist eine sehr schöne Sache. Die Frauen werden zunehmend selbstbewußter, setzen auch mehr für sich durch. In der Gruppe erzählen manche, daß sie zu Hause nicht über ihre Krankheit reden können, weil die Männer dies nicht wollen.

Wir sind auch mit Ständen auf Gesundheitsmessen vertreten. Wir werden angehört. Sehr wichtig ist es uns, dabei zu helfen, eine partnerschaftliche Beziehung zwischen Arzt und Patient herzustellen und eine gute Kommunikation zu schaffen. Wir bemühen uns darum, auf beiden Seiten Schranken abzubauen. Mindestens einmal im Jahr diskutieren wir mit einem Arzt über den Umgang zwischen Arzt und Patient und versuchen, das Thema von beiden Seiten zu beleuchten.

Der Umgang mit Ärzten ist so eine Sache. Häufig denkt man: »O ja, das hast du auch schon mal erlebt, der Arzt hat nie Zeit, oder ein Patient wird ziemlich arrogant abgefertigt.« Einmal erzählte eine Frau, daß der Arzt sie ganz böse angefahren habe: »Wollen Sie das jetzt nicht verstehen, oder können Sie das nicht verstehen?« So eine Frau fragt natürlich nicht noch mal nach. Dann bieten wir unsere Begleitung an. Das war ein Fall für mich: Beim nächsten Mal sind wir zusammen hingegangen, und ich habe zu dem Arzt gesagt: »Die Patienten zahlen nicht schlecht dafür, daß sie hier sind, nicht nur die Krankenkassen. Das lassen Sie sich doch mal durch den Kopf gehen.«

Übrigens diesen Professor, der damals gesagt hat, daß noch keine Frau länger als fünf Jahre überlebt hat, haben wir häufiger in der Frauenselbsthilfe; er berichtet über die neuesten Therapiemöglichkeiten. Früher war er nicht offen dafür, daß die

Psyche auch eine Rolle spielt oder daß der Patient auch mitarbeitet. Da hat er völlig umgedacht.

Die Ärzte kommen gern zu uns, ohne Honorar zu verlangen, wir können kein Geld bezahlen. Ich bin jetzt neun Jahre in dieser Frauenselbsthilfe, und mir macht es großen Spaß.

Was haben Sie an Lebensqualität gewonnen, was verloren?
Ich habe vorher schon bewußt gelebt, aber jetzt lebe ich noch viel bewußter. Es ist auch eine Portion Stolz dabei, nach dem Motto: »Na, das habe ich jetzt geschafft. So schnell haut mich nichts um.« Nicht, weil ich das irgend jemandem beweisen will, ich will es nur mir beweisen. Das gibt mir auch sehr viel Vertrauen.

Sie fühlen sich stärker und vertrauen sich selbst mehr?
Ja. Das war vielleicht vorher auch so, aber mir ist es nie so bewußt geworden. Und es kommt noch etwas hinzu: Mit dieser Krankheit habe ich mir eine Art Narrenfreiheit genommen. Als es mit mir richtig bergab ging und ich dachte: »Jetzt hast du sowieso nicht mehr lange zu leben«, da habe ich gemerkt, was ich alles nicht wollte. Das habe ich auch gesagt, und keiner hat es mir übelgenommen.

Sie haben Leuten gesagt, Sie wollen sie nicht sehen?
Ja, oder: »Ich will das jetzt nicht« oder »Ich kann jetzt nicht.« Das hätte ich früher nicht gemacht, ich hätte niemanden so vor den Kopf gestoßen, weil ich mich in den anderen hineinversetzt habe und es ihm irgendwie recht machen wollte. Aber jetzt war ich körperlich so fertig, daß ich mir gesagt habe, es gibt nur zwei Möglichkeiten: Ja oder nein.

Hat die Ehrlichkeit angehalten, oder kamen wieder Konventionen?
Klar, man spielt ja immer irgendwie eine Rolle. Nur, wenn man sich selbst gegenüber sehr nackt, sehr bloßgestellt ist – und das

ist bei einer Krankheit der Fall, die einem vermittelt, daß sie todbringend ist –, da ist man sehr allein. Das hätte ich mir nicht so vorgestellt. Mir ist klargeworden, daß man ehrlicher wird, offener; das wird einem auch nicht übelgenommen.

Haben Sie auch offene Gespräche geführt, zum Beispiel mit Ihrem Mann, Ihrer Tochter, mit Freunden?
Meine Tochter war damals etwas schwierig. Sie war gerade in der Pubertät. Sie hatte sehr große Probleme.
Als meine erste Diagnose kam, hat sie gefragt: »Mama, wann stirbst du?« »Das habe ich noch gar nicht vor, darüber haben wir ja noch gar nicht gesprochen«, habe ich erwidert, aber sie hat es nicht so recht geglaubt.
Als ich in der Chemotherapie war, war sie allein. Mein Mann arbeitete in den neuen Bundesländern. Sie sollte eigentlich zu einer befreundeten Familie. Aber das wollte sie absolut nicht. Als ich sie dann später wieder gesehen habe, hatte sie einen großen Entwicklungssprung gemacht.

Empfinden Sie die Krankheit als Signal und/oder Chance?
Als Signal habe ich die Krankheit nicht empfunden. Ich habe ziemlich viel esoterische Literatur bekommen. Wenn ich schon gelesen habe »Jeder kriegt seine Krankheit zu seiner Zeit«, habe ich das Buch gleich zugemacht. Ich finde die Vorstellung auch schrecklich, daß ich eine Krankheit kriegen muß, um mich wieder selbst auf den Boden zu holen. Nein, ich sage mir, das kann mich erwischen, es kann aber auch jeden anderen erwischen.
Es wird immer gesagt, jeder dritte sterbe an Krebs. Aber an vorderster Stelle stehen Herz- und Kreislauferkrankungen, an zweiter Stelle Unfälle, an dritter Stelle Krebs. Bei uns in der Familie sterben die Leute eher an Krebs. Die Disposition habe ich wohl. Als Chance sehe ich die Krankheit schon eher. Nicht als Chance, mein Leben zu ändern, aber um bewußter zu sehen und auch bewußt mit Leuten umzugehen, die Krebs haben. Das ist auch wichtig. Meine Tochter mußte kürzlich im Rahmen

ihres Theologiestudiums mal über das Thema schreiben »Wenn Sie heute wüßten, daß Sie Aids haben, was würden Sie ändern?«. Sie fing an zu schreiben, was sie alles ändern würde, und plötzlich hat sie alles durchgestrichen und gesagt: »Ich würde gar nichts ändern, und zwar deshalb nicht, weil ich Angst hätte, daß man mich jetzt nur noch als Aidsfall sieht, ich will als ich selbst gesehen werden.«

Diese Einstellung ist eigentlich richtig. Warum soll ich jetzt alles ändern, was vorher wichtig und richtig für mich war? Ich habe ja vorher auch einen Freundeskreis gehabt. Ich muß mit denen und die müssen mit mir klarkommen. Je normaler das wieder vonstatten geht – und ich weiß, die mögen mich, und nicht nur wegen der Krankheit –, um so besser.

Haben Sie Angst vor dem Tod? Hat sich in dieser Hinsicht etwas durch das Krankheitserlebnis verändert?

Ich lebe gerne, das habe ich vorher auch getan. Aber wenn ich mir manchmal so vorstelle, daß ich jetzt nicht mehr hier wäre... Ich habe schon noch etwas vor. Man ist ja auch zukunftsbewußt. Ich will noch erleben, wie meine Tochter weiterkommt und wie man auch selbst seinen Weg geht.

Es ist nicht schlecht, sich mit dem Tod zu beschäftigen, aber ich habe mal gelesen, daß man eigentlich feige ist, wenn man sich alles im Leben ausmalt, denn es braucht nur etwas anderes dazwischenzukommen, und schon ist man völlig konfus.

Angst vorm Sterben hätte ich vielleicht, wenn es lange dauerte.

Hatten Sie solche Gedanken, als Sie so schwer krank waren?

Eigentlich nicht. Ich war viel zu sehr damit beschäftigt, die Krankheit abzuwehren. Ich habe das Vertrauen gehabt, daß ich es schaffe.

Ich bin froh, daß meine Eltern nicht mehr miterlebt haben, daß ich Krebs hatte. Das wäre für sie furchtbar gewesen. Und wenn ich mir vorstelle, meiner Tochter könnte das passieren, wäre das für mich viel schlimmer.

Die Dimension »Angehörige« kommt erst viel später – auch
für die Angehörigen ist es furchtbar, das Leiden mit ansehen
zu müssen.
Ja. Als Angehöriger muß man sich auch noch immer zusammennehmen und Verständnis zeigen.

Wie gehen Sie jetzt mit der Krankheit um?
Ich lebe ganz normal. Ich habe sie gehabt, das kann man nicht wegdividieren. Das ist, wie wenn man ein Kind bekommen hat. Dann kann man sich auch nicht mehr vorstellen, wie es ohne war. Es ist ein Einschnitt, aber das kann man keinem vermitteln, der das nicht mitgemacht hat.
Ich versuche, Streß zu vermeiden, weil ich den nicht mehr verkrafte. Früher konnte ich zugleich Fahrrad fahren, ein Brötchen essen und »La Paloma« pfeifen. Das kann ich jetzt nicht mehr. Heute bin ich froh, daß ich eine Sache geregelt kriege. Es ist gut, daß ich das mit meinem Mann zusammen erleben kann.
Finanziell ist alles »in trockenen Tüchern«. Unsere Generation hat Glück. Ich merke das in der Holzwerkstatt für alleinstehende Frauen, in der ich einmal pro Woche arbeite. Da sind viele Arbeitsuchende, Akademikerinnen, Alleinerziehende; wenn kein Geld da ist, ist das ziemlich schlimm.

Sind Sie religiös? Glauben Sie an Gott?
Ja. Ich brauche solche Ansprechpartner. Ich glaube an Gott. Ich rede manchmal mit ihm. Ich denke schon, daß wir in irgendeiner Form geprägt werden von unserem Glauben. Wenn wir den nicht hätten ... Ich bin in diesem christlichen Glauben erzogen worden.

Hat der Glaube an Gott Ihnen Kraft gegeben?
Ich würde jetzt nicht sagen, Gott hat das und jenes für mich getan. Nein, ich denke eher, er hat mich ganz gut hingekriegt, so daß ich das für mich selbst erledigen kann. Aber ich mache ihn trotzdem verantwortlich und lasse auch mal meine Wut ab. Das

gönne ich mir einfach. Daran ist er ja auch gewöhnt. Daß er nur für die guten Zeiten verantwortlich gemacht wird, passiert seltener. Natürlich freue ich mich, daß alles um mich herum lebt, und darüber, was alles geschaffen ist. Aber leider bin ich viel zuwenig dankbar nach oben hin.

»Ich kann jetzt Grenzen setzen«

Gisela H. (48 Jahre, allein wohnend)
Nach rund fünf aufreibenden Jahren der Symptome und Fehl-
diagnosen erhielt Gisela H. im Herbst 1997 endlich die richtige
Diagnose. Sie litt an CFS (Chronic Fatigue Syndrome), einer
Krankheit, die in Deutschland noch relativ unbekannt ist und
die dazu führen kann, daß der Betroffene vor Erschöpfung be-
wegungsunfähig wird. Vorher hatte Gisela H. mit viel Freude
und Engagement neun Jahre lang als Grundschullehrerin und
zusätzlich in einem Projekt im Sonderpädagogik-Bereich ge-
arbeitet. Sie wurde zunehmend schwächer und war deshalb
immer häufiger krank geschrieben, bis es zum totalen Zusam-
menbruch kam.

Der Arzt, der schließlich CFS diagnostizierte, prophezeite Gi-
sela H., daß ihr starker Wille sie aus dieser oft unheilbaren
Krankheit herausführen werde. Sie schaffte es, wenn die Er-
krankung auch zur Frühpensionierung führte. Es folgte ein
schwieriger Loslösungsprozeß von alten Verhaltensmustern, an
dessen Beginn die Trennung von ihrem langjährigen Partner
stand. Er hatte sie mit ihren Problemen ziemlich allein gelassen.
Ihr Leben nahm eine neue Richtung an. »Ich kümmere mich
um die eigenen Bedürfnisse und habe nicht mehr das Gefühl,
immer alles für andere schultern zu müssen.« Sie ist offen für
Anregungen, die sie auf den Weg der Spiritualität führen. Und
sie ging eine neue Beziehung ein, bei der Nähe und Freiheits-
drang wichtige Themen sind.

Schildere doch bitte erst einmal deine Krankheit und wie sie diagnostiziert wurde.
Die Krankheit heißt CFS (Chronic Fatigue Syndrome), also Chronisches Erschöpfungssyndrom. Sie wurde vor etwa zwölf Jahren in den USA entdeckt. Dort ist die medizinische Forschung in dieser Hinsicht weiter als bei uns in Deutschland. So kann CFS mittlerweile labortechnisch-schulmedizinisch nachgewiesen werden. Bei mir waren Verlauf und Diagnose sehr langwierig.

Was hast du beruflich gemacht?
Ich hatte acht bis neun Jahre als Lehrerin an einer Grundschule gearbeitet und war durch verschiedene Projekte im Zusammenhang mit der Integration von behinderten und nichtbehinderten Kindern zusätzlich stark eingespannt, als die ersten Symptome auftraten. Ich hatte den Eindruck, daß ich immer mehr Energie verliere und keine neue mehr hereinbekomme, daß ich innerlich ausblute. Ich konnte mir das nicht erklären. Es war zwar alles anstrengend und auch nicht konfliktfrei, aber da ich die Arbeit gern machte und mich sehr engagierte, konnte ich mir nicht vorstellen, daß es daher kommen sollte.
Zunächst habe ich gemerkt, daß ich mich nach einem Wochenende nicht mehr ausgeruht fühlte. Ich war am Montag immer noch müde und geschafft. Das steigerte sich so, daß mir auch eine Woche Herbstferien nicht mehr reichte, um wieder zu Kräften zu kommen. Schließlich waren auch die langen Sommerferien nicht mehr genug.
Immer häufiger mußte ich nach dem Unterricht nach Hause gehen, um zu schlafen. Ich konnte dann so gegen fünf oder sechs Uhr nachmittags aufstehen, ging schnell etwas einkaufen, bereitete den nächsten Tag vor, und danach mußte ich wieder ins Bett. Das ging so über Wochen und Monate und wurde immer schlimmer. Private Verabredungen konnte ich schon längst nicht mehr treffen. Ich wußte ja nicht, wie es mir am nächsten oder übernächsten Tag gehen würde.

Hattest du Fieber oder irgendein Symptom, das die Krankheit deutlich angezeigt hat?
Es gab schon Anzeichen, die waren aber nicht deutlich genug, um eine Krankheit zu diagnostizieren. Ich erinnere mich, daß ich in der Zeit, als ich schon nachmittags im Bett liegen mußte, über Monate hinweg immer eine erhöhte Temperatur hatte. Und ich hatte permanent morgens ein Gefühl, als wenn ich eine Grippe kriegen würde, Gliederschmerzen, Kopfschmerzen etc., aber ich bekam keine. Und wenn ich durch Besprechungen oder Veranstaltungen auch nachmittags eingebunden war, wurden die Beschwerden stärker. Dann war ich häufig sehr gereizt, obwohl das eigentlich nicht meine Art ist. Jetzt dachte ich manchmal schon um kurz nach acht, der Tag ist gelaufen. Schon Kleinigkeiten regten mich auf, und es kam fast zu cholerischen Ausbrüchen. Und dann entsteht so ein Kreislauf. Man kriegt ein schlechtes Gewissen, denn man will es ja nicht. Aber ich war schon so ohne Haut, ohne Schutz. Ich mußte immer nur schauen, wie ich den Tag beziehungsweise zum Schluß die Stunde herumbekomme.
Hinzu kam, daß ich früher meinen Unterricht immer gründlich vorbereitet habe. Ich habe das als Sicherheit gebraucht, um verankert zu sein, dann aber auch loslassen zu können und spontan auf die Kinder einzugehen.
In meinem Erschöpfungszustand schaffte ich es oft nicht mehr, mich an meiner eigenen Vorbereitung festzuhalten. Ich stand manchmal da, habe auf mein Blatt geschaut und nichts verstanden. Ich wurde immer häufiger krank, und die Zeiten der Krankschreibung wurden immer länger.
Ich hatte einfach keine Kraft mehr, ich konnte mich auch nicht mehr zusammenreißen. Und meine Stimmung war auf dem Nullpunkt.

Hat dann nicht mal ein Freund oder Kollege gesagt, daß du einen Arzt brauchst?
Ich war ja beim Arzt. Über Jahre lautete die Diagnose, ich hätte

zuviel Streß, ich müsse mehr ausspannen und solle nicht alles so ernst nehmen. Das sagten auch meine Kollegen und Freunde. Von meinem Partner kam häufig die Aufforderung, ich solle mich zusammenreißen. Und der Arzt war sich sicher, daß ich eine endogene Depression hatte.

Mir wurde ein Neurologe und Psychiater empfohlen. Er glaubte auch an eine Depression und wollte mir eine Spritze geben, »um mich zu schützen«. Das sollte wohl heißen, er hielt mich für suizidgefährdet. Ich habe ihm gesagt, ich bräuchte diesen Schutz nicht. Schließlich hat er mir Tabletten verschrieben. Mit dem Rezept bin ich in meine Apotheke gegangen. Der Apotheker stutzte, weil er wußte, daß ich vorwiegend pflanzliche und homöopathische Mittel nehme, und fragte, ob ich wirklich die .Tabletten haben wolle, sie seien um ein Vielfaches stärker als Valium. Natürlich würde er mir das Medikament verkaufen. Aber ich solle mir erst mal in Ruhe den Beipackzettel durchlesen und mir meine Meinung bilden. Letztendlich habe ich das Medikament nicht gekauft.

Wie lange hatte sich das Ganze schon hingezogen?
Seit den ersten Anzeichen, als die Wochenenden und Ferien nicht mehr zur Regenerierung ausreichten, waren inzwischen drei bis vier Jahre vergangen.

Bei welchem Facharzt warst du regelmäßig?
Bei einem anthroposophischen Internisten, einem guten Diagnostiker. Er hat sich auch der menschlichen Seite angenommen und Verständnis für meine schreckliche Situation gehabt, aber er konnte nicht in das Erklärungsmuster vordringen oder es gar aufbrechen. Die Abstände zwischen den Arztbesuchen wurden auch immer kürzer, aber es kam nichts dabei heraus. Ich fühlte mich absolut unverstanden. Ich kannte mich ja selbst nicht mehr!

Innerhalb weniger Wochen bekam ich eine Gürtelrose und einen Hörsturz, und trotzdem habe ich mir eigentlich nie zugestanden, krank zu sein. Bis es mir so schlechtging, daß ich gar nicht mehr anders konnte, als zu Hause zu bleiben.

Dann ging alles ziemlich schnell. Das Gesundheitsamt, an das ich nach dreimonatigem Krankenstand verwiesen worden war, hat mir praktisch zur Auflage gemacht, in eine psychosomatische Klinik zu gehen, weil eine ambulante Behandlung nach Meinung der Ärzte dort nicht mehr ausreichte.

Ich bin in eine Klinik in Süddeutschland gegangen. Dort wollte ich vier Wochen bleiben, aber daraus sind drei Monate geworden. Diese Klinik war mir empfohlen worden, aber die Leitung hatte gewechselt, und man wollte eine hohe Erfolgsquote vorweisen. Relativ viele Patienten kamen aus dem Schuldienst. Mitunter wurden Leute als »voll dienstfähig« – wie es im öffentlichen Dienst heißt – entlassen. Manchen ging es aber so schlecht, daß sie suizidgefährdet waren. Trotzdem haben sie die Botschaft mit auf den Weg bekommen, sie seien wieder voll einsatzfähig für den Schuldienst, quasi runderneuert, und jetzt könne alles normal weitergehen. Da kann ich nur froh sein, wie es bei mir abgelaufen ist. Ich weiß, daß andere tatsächlich später in der geschlossenen Psychiatrie gelandet sind.

Mit welcher Empfehlung bist du nach drei Monaten Kur entlassen worden?

Der Arzt, der mich drei Monate in der Gesprächstherapie begleitet hatte, erkannte, daß ich nach drei oder vier Wochen auf demselben Stand sein würde wie am Anfang meines Klinikaufenthalts, wenn ich wieder in den Schuldienst zurückginge. Aber der leitende Arzt, der mich nur zwei- oder dreimal gesehen hatte, hat die klare Aussage meines behandelnden Arztes einfach verwässert. Ich hatte das Glück, an meinem Wohnort eine Ärztin zu haben, die Neurologin, Psychiaterin und Analytikerin war. Sie hat von sich aus gesagt: »Wir nehmen das Gutachten zur Kenntnis und schauen, was die Situation erfordert. Und die Situation erfordert, daß Sie erst einmal nicht wieder in den Schuldienst gehen.«

Die Diagnose lautete zu der Zeit immer noch »Übermaß an Streß«. Ich sollte meine Ansprüche herunterschrauben, nicht so viel arbeiten, die Stundenzahl reduzieren, die Dinge nicht so an mich heranlassen, dann würde es mir schon bessergehen. Aber ich wußte genau, das war es nicht.

Was hast du selbst als Diagnose gespürt?
Ich habe mich eine Zeitlang mit Literatur über das Burnout-Syndrom beschäftigt, bei dem man aufgrund zu großer Belastungen extreme Erschöpfungszustände erlebt. Aber mir war bald klar, daß es das nicht war. Denn ich habe eigentlich keinen Fall gefunden, der so richtig auf mich gepaßt hätte. Und auch die Empfehlungen waren für mich nicht geeignet. So ist Streßabbau sicher gut bei diesem Burnout-Syndrom, es half mir aber nicht. Ich hatte ja schon längst keinen Streß mehr, weil ich gar nicht mehr unterrichtete.

Hast du dich vom Schuldienst beurlauben lassen?
Ja, weil ich wieder Kraft schöpfen wollte. Ich zog zu meinem Freund, der mittlerweile in einer anderen Stadt lebte, und dachte, jetzt wäre ich über den Berg: Ich entwickelte neue berufliche Perspektiven – ich hatte inzwischen eine Musikagentur gegründet –, und gesundheitlich ging es mir wieder besser.
Aber nach zirka anderthalb Jahren ging es nur noch bergab. Ich war schon seit langem unzufrieden in der Partnerschaft, hatte immer mehr das Gefühl von innerer Enge, von Verkrustung und Versteinerung. Mir dämmerte, daß ich aus der gemeinsamen Wohnung ausziehen mußte. Aber da Trennung nicht meine Sache ist, wußte ich nicht, wie ich es anstellen sollte. Bei einer Zugfahrt zu einem Seminar sah ich die Entscheidung klar vor mir: Du mußt ausziehen! Als ich zurückkam, habe ich das meinem Partner gesagt. Es traf ihn aus heiterem Himmel, und er war völlig erschüttert – immerhin waren wir rund 24 Jahre zusammen gewesen. Er hat einfach nicht wahrgenommen, daß es mir immer schlechterging, hat mir Egoismus vorgeworfen oder

hat Gesprächsversuche meinerseits abgeblockt mit dem Hinweis, das sei jetzt nicht der richtige Zeitpunkt. Ich bin immer mehr verstummt.

Bist du tatsächlich ausgezogen?
Ja. Ich habe innerhalb von zwei Wochen eine Wohnung gefunden. Ein Freund und mein Bruder halfen mir beim Umzug. Das war vor gut drei Jahren.
Mit meinem früheren Lebenspartner traf ich mich ab und zu, aber nach einer halben Stunde konnte ich seine Vorwurfshaltung nicht mehr ertragen. Mir ging es ja auch nicht gut. Meine Agentur hielt mich sehr auf Trab. Außerdem bekam ich Druck von der Schulbehörde, die mich zum Schuljahresbeginn wiederhaben wollte, und zwar als Schulleiterin einer Sonderschule. Das war nun das letzte, was ich mir vorstellen konnte, denn als Schulleiterin ist man ja noch weiter von der Arbeit mit den einzelnen Schülern entfernt.
Als ich im September 1997 von einem Termin bei der Schulbehörde in E. zurückkam, wäre ich fast nicht mehr vom Bahnhof nach Hause gekommen. Dann habe ich zwei Wochen im Bett gelegen und bin auf allen vieren ins Badezimmer gekrochen. Hunger oder Durst hatte ich überhaupt nicht mehr. Ich brauchte nichts, ich konnte auch niemanden sehen, weil ich mich allein durch die Anwesenheit eines anderen Menschen bedrängt fühlte. Das war, wie ich später erfahren habe, ein ganz akuter Ausbruch. Ich konnte nichts mehr lesen, ich habe einfach nichts verstanden. Ich konnte keine Musik hören. Die Dinge, die mir früher Kraft gegeben hatten, gingen nicht mehr. Ich konnte nur im Bett liegen. Man ist allein mit seinen Gedanken, aber ohne Kontrolle darüber, man kann sie nicht abstellen.

Warst du an deinem neuen Wohnort in ärztlicher Betreuung?
In dieser Zeit gab es schon mal Nachmittage, an denen ich mich stark genug fühlte, um mit dem Taxi zum Arzt zu fahren. Im nachhinein kommt mir das wie ein Wunder vor. Wenn ich etwas

wirklich wollte, habe ich offensichtlich alle meine Kräfte mobilisiert, war aber danach wie tot und konnte mich ins Badezimmer nur noch rollen. Dieser Arzt war Internist, arbeitete aber auch viel mit Medikamenten auf pflanzlicher Basis. Er meinte, ich müßte meine Streßfaktoren abbauen. Dann werde es mir wieder bessergehen. Wir sprachen darüber, ob ich vielleicht Leukämie oder Lymphdrüsenkrebs haben könnte. Der Arzt sagte, von den Symptomen her könne das schon hinkommen, die Schwächeanfälle sprächen sehr dafür. Aber dem Blutbild zufolge sei ich kerngesund. Ich war also so weit wie vorher.

Diese Ungewißheit muß schrecklich gewesen sein. Warst du mittlerweile nicht völlig verzweifelt?
Eigentlich bestärkte mich das eher darin, daß ich mich selbst um Klärung kümmern mußte. Dann kamen mir die sogenannten Zufälle zu Hilfe. Als ich mal etwas in meinem Krankenversicherungsordner ablegen wollte, stieß ich auf einen Artikel, den ich dort vor vier Jahren abgeheftet hatte. Es war der Bericht einer Frau über ihren CFS-Zusammenbruch; sie hatte später eine Selbsthilfegruppe gegründet. Ich konnte mich überhaupt nicht mehr daran erinnern, aber als ich ihn jetzt las, wußte ich sofort, daß es meine Krankheit war. Unter Aufbietung aller Kräfte – und ich habe ja schon erzählt, daß ich meine letzten Energiereserven mobilisieren konnte, wenn ich etwas wirklich wollte – besorgte ich mir die Telefonnummer und rief dort an. Ich bekam ein Informationsblatt zugeschickt, dem ich Dinge entnehmen konnte, die mir noch klarer machten, daß dies meine Krankheit war. Ich habe dann alle Ärzte in meiner Umgebung angerufen, die in der Broschüre aufgeführt waren, zum Beispiel die Naturheilklinik H. Es gibt dort eine CFS-Station. Es gab also CFS-Spezialisten, aber so punktuell, daß dies im allgemeinen Medizinerdenken noch nicht verankert war.
Das Klinikum H. sagte mir, daß der vorhergehende Leiter der Station mittlerweile eine eigene Praxis hatte. Ich rief dort an und bekam nach einer Woche schon einen Termin. Ich bin mit

der S-Bahn hingefahren, weil ich ja schon längst nicht mehr Auto fahren konnte. Am S-Bahnhof erfuhr ich, daß die Praxis in der Nachbargemeinde lag. Es gab weit und breit kein Taxi, keinen Bus, nichts! Vor mir lag ein Fußmarsch von rund zwei Kilometern bergan in spätsommerlicher Hitze. Ich habe es wirklich nur unter Mobilisierung der allerletzten Kraftreserven bis zur Praxis geschafft und bin der Sprechstundenhilfe förmlich in die Arme gefallen – so erschöpft war ich.

Als ich beim Arzt saß und er fragte, warum ich zu ihm gekommen sei, habe ich ihm meine Vermutung gesagt. Er hörte sich zwei Sätze an. Dann hat er weitererzählt, und ich habe nur noch geheult. Das war das erste Mal seit Jahren, daß mich jemand verstanden hat und meinen Zustand nicht als Nichtwollen, Streß oder Depressionen abgetan hat. Und zu guter Letzt meinte er: »Sie sind wahrscheinlich schon oft genug in die Ecke der endogenen Depression geschoben worden.« Ich hätte ihn küssen können. Schließlich hat er noch die Akupressurpunkte am Körper überprüft. Das tat höllisch weh, dabei hat er kaum gedrückt.

Dann sagte er, ich läge mit meiner Vermutung wahrscheinlich richtig. Aber er hat sicherheitshalber Laboruntersuchungen machen lassen. Es gibt nämlich einen Wert im Blut, der nur bei CFS-Patienten vorhanden ist. Diese hochkomplizierten Untersuchungen kosteten rund 13 000 DM. Meine private Krankenversicherung hat davon lediglich 400 DM gezahlt, mit der Begründung, es sei keine Stufendiagnostik gemacht worden. Aber mein Arzt wird nochmals eine Begründung an die Versicherung schreiben. Und dann werde ich den Betrag hoffentlich zurückerstattet bekommen.

Im September '97 war ich bei meinem Arzt, im Januar '98 habe ich die Therapie angefangen, und im Mai '98 habe ich gemerkt, daß es bergauf ging. Die Behandlung war eine Kombination aus verschiedenen Medikamenten und Therapiemethoden, zum Beispiel Weihrauchtabletten aus dem Ayurveda, Iscador, das in der anthroposophischen Medizin als immunstabilisierendes

Mittel bei Krebserkrankungen eingesetzt wird, und Akupunktur. Ich mußte auch lernen, mir Spritzen zu geben.

Als es mir dann besserging, erhielt ich von meinem Arzt eine Rückmeldung zu seinem ersten Eindruck. Ob nicht der unglaubliche Wille, mit dem ich damals in seine Praxis gekommen war, auch mein bisheriges Leben bestimmt hätte? Wenn ich irgendwo hinwollte, würde ich alle Energie einsetzen. Genau das käme mir jetzt zugute. »Denn genau dieser Wille holt Sie aus der Krankheit wieder raus.« Das habe ich auch gemerkt, aber es hat lange gedauert, bis ich nicht mehr den Eindruck hatte, so eine Art Floß unter meinen Füßen zu haben, sondern festen Boden.

Wie weit ist eigentlich der Stand der Ursachenforschung bei CFS?

Die Ursachenforschung hat gezeigt, daß die Krankheit durch einen starken Reiz verursacht wird. Das kann eine Operation oder eine schwere Erkrankung sein. Deshalb ist nicht nur der eine Faktor im Blut wichtig, den ich oben schon erwähnt habe. Anhand anderer Faktoren im Blut ging mein Arzt bei mir zum Beispiel davon aus, daß mit ziemlicher Sicherheit meine Scharlacherkrankung im Jahre 1988 Ausgangspunkt der CFS-Krankheit war.

CFS kann schlagartig nach so einem Ereignis auftauchen oder aber schleichend in Erscheinung treten; ein geschwächtes Immunsystem ist offensichtlich ein guter Nährboden für CFS. Eigentlich ist es eine Autoimmunkrankheit.

Wie sind die Heilungschancen bei CFS?

Mein Arzt hat gesagt, es gebe drei Möglichkeiten: Rund ein Drittel der Patienten ist unheilbar krank, sie sind permanent bettlägerig. Ein weiteres Drittel kann eingeschränkt leben, so war es jahrelang auch bei mir. Wenn ich zum Beispiel eine Einladung für heute abend annehme, dann kann es sein, daß ich morgen oder übermorgen nicht aufstehen kann. Es ist also ein Leben mit der Krankheit und dem Dauerrisiko, daß sie wieder ausbricht. Mittlerweile hat mir mein Arzt gesagt, ich gehöre zum letzten Drittel, bei denen CFS zu 99,9 Prozent geheilt werden könne.

Gehst du in eine Selbsthilfegruppe?
Im Wartezimmer des Arztes hatte ich viel Kontakt mit CFS-Patienten. Ich hatte oft das Gefühl, daß sich die Leute irgendwie hängenlassen. Anstatt die Phase, in der es ihnen gutgeht, richtig zu genießen, bauen sie quasi einen Filter ein und denken immer daran, wie schlecht es ihnen bald wieder gehen wird. Das war nichts für mich.
Denn so stark ist man in der Phase nicht, daß man andere noch aufbauen könnte. Ich wollte und konnte niemanden auf meine Schultern nehmen, wie ich das mein ganzes Leben lang immer wieder getan habe. Ich war mir sicher, daß das in einer Selbsthilfegruppe wieder passieren würde, oder aber, daß man fast schon angefeindet würde, wenn man sich nicht solidarisch verhielt und mitjammerte.

Hattest du so eine Art Helfersyndrom in deinem Leben, und jetzt brauchtest du Zeit für dich selbst?
Ja, so sehe ich das jetzt. Jetzt kann ich die Krankheit als Chance sehen. Am Anfang, als ich es noch nicht erklären konnte, war es einfach nur schrecklich. Dann kam eine Phase, wo ich gedacht habe: »Es ist zumindest nicht tödlich, aber wie geht es weiter? Muß ich mein ganzes Leben umkrempeln? Wie werden die Kontakte aussehen?« Du hast kaum mehr Kontakte und erträgst auch keinen Menschen um dich herum. Du bist ständig am Überlegen, wo das alles hinführen wird. Mein Leben hatte ich bis dahin immer geplant. Ich wußte immer, wohin, ich wußte auch immer, was ich machen mußte, um dahin zu kommen. Und ich hab's auch immer gemacht, und jetzt auf einmal funktionierte das nicht mehr. Man fühlt sich wie ein Versager.
Ich wußte, daß ich nicht mehr in meinen Lehrerberuf zurück-

konnte. Der Arzt hat mir die Korrespondenz mit dem Schulamt abgenommen. Zuerst hat er – natürlich mit meinem Einverständnis – die Diagnose mitgeteilt. Danach brauchte ich nur alle Post in seiner Praxis abzuliefern, und er hat sich darum gekümmert, egal, ob er in Indien oder sonstwo unterwegs war. Er stand immer mit seiner Praxis in Verbindung. In der Zeit hatte ich ja wirklich keinen Schutzmantel. Ich habe nur einen Brief aus E. gesehen und schon angefangen zu zittern. Und da ist so ein vielbeschäftigter Mann und hilft dir! Das war eine phantastische Erfahrung.

Vielleicht hättest du früher eine solche Hilfe gar nicht angenommen?
Schon möglich. Jedenfalls hat mein Arzt mit der Schulbehörde korrespondiert, und ich wurde frühzeitig pensioniert. Mit dieser Endgültigkeit mußte ich erst einmal klarkommen. Außerdem kam so eine Ratlosigkeit. Ich dachte: »Ich schaffe das alles nicht mehr, wo soll ich überhaupt anfangen?« Und seit über einem Jahr standen unausgepackte Umzugskisten in meiner neuen Wohnung herum.
Langsam begann eine neue Phase, die ich aber zunächst nicht richtig begriffen habe. Anfang 1998 ging es mir allmählich wieder besser. Im Mai und Juni hatte ich dann so eine Zeit der Klärung. Mir wurde klar, daß ich die Agentur auflösen mußte. Ich merkte, daß ich wieder viel zuviel dort hineingegeben hatte, daß es ein Mißverhältnis zwischen Input und Output gab. Ich habe dann die Zusammenarbeit mit den Musikern zum 31. Dezember beendet. Das hat mich viel Kraft gekostet, da ich mit ihnen auch freundschaftlich verbunden war. Ich wollte auch in meiner Wohnung klar Schiff machen. Ich habe alles durchgesehen und alles verschenkt, was mit Erinnerungen verbunden oder einfach überflüssig war.

Du warst offensichtlich ziemlich rigoros. Hast du das als Zeichen gesehen, daß es aufwärtsgeht?
Ja. Ich hatte mir einen Stichtag gesetzt. Ich wollte vor meinem Urlaub auf Elba fertig sein. Dieses Aussortieren war ein richtiger Loslösungsprozeß von meiner Vergangenheit. Ich habe gemerkt, wie da Emotionen abbröckeln, und das wurde durch dieses rigorose Ausmisten im Büro, dann in der Küche und im Schlafzimmer und schließlich im Wohnzimmer immer stärker. Ich saß manchmal nachts im Wohnzimmer und habe einfach nur geheult.
Danach ist mir zum ersten Mal aufgefallen, daß ich nicht allein war, daß ich während des ganzen Prozesses eine Art unsichtbare Führung hatte. Dieses Gefühl wurde um so deutlicher, je mehr ich von dem alten Ballast wegwarf. Ich erkannte, daß mich die Krankheit genau an diesen Punkt bringen wollte. Jetzt konnte ich sie annehmen, ebenso das Gefühl, versagt zu haben. Ich merkte, daß es an der Zeit war, meinem Leben eine Wende zu geben, und mir wurde auch klar, daß ich es allein, ohne diese Keule, nicht geschafft hätte.

Dir haben sich ganz neue Dimensionen aufgetan. Fühltest du dich geheilt?
Nach dem Urlaub hatte ich noch einmal einen richtigen Zusammenbruch und Rückfall. Von der schulmedizinischen Seite betrachtet, war es auf Elba einfach zu heiß gewesen. Mein Arzt war ziemlich sauer. Er meinte, er hätte mir für diesen Urlaub nie grünes Licht gegeben. Die alten Symptome wie Müdigkeit, Antriebslosigkeit, Schlafstörungen, Appetitlosigkeit kamen wieder. Es war ein einziges Durcheinander in meinem Körper. Ich mußte auch wieder Medikamente nehmen.
Die Loslösungsprozesse gingen dann eigentlich immer weiter. Zunächst waren es eher materielle Dinge gewesen. Dann ging es um Menschen, um Freundschaften. Meine Wahrnehmung hatte sich geändert. Und immer wieder kamen Körpersignale, auf die ich aber noch nicht richtig reagieren konnte. Ich habe sie nicht

ernst genommen, sondern wie früher einfach meinen Stiefel durchgezogen. Die Retourkutsche habe ich dann prompt in Form eines Rückfalls bekommen. Aber allmählich habe ich auch auf mein Gefühl gegenüber Menschen gehört. Ich fragte mich bewußt: »Welche Freundschaften will ich überhaupt, was erwarte ich, welche Freundschaften tun mir gut?« Ich habe dann mehr auf meinen Bauch gehört und oft gemerkt, daß ich vieles eigentlich gar nicht tun wollte, mich aber verpflichtet fühlte. Früher hätte ich zum Beispiel unseren ersten Interviewtermin durchgezogen, denn wir hatten den ja ausgemacht, obwohl ich mich nicht wohl dabei gefühlt hätte. Mittlerweile kann ich mir Zeit lassen. Das Interview machen wir eben erst jetzt, wo ich innerlich bereit bin. Es war ein ziemlicher Prozeß, die innere Stimme nicht nur zu hören, sondern auch danach zu handeln.

Hast du diesen ganzen Loslösungsprozeß eigentlich allein durchgestanden, oder hattest du Hilfe von außen?
Ich hatte in unregelmäßigen Abständen offene Gespräche mit Therapeuten bei einer Institution, die von der Stadt unterstützt wird. Es sind Kriseninterventionsgespräche. Diese Gespräche haben mir in vielen Fällen geholfen und zur Klärung beigetragen.

Spürst du jetzt Veränderungen in deinem Umgang mit deiner Familie und Freunden?
Bei meiner Familie hatte ich immer große Probleme, meine Grenzen zu setzen, nicht vereinnahmt zu werden. Mittlerweile hat sich viel an Anspannungen gelöst. Ich lasse mich einfach nicht mehr so schnell in eine bestimmte Verfassung hineinbringen, ich kann jetzt Grenzen setzen. Und so geht es mir mit Freunden auch. Ich lade mir nicht deren Probleme oder Wünsche auf.
Ich bin gerade dabei, eine neue Beziehung aufzubauen. Ich habe gemerkt, daß ich Nähe brauche, aber auch einen ungeheuren Freiheitsdrang habe. Wir sind beide extreme Individualisten.

Dein Leben hat sich sehr geändert?
Ja, alles hat sich geändert: Meine Freundschaften, das Umfeld, alles. Aber ich war innerlich noch nie so ruhig. Ich brauche jetzt viel Zeit für mich. Früher war ich immer sehr schnell. Jetzt brauche ich für alles viel länger. Zeit verliert an Bedeutung. Es kommen auch Tage, an denen ich innerlich total rotiere, aber auch hinschauen und sagen kann: »Es ist eben jetzt so, und ich kann es nicht ändern.« Es ist wichtig, mein ganzes Planungs-denken seinzulassen: »ICH hab es im Griff und ICH mache.« Im nachhinein merke ich, daß ich auf meiner Spur wie in einem Panzer gelebt habe. Jetzt ist mir klar, das war nicht nur Kraft, sondern auch Angst.

Hattest du früher viele Ängste?
Ja. Sie haben sich zwar abgebaut, aber weg sind sie bestimmt nicht. Ich hatte früher massive Verlassensängste, große Ängste, meine materielle Basis zu verlieren, Versagensängste, irgend et-was nicht zu schaffen; aber es durfte nicht einfach nur klappen, sondern alles mußte perfekt sein. Das war früher meine Einstel-lung.

Würdest du wieder so mit deiner Krankheit umgehen?
Im nachhinein habe ich manchmal gedacht, daß ich überhaupt keine Wahl hatte. Ich bin reingeschoben worden wie in eine Be-tonmischmaschine. Es gab kurze Phasen zum Luftholen, und dann kam schon wieder der nächste Brocken. Es ging sozusa-gen vom Groben ins Feine: Erst das Ausmisten und Aufräumen in meiner Wohnung, dann ging es in die menschlichen Bezie-hungsstrukturen, und jetzt geht es weiter mit anderen Wahr-nehmungen, zum Beispiel, daß ich mir über die Feinstrukturen im Leben mit einem Partner klar werde. Was hält uns zusam-men, und was macht uns Probleme? Ich würde das jetzt als mei-nen spirituellen Weg bezeichnen, und da werde ich auch immer mit neuen Aspekten konfrontiert. Aber das Verrückte dabei ist, ich mache nichts, ich reiße mich nicht darum. Ich kriege das ein-

fach so hingeknallt. Immer wenn ich eine Sache verdaut habe, kommt die nächste. Aber ich brauche Zeit.

Hat das mit dem Geführtwerden zu tun, das du angesprochen hast?
Ja.

Wie fühlst du dich hinsichtlich deines inneren Gleichgewichts?
Ich habe verschiedene Seminare besucht, zum Beispiel auch zur Sterbebegleitung in einer Hospizgruppe. Wenn man so lange krank ist wie ich, bekommt man eine andere Einstellung zum Tod, weil man denkt: »Ob du stirbst oder nicht, macht keinen großen Unterschied.« Man verliert eigentlich die Angst vor dem Tod. Früher hatte ich panische Angst davor und wollte gar nicht wahrhaben, daß ich vielleicht auch mal dran bin.
Im Moment sehe ich mich nicht bei der Sterbebegleitung, sondern mehr bei den Lebenden.
Ich spüre immer stärker die Aufforderung, für die Lebenden dazusein. Es gibt Tage, die verbringe ich mit Menschen, bei denen ich das Gefühl habe, die brauchen mich wirklich – ob das Freundinnen sind, mein Bruder, mein Neffe oder meine Eltern. Jetzt kann ich mich auch in das Zusammensein reinspüren. Und ich kann jetzt äußern, wenn mir etwas zuviel wird.
Das hat nichts mit mangelnder Anteilnahme zu tun, sondern mit Klärung und bei der Wahrheit bleiben, auch wenn es weh tut. Es ist gut, wenn man imstande ist, spontan die Wahrheit zu sagen.

Woraus schöpfst du deine Kraft?
Ich schöpfe nicht mehr.

Wie siehst du dich in der Zukunft?
Ich habe kürzlich gelesen: »Erzähle Gott von deinen Plänen, und er wird sich köstlich amüsieren.«

»Krankheiten entstehen oft nur, weil man Aufmerksamkeit haben will«

Brigitte C. (30 Jahre, verheiratet)
Mit 23 wurde bei Brigitte C. ein Ewing-Sarkom festgestellt. Das sind sehr aggressive Krebszellen, die sich an Knochen anlagern. Sie lebte zu der Zeit in London, und es eröffnete sich für sie gerade eine neue interessante Jobmöglichkeit in der Musikbranche. Nach der Diagnose holte sie ihr Vater sofort zurück nach Deutschland. Die langwierige Behandlung fand an seinem Wohnsitz statt. Brigitte C.s Eltern waren geschieden und lebten in verschiedenen Städten. Sie sagt, sie habe während der langen Krankheitsphase viel Liebe erfahren. »Ich bin richtig aufgepäppelt worden mit dieser ganzen Liebe, was ich niemals missen möchte.«

Nach den vielen Behandlungen wollte sie keine Zeit mehr in einer Reha-Klinik verbringen. Zum ersten September 1995 fing sie als Assistentin in einer Plattenfirma an. Obwohl es ihr gesundheitlich besserging, fiel Brigitte C. psychisch in ein Loch. Sie hatte mehrere Nervenzusammenbrüche und begab sich zweieinhalb Jahre lang in psychotherapeutische Behandlung, um endlich aus der Spirale von zerstörerischem Selbsthaß und Minderwertigkeitsgefühlen herauszukommen. Seit ihrem 16. Lebensjahr litt sie nämlich an einer anderen schweren Krankheit: Bulimie.

Inzwischen ist sie ein ziemliches Stück auf dem Weg vorangekommen, zu sich zu finden und sich anzunehmen. »Es hat auch viel mit Selbstvertrauen zu tun«, sagt sie. Sie hat geheiratet und wünscht sich Kinder. Berufliche Erfüllung erhält sie durch Schreiben.

Erzählen Sie bitte Ihre Vorgeschichte.
Ich sage immer: »Ich hatte Krebs«, weil ich ja geheilt bin. Es war ein Ewing-Sarkom. Das sind sehr aggressive Krebszellen, die sich an Knochen anlagern. Dieser Tumor kommt oft bei Jugendlichen oder jungen Erwachsenen, insbesondere bei Frauen vor. Es ist ein Weichteiltumor.
Zu der Zeit war ich in London. Nach meinem Studium in Schottland (Music Business Administration) und nach einer längeren Suchphase hatte ich dort einen Job in der Musikbranche gefunden. Irgendwann entdeckte ich einen Knoten am Schlüsselbeingelenk, der mich natürlich irritierte. Deshalb war ich dann auch mal beim Arzt. Er machte Röntgenaufnahmen, konnte aber nichts finden. Ich habe mir also keine Sorgen mehr gemacht. Aber der Knoten wurde größer, und ein paar Wochen später hatte ich auch Schmerzen, die wellenartig kamen.
An einem Wochenende bin ich dann in die Notaufnahme vom Krankenhaus. Dort wurde eine Biopsie gemacht und mir gesagt, ich bekäme Bescheid wegen eines Termins. Nachdem ich den ersten Termin verschoben hatte, rief mich am Tag des zweiten Termins jemand aus dem Krankenhaus in der Arbeit an und sagte mir, ich solle diesen Termin unbedingt wahrnehmen, es sei ganz wichtig. Das hat mich schon beunruhigt.

Ansonsten haben Sie sich gut gefühlt?
Nein, seit vielen Monaten ging es mir ziemlich schlecht. Ich hatte Suizidgedanken und war eigentlich hochgradig depressiv. Der Tod kam mir damals wie eine Erlösung vor.
Trotzdem war ich nervös, als ich wieder ins Krankenhaus fuhr. Ich wollte eigentlich nicht mehr unbedingt sterben, weil ich einen ganz guten neuen Job in Aussicht hatte. Der Arzt untersuchte mich und sagte, ich hätte einen Tumor. Auf meine Frage, ob er gutartig oder bösartig sei, meinte er: »Es ist wohl eine bösartige Krankheit. Denken Sie, Sie könnten nächste Woche noch mal wiederkommen, dann können wir alles in Ruhe besprechen.«

Ich wollte gleich jemandem Bescheid sagen. Meinen Vater habe ich in Deutschland telefonisch nicht erreicht, hinterließ ihm aber eine Nachricht. Als ich im Bus saß, um nach Hause zu fahren, dachte ich: »Das kann doch gar nicht sein. Warum ich? Das ist alles so unwirklich.« Der Abend war dann ziemlich furchtbar. Ich habe einiges in meinem Lieblingsclub getrunken, geknutscht und einen Joint geraucht. Mir ist ganz furchtbar schlecht geworden, und ich habe zwei, drei Stunden auf dem Klo verbracht.

Zwei Tage später stand mein Vater vor der Tür. Meine Eltern waren geschieden. Wenn ich in Deutschland war, lebte ich zwischendurch bei meinem Vater. Er unterstützte mich auch finanziell etwas. Er war mein Ansprechpartner für alle organisatorischen Dinge, nicht für die Seele.

Ihr Vater hat so schnell reagiert. Das finde ich großartig.
Ja, mein Vater kam wirklich sofort. Ich glaube, ich habe ihm daher auch mein Leben zu verdanken. In London wäre die Behandlung vielleicht nicht so gut gewesen. Und da ich einen guten Job in Aussicht hatte, wäre ich auch nicht ohne weiteres weggegangen. Mein Vater hat alles in die Wege geleitet, hat Ärzte angerufen, hat für den folgenden Montag einen Termin in der Uniklinik an seinem Wohnort gemacht. Er hat mich gleich mit nach Hause genommen. Er wußte wohl, daß ich allein nie fliegen würde.

Ich dachte wirklich, ich fliege nach Deutschland, werde da operiert, bleibe also zwei bis drei Wochen und kann dann wieder nach London. Das war meine feste Überzeugung. Richtig schlimm wurde es in der Uniklinik. Ich hatte einen Termin mit dem Professor der Chirurgie und dem Oberarzt. Mir wurde ohne Umschweife gesagt, was ich habe und wie es weitergeht. Es waren Hammerschläge für mich. Das entsprach auch der Theorie der Ärzte dort. Sie meinen, es ist positiv, den Patienten die Diagnose ganz klar und deutlich ins Gesicht zu sagen und nichts zu beschönigen. Ich glaube, das war auch gut so. Ich sollte vier Chemotherapien vor der Operation bekommen, damit der Tumor kleiner wurde und um Krebszellen abzutöten, die möglicherweise schon im Blut gestreut hatten.

Der Tumor ist tatsächlich kleiner geworden. Nach der Operation sollten Bestrahlung und weitere acht Chemos folgen; Dauer: neun Monate bis ein Jahr.

Waren Sie in Deutschland krankenversichert oder hatten Sie da ein Problem?

Das war auch noch eine schlimme Geschichte, die dann aber doch hingehauen hat.

Im Krankenhaus habe ich gleich eine Leidensgenossin kennengelernt. Ich war 23, sie 28. Sie hatte auch ein Ewing-Sarkom und war bei der Chemotherapie einen Zyklus voraus. Es war schön für mich, daß ich jemanden in meinem Alter hatte, mit dem ich mich austauschen konnte. Es hat uns beiden gutgetan. Ich konnte jeweils nach einem Fünf-Tage-Zyklus nach Hause. Ich wußte, daß zwischen dem achten und zehnten Tag meine Haare ausfallen würden, und habe sie deshalb gleich vom Friseur abschneiden lassen.

Die erste Phase war schlimm, weil man ja die Krankheit erst mal annehmen muß. Ich hatte gelesen, daß man erst ungläubig ist und daß dann eine Phase der Aggression kommt, in der man sich dagegen wehrt. Man wird aggressiv gegen sich selbst und die Umwelt.

Diese Aggressionsphase kam bei mir, als ich während der ersten Chemo-Phase bei meinem Vater wohnte. Wir hatten nie ein inniges Verhältnis. Ich habe mir extra ein Studium ausgesucht, mit dem ich schnell fertig war, um unabhängig zu sein. Mein Vater hat mich immer finanziell knappgehalten, obwohl er schon gut Geld hat. Ich habe ihm lange Zeit nicht verziehen, daß er kein Verständnis für mich hatte. Mein Vater ist einer der Männer, die mit Krankheit nicht umgehen können, die davonlaufen und Angst haben. Ich habe einmal erlebt, daß er geweint hat. Er hat gesagt, er habe so Angst um mich.

Nach einem schlimmen Streit bin ich bei ihm ausgezogen. Ich

habe es als Kind nie gelernt, im Streit zu argumentieren, ich hatte da keine Vorbilder. Meine einzige Waffe war, zu verletzen. Seit dem Ende der Krankheit habe ich keinen Kontakt mehr mit ihm. Ich habe das vor zwei Jahren mal jemandem erzählt, und der hat gesagt: »Dein Vater hat alles für dich getan. Er glaubt das zumindest, und es zählt immer die Absicht.«

Und Ihre Mutter?
Meine Mutter lebte rund 300 Kilometer entfernt. Dort wohnten auch meine Freundinnen. Sie hat sich sehr bemüht, aber es war schwierig, da sie mit meinem Vater nicht mehr geredet hat. Sie kam natürlich nicht ins Haus meines Vaters, aber zu jeder Chemo war sie einen Tag im Krankenhaus. Später habe ich dann zwischen den Chemos bei ihr gewohnt.

Hatten Sie damals psychologische Hilfe?
Ich habe meine eigene Methodik entwickelt und mich an meine Leidensgenossin im Krankenhaus gehalten. Sie war ganz toll. Sie hat gesagt: »Wenn hier niemand kommt und uns fragt, wie es uns psychisch geht, dann therapieren wir uns eben selber.« Dann hat ihr Mann Fensterfarben mitgebracht, und wir haben die Fenster angemalt. Sie hatte einen tollen Mann. Ich war immer ganz neidisch. Sie hatte auch zwei kleine Kinder. Wir haben uns die verrücktesten Sachen vorgestellt, beispielsweise einen Grillnachmittag zu machen und die Ärzte einzuladen. Auch schwarzer Humor war angesagt. Wenn wir im Fernsehen eine Shampoowerbung gesehen haben, war unser Kommentar: »Toll, das brauchen wir alles nicht.«
Früher hatte ich immer ein mangelndes Selbstwertgefühl und dachte, keiner hat mich lieb. Jetzt machte ich die Erfahrung, daß das nicht stimmte. Alle meine Freundinnen haben sich um mich bemüht, sie haben immer angerufen, und sie kamen mich auch oft besuchen. Dann gab es da noch die Familie M., die mir wie meine eigene Familie vorkam; bei ihr war ich als kleines Kind oft gewesen. Die beiden Töchter sind wie Schwestern für mich.

Sonntags war ich dort zum Essen eingeladen. Das war sehr schön. Diese Familie hat mir Liebe gegeben, obwohl sie nicht immer bei mir war. Und auch von meiner Mutter habe ich Liebe bekommen. Das hat mir sehr gutgetan, weil ich diese Mutterliebe früher immer vermißt habe. Schön war auch, daß sich mein Halbbruder, er wohnte bei meiner Mutter und war damals zwölf, große Sorgen um mich gemacht hat. Meine Mutter erzählte mir, daß er wegen mir geweint habe und daß er mich so liebhabe. Diese Liebe hat mir gutgetan, weil ich das vorher nie gespürt habe. Das hat mir unheimlich viel Kraft gegeben. Ich bin mit dieser ganzen Liebe aufgepäppelt worden. Das möchte ich niemals missen.

Ich habe mich dann irgendwann mal nicht mehr von der Krankheit unterkriegen lassen. Ich habe meine zerstörerischen Lebensgewohnheiten nicht fallengelassen, denn in dem Moment haben sie mir Kraft gegeben.

Was waren das für zerstörerische Lebensgewohnheiten?
Hauptsächlich Rauchen und Trinken. Ich ließ es mir nicht nehmen, zwischen den Krankenhausaufenthalten in Kneipen und Diskos zu gehen und öfter mal ein paar Whiskeys zu trinken und dabei eine Zigarette nach der anderen zu rauchen. Die Zigaretten waren immer ein regelmäßiger Begleiter.

Im Krankenhaus habe ich meinen Walkman gehabt, bin auf den Balkon gegangen und habe geraucht. Die Ärzte haben mich gewähren lassen. Ich war dort so eine Art Exotin, ich war auch die Jüngste. Meine Zimmergenossin war nicht immer da, weil ich wegen Komplikationen häufiger im Krankenhaus war als sie. Ich habe meine kleine Rolle gespielt, mit der ich mich wohlgefühlt habe.

Und die offenbar auch von den Ärzten und dem Pflegepersonal akzeptiert wurde.
Ja. Ich bin auch ausgegangen. Zuerst habe ich mir bunte Tücher um den Kopf gebunden, später bin ich dann auch ohne unter-

wegs gewesen. Auf meine Glatze habe ich mir Tattoos machen lassen.

Nach der Aggressionsphase kommt ja die Phase, in der man die Krankheit annimmt. Was die Mitarbeit anbetrifft, war ich eine mustergültige Patientin: Ich bin immer zum frühestmöglichen Termin zur nächsten Chemo; ich habe mich mit der Krankheit auseinandergesetzt, vor allem gedanklich. War ich vorher total labil und eigentlich depressiv gewesen, habe ich nun auf einmal eine große Kraft entwickelt – wie ein Stehaufmännchen. Ich war auf einmal stark.

Rückblickend betrachtet, war ich in dieser Zeit meiner Krankheit eigentlich am glücklichsten.

Die zweite Chemo-Phase war dann schon sehr happig, weil der Körper dieses ganze Gift kaum noch verkraften konnte.

Wie haben Sie reagiert, wenn sich der Heilungsprozeß verzögert hat?

Eigentlich gab es keine Verzögerung. Aber wenn es einen Rückfall gegeben hätte, hätte ich das nicht gut ertragen. Ich habe den Verlauf genau visualisiert. Ich hatte die innere Gewißheit, daß ich wieder gesund werde. Die Krankheit war auch mein Freund. Die Krankheit muß man annehmen, sonst hat man keine Chance.

Ich wollte Ihnen noch etwas über einen Geistkontakt erzählen. Es war in der ersten Phase der Chemo. Ich hatte häufiger Fieber, einmal 42 Grad, es ging ganz schnell, ich habe hyperventiliert. Ich war dann in einem Zustand, daß ich gedacht habe: »Ich kann das nicht mehr aushalten, ich will nicht mehr!« In diesem Moment ist mir ein Gesicht erschienen, ein schönes Gesicht, das in Wellen zu mir sprach: »Ich verspreche dir, dein Leben wird wieder lebenswert.« Das Gesicht ähnelte dem Gesicht meines Mannes, aber ich kannte ihn damals noch nicht.

Die Stimme hat recht gehabt, es hat zwar eine Weile gedauert, aber sie hat recht gehabt.

Es gab etwas, das sehr traurig war. Haben Sie das Buch *Zwei Frauen* von Diana Beate Hellmann gelesen?

Ja. Sie meinen, Ihre Leidensgenossin ist gestorben?
Ja. Sie war immer schon schlank und ist immer dünner geworden. Sie hatte vor mir ihre Tumoroperation, und sie hatte unheimliche Angst davor. Sie hat dann eine Metastase an der Wirbelsäule bekommen; sie war gelähmt, hatte furchtbare Schmerzen und wurde immer schwächer. Ich hatte dagegen den Eindruck, daß ich stärker wurde. Ich habe das Ende nicht mehr mitgekriegt, weil ich nach meiner Tumoroperation zu meiner Mutter gezogen bin. Dort habe ich dann später einen Anruf bekommen, daß sie gestorben sei.
Daran kann man sehen, daß jeder Tag zählt: Je später diagnostiziert und behandelt wird, desto schlechter sind die Chancen.

Wenn Sie von der vielen Liebe erzählen, die Ihnen im Krankenhaus zuteil wurde, kommt es mir vor, als wäre Ihre Krankheit ein Hilfeschrei nach Zuwendung gewesen.
Ja, das war es auch, denn so hätte es nicht mehr weitergehen können. Ich hätte mich auf andere Weise fertiggemacht. Die Krankheit war wirklich so ein Zeichen: Jetzt mußt du dein Leben ändern, vor allen Dingen mußt du deine Einstellung ändern!

Was bedeutete das konkret?
Na ja, ich hätte mich sonst einfach hängenlassen. Ich hätte mich weiter an Alkohol und Zigaretten festgehalten, ganz zu schweigen von meiner schlechten Ernährung. Es war fast so, als hätte ich mich und meinen Körper mit Absicht schlecht behandelt und nach und nach systematisch zerstört. Auch psychisch habe ich mich vor meiner Krankheit fertiggemacht. Ich habe mir immer wieder gesagt, wie wenig wert ich doch bin, daß mich niemand liebhaben kann und daß ich niemals auch nur ansatzweise Erfolg im Leben haben werde. Ich wollte ja eigentlich auch lieber sterben. Nur habe ich mich nie getraut, etwas zu unternehmen.
Nach dem Krankenhausaufenthalt wollte ich nicht noch ewig in die Reha, sondern mit dem richtigen Leben anfangen. Ich wollte

wieder Sachen machen, die meine Freundinnen machten, ich wollte wieder raus, ich wollte wieder leben.

Ich nehme an, Ihnen ging es noch ziemlich schlecht. Sie hatten sicher viel abgenommen.
Das fand ich ganz schön. So klapprig war ich gar nicht. Ich sah eigentlich ganz gut aus. Meine Haare wuchsen wieder. Ich hatte fünf Kilo abgenommen. Vor der Krankheit war ich schon ein bißchen moppliger gewesen. Ich hatte jetzt ein positives frech-fröhliches Aussehen und habe das auch bewußt gelebt. Ich bin mit meinen Freundinnen weggegangen, habe mich amüsiert, habe mich auf Affären eingelassen usw.
Dann bot sich mir eine tolle Gelegenheit: Ich habe bei einer Plattenfirma in Süddeutschland einen Job bekommen. Jetzt sollte man meinen, es sei bergauf gegangen mit mir. Dem war aber nicht so. Ich war eigentlich noch in einer ganz anderen, viel tiefgründigeren Welt als meine Umgebung in der Plattenfirma; dort war es wichtig, trendy, witzig und immer gut drauf zu sein. Damit kam ich nicht zurecht, und bin dann auch bald in ein ziemlich großes Loch gefallen. Privat habe ich nach einer Beziehung gesucht, das hat aber nicht geklappt.

Haben Sie sich Hilfe geholt, als Sie in dieses Loch gefallen sind?
Ja. Nach einigen Nervenzusammenbrüchen war ich zweieinhalb Jahre in psychotherapeutischer Behandlung. Es war bei mir eine Mischung aus Selbstvorwürfen, nach dem Motto »Jetzt bist du total undankbar«, Selbstzerstörung und Minderwertigkeitsgefühlen. Mit der Therapie hat sich das nach und nach gebessert.

Was hat Sie letztendlich aus dieser Spirale nach unten rausgebracht?
Ich habe mich selbst angenommen; es hat auch viel mit Selbstvertrauen zu tun.
Es war ein ganz langsamer Prozeß, bis es mir wieder besserging. Nach und nach habe ich die Dinge, die mich belastet ha-

ben, hinter mir gelassen und die positiven Dinge in den Vordergrund gestellt. Ausgangspunkt war, glaube ich, daß ich den Willen hatte, mir zu helfen. Ich hatte vorher immer irgendwelche Fluchtgedanken gehegt, bis hin zum Eintritt ins Kloster oder Selbstmord.

Was hat Ihnen diese Kraft gegeben?
Da kann man jetzt viel erzählen. Es ist ja möglich, daß noch etwas »dahinter« ist. Es gibt vielleicht einen Geistführer, der sagt: »He, ich stups dich jetzt an.«
Es war auch der Wille, nicht aufgeben zu wollen. Irgend etwas hat in mir gesagt: »Das bist nicht du. Du kannst nicht so klein beigeben. Das war es noch nicht.« Vielleicht war es auch ein ganz unbewußtes Gefühl, daß meine Aufgabe im Leben erst noch kommt.

Leben Sie jetzt gerne?
Ja. Da ist noch so viel im Leben. Ich habe mir das Leben erarbeitet. Natürlich habe ich auch Glück gehabt, aber ich habe mir auch viel selbst erarbeitet. Ich hätte auch sagen können, ich lasse mich hängen. Ich kann eigentlich stolz sein, daß ich das nicht getan habe. Die Krankheit war eine Chance.
Ich empfand sie als etwas Schönes, trotz dieser ganzen Qualen. Und wissen Sie, warum? Weil ich da etwas Besonderes war; ich war wichtig. Ich hatte einen Status, den kein anderer hatte. Ich bin stark geworden, weil ich mich als etwas Besonderes gesehen habe.

Das kommt mir sehr menschlich vor; es ist eine Art, mit Krankheit umzugehen.
Ich glaube, Krankheiten entstehen oft nur dadurch, weil man Aufmerksamkeit will. Krankheit hat immer einen Sinn.
Jetzt spreche ich doch darüber: Ich hatte nämlich zwei schwere Krankheiten. Eine davon war Bulimie.
Ich habe früher Sportgymnastik gemacht. Das war auch die Zeit

der Scheidung meiner Eltern. Meine Mutter hat mir keine Mutterliebe gegeben, und ich habe immer gedacht, mich hat keiner lieb, weil ich so dick bin. Mit 13 habe ich mit der Sportgymnastik aufgehört und mit 16 wieder angefangen. Da war ich nicht dick, aber auch nicht so schlank wie eine Sportgymnastin. Die Trainerin hat gesagt: »Du machst Diät, du mußt abnehmen!« Das habe ich immer zu hören bekommen, und so bin ich da langsam reingerutscht. Das Essen ist immer mehr zur Problembewältigung geworden.

Wie lange hatten Sie diese Krankheit?
Fast 14 Jahre. Dann habe ich mal nachts in einer Talkshow ein Mädchen gesehen, das von seiner Bulimie gesprochen hat. Mir kamen die Tränen, weil mir das Mädchen so leid getan hat. Da habe ich beschlossen, über meine eigenen Erfahrungen ein Buch zu schreiben. Diese Krankheit wird dermaßen tabuisiert. Ich hätte das Buch nie geschrieben, wenn ich noch Bulimie hätte, weil mir das viel zu peinlich wäre. Auch meinem Mann habe ich erst nach und nach davon erzählt, als es schon am Ausklingen war. Es ist ein langer Weg. Die Abstände werden immer länger, aber wenn außergewöhnliche Belastungen auftreten, greift man schon mal wieder darauf zurück.
Vor allen Dingen will ich klarmachen, daß es eine Krankheit ist und keine ekelhafte Angewohnheit, für die man sich schämen muß. Das wissen viele nicht. Die Dunkelziffer ist bestimmt sehr hoch.

Wie sind Sie eigentlich mit der Bulimie während Ihrer Krebserkrankung und in der Behandlungszeit umgegangen?
Eigentlich fast genauso wie vorher auch. Nur daß die Krankheit fast noch mehr zum »Freund« wurde, mir geholfen hat, mich abzulenken, wie der Alkohol und die Zigaretten auch.
Ansonsten hab ich mein regelmäßiges Erbrechen natürlich nach wie vor geheimgehalten und das Problem als solches einfach ignoriert.

Was sehen Sie als Ihre Aufgabe im Leben?
Zu schreiben. Das erfüllt mich. Mein zweites Buch soll heißen: »Was wäre, wenn?« Es geht um das Spiel mit dem Schicksal. Geld ist mir nicht so wichtig. Ich brauche keine Millionen. Ich stelle mir das Leben so vor, daß ich demnächst Kinder kriege, für sie sorge, daneben schreibe, und daß ich später vielleicht ein Pferd, einen Hund und ein Häuschen habe. Das ist mein Bild. Meinem Mann bin ich sehr dankbar, daß ich das so machen kann. Von meinen Eltern kam nie eine solche Unterstützung, auch keine Anstöße oder Lob. Für mich war immer wichtig, daß jemand etwas von mir hält und mich ermutigt.

Wie erleben Sie jetzt die Umwelt? Hat sich etwas geändert?
Ich denke schon, daß sich etwas geändert hat. Mein Dasein kreist nicht immerzu um meine Probleme. Endlich kann ich mich wieder auf andere Dinge und vor allem auf andere Menschen konzentrieren. Ich kann mehr aufnehmen und mich weiterentwickeln. Ich habe nun endlich eine gesunde Einstellung zu mir selbst gefunden. Das allein wirkt sich stark auf die Lebensqualität aus.

Würden Sie wieder so mit sich umgehen?
Einstellungsmäßig würde ich genauso rangehen. Die ganzen zerstörerischen Dinge von damals würde ich heute weglassen. Die brauche ich nicht mehr.
Jeder muß in sich hineinhorchen, um seinen eigenen Weg zu finden, wie er oder sie mit der Krankheit umgehen will.
Man muß sich auch mit den Ursachen der Krankheit auseinandersetzen. Die Krankheit kam nicht umsonst. Die Krankheit wollte mir etwas sagen.

Was wollte Ihnen die Bulimie sagen?
Die wollte mir vielleicht sagen, daß ich mich nicht schlechtmachen soll. Ich habe mich miserabel behandelt. Die Botschaft lautet: »Sei gut zu dir selbst! Iß alles und verdaue es!«

Und der Krebs?
Den habe ich schon fast vergessen. Ab und zu sollte ich mich wohl daran erinnern – und das tue ich auch – und ihm dankbar sein, meine Erfahrungen mit ihm gemacht zu haben.

»Für mich ist Heilung die größte Erfahrung, die ich machen durfte«

Horst I. (32 Jahre, alleinstehend)
Seit seinem elften Lebensjahr leidet Horst I. an Hyperkeratosis am linken, mittlerweile auch am rechten Fuß; das ist eine Hornhautüberproduktion an der Fußsohle, die beim Auftreten starke Schmerzen verursacht. Erst nach einer Odyssee von einem Arzt zum anderen und einigen Fehldiagnosen wurde die Krankheit erkannt, und man stellte fest, daß die Disposition in der Haut erblich ist. Sein Vater hatte an derselben Krankheit gelitten. Er starb, als Horst sieben Jahre alt war; seine Mutter starb einige Jahre darauf. Horst I. kam dann zu einer Pflegemutter.

Nach dem Abitur fing Horst I. an, Germanistik zu studieren. Da sich die Symptome immer mehr verschlimmerten, die Schmerzen mittlerweile chronisch geworden waren und er nur noch mit Krücken gehen konnte, brach er Anfang der neunziger Jahre sein Studium ab. Er war am Ende seiner psychischen und physischen Kräfte, und seine finanziellen Mittel waren erschöpft. 1994 erhielt er endlich die richtige Diagnose und Medikation. Das führte zu einer Wende in seinem Leben. »Ich habe meine Füße auf den Boden gekriegt und bin losgegangen.« Er bekam die Möglichkeit, eine Ausbildung zum Logopäden zu absolvieren. Nach dem Abschluß wurde er sofort in einem Krankenhaus angestellt. Er ist mit Leib und Seele Logopäde und hätte niemals gedacht, daß ihm diese Arbeit so viel Zufriedenheit und Selbstsicherheit gibt.

Bitte erzähle deine Vorgeschichte.
Ich habe eine heriditäre Hyperkeratosis: Bei Verletzung der Hautzonen bildet die Haut eine verstärkte Verhornung. Zuerst ist sie am linken Fuß aufgetreten, mittlerweile habe ich auch am rechten Fuß solche Verhornungen. Die Disposition dafür habe ich von meinem Vater geerbt. Er hatte auch diese Krankheit, aber ich glaube nicht, daß das bei ihm damals erkannt worden ist.

Mit elf Jahren habe ich mich beim Baden an der Ferse verletzt, und diese Verletzung ist nicht richtig verheilt. Hinten an der Ferse hat sich eine Verhornung gebildet, und dadurch wurde eine Kausalkette losgetreten. Durch die Mehrbelastung auf dem vorderen Fuß entsteht dort eine verstärkte Verhornung, die ab einem gewissen Punkt etwas Pathologisches bekommt und sich immer weiter ausdehnt. Dadurch kommt es wieder zu einer neuen Schonhaltung – wieder mit verstärkter Hornhautbildung. Und dann nimmt das Ganze seinen Lauf.

Du leidest unter dieser Krankheit seit deinem elften Lebensjahr?
Ja, seitdem habe ich einen veränderten Gang bis zum Humpeln. Ich habe in der Schule zwar bis zum Abitur immer noch Sport mitgemacht, aber es fingen damals schon längere Schmerzphasen an. Nach dem Abitur 1986 hat sich der Verlauf immer weiter dramatisiert, das heißt, die Schmerzen wurden intensiver, der Befund wurde größer. Ich hatte nicht nur chronische Schmerzen, dazu kam auch noch dieser furchtbare Geruch. Von 1990 bis 1994 bin ich fast ununterbrochen mit Krücken gelaufen. Erst 1994 wurde die richtige Diagnose gestellt.

Das heißt, du hast jahrelang mit einer falschen Diagnose leben müssen?
Ja, nur einmal wurde eine Erbkrankheit diagnostiziert. Aber später kamen dann wieder Falschdiagnosen mit den entsprechend falschen Medikamenten bis hin zu Interferon und weite-

ren falschen Behandlungsmethoden. Das Problem während der ganzen Jahre waren eigentlich die Schmerzen und die dadurch verminderte Aufmerksamkeit. Ich konnte keine Nacht mehr schlafen.

Hier in der Hautklinik ist 1994 endlich die richtige Diagnose gestellt worden. Mir wurde wieder Neotigason verschrieben. Ich hatte es früher schon einmal genommen und dann abgesetzt. Heute weiß ich, daß ich dieses Medikament ständig nehmen muß. Es verlangsamt die Zellteilung, hat aber starke Nebenwirkungen, zum Beispiel meine ständig aufgerissenen Lippen und Zahnfleischentzündungen; Hautverletzungen heilen langsamer. Glücklicherweise bin ich bisher von schlimmen Nebenwirkungen noch relativ verschont geblieben. Die Krücken konnte ich jetzt weglassen.

Hast du es mit Homöopathie versucht?
Ja, ich habe mal ein Buch über Homöopathie gelesen, war dann auch zweimal bei einer Homöopathin, die ist aber plötzlich verschwunden. Jetzt nehme ich erst mal die konventionelle Methode in Anspruch.

Ich denke, daß ich damals die Aufgabe erkannt habe, die Füße auf den Boden zu kriegen und loszugehen. Ich war glücklich, aus diesem Teufelskreis der Schmerzen herausgekommen zu sein. Durch die Schmerzfreiheit hat sich meine Motivation, etwas Neues zu machen, erst ergeben. Ich habe eine Ausbildung zum Logopäden angefangen.

Wie bist du zur Logopädie gekommen?
Das war eigentlich Zufall. Mir waren 50 Prozent Gehbehinderung attestiert worden, so daß ich im Arbeitsamt aus dem großen Heer der Arbeitslosen in die Reha-Abteilung kam, wo man sich stärker um die einzelnen Fälle bemühte. Nachdem ich mit dem Studium der Germanistik und Grundschulpädagogik aufgehört hatte, war mir klar, daß mein neues Gebiet etwas mit Sprache zu tun haben mußte. Ich habe in den Unterlagen ge-

blättert, und auf einmal stand da »Logopädie«. Das schien mir interessant zu sein. Ich habe mich in mehreren Orten um einen Ausbildungsplatz bemüht, na und hier in B. hat es geklappt. Die Ausbildung hat drei Jahre gedauert. Eine Woche nach dem Examen hatte ich schon einen Job, ebenfalls in B. Das war irgendwie Schicksal.

In den ersten drei Monaten in der Klinik war ich schnell in der Position des Springers, was für einen Berufsanfänger ganz schön anspruchsvoll ist. Die Ausübung des Berufes bereitet mir an guten Tagen keine Probleme. Ich habe meinen gepolsterten Verband und ich habe meine zwei Paar Socken an, dann kann ich vor den Patienten stehen – das Gewicht leidlich auf beide Füße verteilt – und leidlich als Vorbild, als Modell agieren. Ich habe Schmerzen, wenn ich extrem unter Druck gerate, und das letzte Jahr und das Examen haben mich schon ziemlich unter Druck gesetzt. Zwischen Weihnachten und Neujahr habe ich gemerkt, die Akkus sind leer. Der Schmerz im Fuß wurde immer stärker, ich war zwei Tage krank geschrieben.

Ist deine Krankheit eine psychosomatische Krankheit?
Ich will das nicht abstreiten. Es gibt zwei Aspekte: Egal, wie gut ich mich fühle, wenn ich das Medikament nicht nehme, ist die Krankheit da. Nehme ich das Medikament, meine ich so etwas wie Stimmungsschwankungen ausmachen zu können. In euphorischen Momenten, wenn ich frisch verliebt bin, wenn ein neuer Lebensabschnitt beginnt, der mir viel bedeutet, merke ich, daß ich über einen langen Zeitraum beschwerdefrei bin.
Mein Leiden hat sicher eine größere seelische Komponente, als man vermuten mag. Ich glaube sogar, daß ich das Medikament beinahe nicht mehr nehmen müßte, wenn ich es eines Tages schaffen sollte, hundert Prozent gesund zu leben und ein hundert Prozent im Leben stehender Mensch zu sein.

Wieso meinst du, du stehst nicht hundert Prozent im Leben?
Weil ich Angewohnheiten von früher noch nicht abgelegt habe, zuviel Zeit meiner Freizeit verträume und nicht auf dem Boden stehend verbringe. Das nimmt ab, aber es ist noch da. Und mein Verständnis, wie ich eigentlich leben möchte, nährt sich mehr aus den Träumen als aus dem Bodenständigen.

Wie würdest du gern leben?
Auf der beruflichen Schiene müßte ich im Moment jede Minute meiner Freizeit zur Weiterbildung nutzen. Ich kompensiere derzeit viel mit meiner persönlichen Erfahrung und Ausstrahlung. Das ist aber nicht immer ausreichend, weil häufig mehr fachlich-therapeutisches Wissen nötig ist. Andererseits hatte ich kürzlich einen Patienten, der als unheilbar galt. In diesem Fall kam es gerade auf persönliche Kraft und Reife an und weniger auf Lehrbuchwissen. Das konnte ich dem Patienten geben, denn ich habe ja durch meine Krankheit auch etwas gelernt, was ich zu geben vermag. Aber wenn ich leichtere Fälle habe, Patienten, die strukturiertes Therapeutenwissen brauchen, bin ich ganz schnell am Ende meines Wissens.

Bist du als frischgebackener Logopäde da nicht ein wenig ungeduldig?
Das mag schon sein. Ich will dieses etwas faule In-den-Tag-Hineinträumen – wohlgemerkt außerhalb meines Arbeitstages –, das Relikt meiner langen Krankheits-Suchphase, ändern. Ich denke, wenn ich das überwunden habe, dann stehe ich wirklich mit beiden Füßen im Leben. Mit beiden Füßen im Leben heißt für mich nicht ein Haus bauen, einen Baum pflanzen und ein Kind zeugen. Ganz im Gegenteil.
Wenn sich meine Aufgabe mit meiner Person deckt, und wenn sich auch meine Umgebung mit meiner Person deckt, dann habe ich das Gefühl, geerdet zu sein. Ich glaube, das ist dieses Mit-beiden-Füßen-auf-dem-Boden-Stehen. Erdung und Kongruenz sind für mich die Stichwörter.

Was siehst du als deine »Aufgabe« an?

Ich habe keine lebensbedrohende Krankheit, keine Krankheit, die auf eine Degeneration hinausläuft. Ich habe eine Krankheit, die ich akzeptieren muß und mit der ich engagiert arbeiten kann. Aber da ist dieses Denken »Warum eigentlich du?«. Heute schaue ich mit großer Verwunderung auf gesunde Füße. Für mich ist es völlig unklar, warum die so aussehen. Wenn ich jemanden barfuß über Steine laufen sehe, frage ich mich, warum das nicht weh tut. Bei mir hat sich von den Füßen her eine ganz andere Wahrnehmung entwickelt. Es gab Zeiten, da habe ich mich richtig für den merkwürdigen Gang, die kranken Füße geschämt. Man wird ständig darauf gestoßen. Man kann daran verzweifeln, oder man macht es zu seiner Aufgabe. Dann wird es wenigstens produktiv. Ich muß mich nicht die ganze Zeit voller Selbstmitleid fragen: »Warum bin ich das arme Schwein mit dem Fuß?« Ich könnte ja auch jede Menge über die Haut lernen und versuchen, einen viel bewußteren Umgang damit zu finden. Das ist auch wieder ein Thema, sich mit der Erdung zu beschäftigen. Das ist der eine Teil meiner Geschichte.

Der andere Teil ist der Verlust meiner Eltern. Mein Vater starb, als ich sieben Jahre alt war, und meine Mutter vier Jahre später. Ich stehe heute als Betrachter denjenigen gegenüber, die sich bis ins hohe Alter an ihren Eltern reiben und ihnen die Schuld an ihren Neurosen und Abnabelungsproblemen geben.

Genauso stehe ich auch als Betrachter meinem Krankheitsprozeß gegenüber. Ich stehe außerhalb, nicht mehr im Heer der Gesunden. Ich kann das anders wahrnehmen. Ich kann sagen: »Halt, geht doch ein bißchen vorsichtiger mit euch um, nicht so verantwortungslos euch selbst gegenüber.« Ich habe das ganze Repertoire an Einschränkungen erleben müssen, das so eine Krankheit mit sich bringt. Ich konnte nicht mal eben losrennen. Ich war an Wasserhähne, an kaltes Wasser gebunden, um meine Fußsohlen zu kühlen, an ein gewisses Schuhwerk, an ein bestimmtes Verhalten. Ich habe nur bis zu einem bestimmten Grad normal leben können. Man lernt, was es heißt, eingeschränkt zu sein. Ich will mich natürlich nicht mit meinen Patienten in bezug darauf messen, wer eingeschränkter ist. Aber ich weiß, was es heißt, im Minus zu leben, zu scheitern.

Heute sitze ich Leuten gegenüber, die lernen müssen, daß sich das Leben komplett verändert hat. Ich scheine jetzt so etwas wie Langmut und auch Respekt den Leuten gegenüber auszustrahlen, was ihnen sonst nicht unbedingt entgegengebracht wird. Ich versuche, ihnen das Gefühl der Normalität zu vermitteln, sie vom Rand wegzuführen in die Mitte. Das habe ich am eigenen Leib erleben dürfen, vom Krückengänger wieder zum leidlich normal Gehenden. Und auch wenn ich meine Lebensplanung sehe, weiß ich, ich bin Richtung Mitte gekommen. Daraus beziehe ich sehr viel Selbstvertrauen.

Diese ganzen Jahre, in denen ich mich gefragt habe: »Warum ich?«, wütend war über die Krankheit, depressiv war, setzen sich zu einer Lebenserfahrung zusammen, die ich aus heutiger Sicht nicht mehr missen möchte. Ich bin immer noch im Verarbeitungsprozeß. Ich gehöre nicht zu den Menschen, die sagen, ich hätte alles wieder so gemacht.

Was hättest du denn anders machen können?
Ich hätte nicht so lange Jahre in dieser Depression sitzen müssen. Ich habe in meinen 20 Quadratmetern gesessen, meine Füße betrachtet und gesagt, nehmt mich so, wie ich bin. Ich habe mich keinen Millimeter verändert und bin daran ständig gescheitert. Heute sage ich, daß es vollkommen blödsinnig war, so lange Zeit damit zu verbringen. Aber vielleicht brauchen manche Dinge lange. Ich bin mir heute relativ sicher, daß mir das nicht noch mal passiert.

Was hat dir die Kraft gegeben, aus dieser langen Depressionsphase wie Phönix aus der Asche rauszukommen?
Damals, 1994, war ich am Ende meiner Kraft. Ich hatte auch kein Geld mehr. Es mußte etwas passieren. Ich hatte mein Erbe

verballert, meine Waisenrente war ausgelaufen. Ich mußte etwas tun. Es war wohl so eine Art Schlüsselentscheidung, hierherzuziehen. Ich habe hier Leute getroffen, die so begeistert und voller Pläne ins Leben gingen und die Geduld mit mir hatten und mich mitgezogen haben.

Dann habe ich mich auch an meine gute Erziehung erinnert, die ich genossen habe, und an meine Pflegemutter, der ich es verdanke, daß ich nicht aufgegeben habe. Sie hat mich sieben Jahre lang aufgezogen, von meinem elften bis zum siebzehnten Lebensjahr. Dann bin ich weggegangen. Später kam bei mir eine große Rückbesinnung auf meine Eltern. Mein Vater war Maschinenschlosser, meine Mutter Verkäuferin. Dieses Verträumtsein und In-den-Tag-Hineinleben habe ich sicherlich von meinem Vater, diesen Ehrgeiz und Lebensmut von meiner Mutter und meiner Pflegemutter. Ich habe mich mit meinen Eltern sehr wohl gefühlt. Ich war Einzelkind, Wunschkind. Diese Akzeptanz und das »Dahinterstehen« habe ich später auch bei meiner Pflegemutter erfahren.

Allmählich habe ich die beiden Stränge Eltern-Pflegemutter zusammengebracht. Ich habe gemerkt, daß meine Eltern und meine Pflegemutter mich zu dem gemacht haben, was ich bin, zumindest haben sie die Art und Weise geprägt, wie ich empfinde. Von meinen Eltern habe ich eine gewisse Identität, nicht dem Bildungsbürgertum anzugehören. Das hilft mir heute. Ich finde sehr schnell einen Draht zu Leuten, die ihr ganzes Leben lang malocht haben. Meine Pflegemutter hat mir beigebracht, mit den Gebildeten umzugehen. Sie war Lehrerin. Ihr Satz »Von nichts kommt nichts. Setz dich hin und tue was« fiel mir wieder ein. Und ich erinnerte mich an ihr uneingeschränktes Gottvertrauen. Das hat mir dann wieder geholfen.

Als meine Eltern starben, habe ich natürlich getrauert. Aber irgendwann kam dieses Aufgehobensein in schönen Erinnerungen. Das Waisenkinddasein hat auch eine Qualität: Man wird von allen Müttern der Freunde bemuttert. Aber wichtiger ist, man wird durch die Überwindung des Verlustes, durch die Erfahrung früh gezwungen, Quantensprünge an Reife zu machen, man ist besonders feinfühlig.

Womit ich wirklich jahrelang zu kämpfen hatte, das war die Fußgeschichte. Der positive Blick auf meine Krankheit kommt letztlich aus der Zufriedenheit, etwas geschafft zu haben.

Wie reagiert dein Umfeld auf deine Krankheit?

Mit dem Umfeld hatte ich eigentlich Glück. Es gab eine Zeit, in der mir sehr viele Ratschläge erteilt wurden, die ich konsequent nicht beachtet habe, weil ich es nicht ertragen konnte. Irgendwann hörten die Ratschläge auf. Ich wurde da gelassen, wo ich war, wurde angenommen und konnte mich nach meinen Vorstellungen entwickeln. Ich glaube, auch mein näheres Umfeld hat etwas gelernt über den Umgang mit Krankheit – das hoffe ich zumindest.

Wirklich grauenvoll fand ich, was an Vermutungen, Ratschlägen und medizinischem Pseudowissen auf dich einprasselt, wenn du auf Krücken daherkommst und die Leute dich fragen, ob du einen Skiunfall hattest oder sonst was. Jeder meint, sich über Ratschläge produzieren zu müssen – grauenhaft. Das macht jede Krankheit schier unerträglich.

In diesen Ratschlägen steckte doch auch gutgemeinte Hilfsbereitschaft.

Die habe ich nicht sehen wollen, ich war eher irritiert. Ich mußte jeder neuen Bekanntschaft erklären, was es mit meinem Fuß auf sich hat. Du wirst jeden Menschen lieben, der sich sechs, sieben Treffen lang nicht darum schert, was du mit deinem Fuß gemacht hast, daß du mit Krücken gehst, der erst, wenn ein Vertrauensverhältnis entstanden ist, fragt: »Was ist denn eigentlich passiert?« Wenn die erste Frage an dich ist: »Was hast du mit dem Fuß gemacht?« und nicht »Was hast du mit deinem Leben gemacht?«, ist das furchtbar. Es kam mir immer so vor, als würde jemand den Finger in die Wunde legen, mit der ich mich gerade arrangiert hatte. Auch wenn es aus den edelsten Motiven geschah.

Reagierst du immer noch so unwirsch?

Heute ist das anders. Aber Leute, die ich von vornherein nicht leiden kann, bringen mich mit solchen Fragen immer noch in Rage. Ich sage mir: »Was geht euch das an?« Am schlimmsten war es, als ich nach vier Jahren auf Krücken wieder ohne Krücken gehen konnte. Ich dachte, jetzt gehe ich ganz normal und unauffällig, aber die Leute fragten mich: »Warum hinken Sie denn so?«

Und das Arbeitsumfeld?

Ich hätte nie gedacht, daß die Arbeit mir so viel Selbstsicherheit gibt. Aber ich habe mich auch daran gewöhnen müssen und daran, die Dinge mit Humor zu nehmen. Du weißt ja, wie schnell die Gangart im Krankenhaus ist. Einmal kam mir ein Arzt auf der Treppe entgegen, hielt mich offensichtlich für einen Patienten und sagte im Vorbeigehen: »Na, trainieren Sie Ihr Bein durch Treppensteigen?« Ohne meine Antwort abzuwarten, eilte er weiter zu seinem Termin, was er natürlich auch mußte, aber dann hätte er besser nichts gesagt.

Was bedeutet für dich Heilung?

Für mich ist Heilung die größte Erfahrung, die ich in meinem Leben machen durfte.

Das erste Mal habe ich dieses Gefühl vor etwa zehn Jahren empfunden. Ich hatte seit Tagen keine Schmerzen mehr und die Hoffnung, ich könnte auch längerfristig gehen. Es entstanden Wünsche, ich wollte einen Tanzkurs anfangen. Diese Begeisterung, die man erfährt, wenn das Schicksal sich zurücknimmt, wenn es einen nicht mehr erdrückt, da lohnt es sich beinahe, krank zu werden. Es ist großartig, wenn man es schafft, aus einer aussichtslosen Situation herauszufinden. Allmählich hat sich mir der Weg in die Gesellschaft gebahnt, die ich zwar immer noch mit großer Skepsis betrachte, aber mir ist es gelungen hineinzufinden. Ich sehe es auch als Heilung an, daß ich diesen Job gefunden habe.

Heilung, auch wenn sie nicht vollständig ist, ist sicher eine bedeutende Quelle meiner Kraft. Ich bin zuversichtlich, daß am Ende meines Lebens ein gesunder Fuß steht.

Betrachtest du die Krankheit als Signal oder Chance?
Sie hat sich sozusagen in mein Leben gedrängelt und hat mein Leben auch bestimmt. Dieses Gefühl, daß man ein Leid wenden kann, die zwei Seiten einer Medaille zu erkennen, das ist eine Grunderfahrung für mich, die ich aus der Krankheit, aus dem Überwinden des Schmerzes über den Tod meiner Eltern, aus den Möglichkeiten, wie man ein Leben führen kann, gezogen habe. Das ist eine Chance. Aber Krankheit als Signal und als Chance zu sehen, hat auch etwas mit Glück zu tun. Man darf nicht vergessen, Krankheit kann die Menschen auch in die grauenhaftesten Lebenssituationen stürzen und ihnen den Boden unter den Füßen vollkommen wegziehen.
Obwohl es so viel Betroffenenliteratur gibt, glaube ich, daß dieses Buch wichtig ist, da es gar nicht genug zu diesem Thema geben kann. Es gibt so viel aus Therapeuten- und Ärztesicht und sehr viel Theorie. Aber daß sich Kranke artikulieren, daß man in seinem Leben etwas ändern kann und andere Kranke sich mit diesen Ideen und Sichtweisen auseinandersetzen und ihnen dadurch vielleicht geholfen wird, finde ich sehr gut.
Die therapeutische Arbeit geht ja eigentlich dahin, daß der Mensch wieder so funktioniert wie früher. Aber er sollte eigentlich in die Nähe einer Wahl gerückt werden, entscheiden zu können, ob er alles im Leben beläßt, wie es ist, oder ob er etwas ändern will. Ich glaube, ein Buch wie dieses gibt wichtige Anstöße für diesen Prozeß.

»Wer weiß, wofür ich noch gebraucht werde«

Iris K. (63 Jahre)
1990 wurde bei Iris K. ein Plasmozytom, ein Knochenmarks-krebs, diagnostiziert, der aber erst Anfang 1999 als Tumor an der Wirbelsäule ausbrach. Iris K. befolgt seit 1990 den Rat eines ganzheitlichen Onkologen. Sie hat daher ihre Ernährung umge-stellt und nimmt bestimmte Naturheilprodukte ein. Außerdem hat sie viel für eine gute körperliche und vor allem seelische Ver-fassung getan. Dazu gehört auch, daß sie und ihr Partner, mit dem sie seit fast 20 Jahren zusammen ist, in großer Harmonie leben. Aus erster Ehe hat sie drei Kinder, die bei ihr aufwuch-sen. Iris K. arbeitete zunächst als Krankenschwester und später im Außendienst einer Pharmafirma.
Der Krebs brach fast zu dem Zeitpunkt aus, als sie in den Ruhe-stand ging. Seit 1999 mußte sich Iris K. mehreren Bestrahlun-gen, Chemotherapien und einer Operation unterziehen. Als Folge ist ihr rechter Arm nur noch eingeschränkt beweglich. Nach wie vor macht sie viel Gebrauch von alternativen Behand-lungsmöglichkeiten, um geheilt zu werden. Dazu gehören zum Beispiel eine dreiwöchige Ayurvedakur in Sri Lanka, der Be-such bei einer Kinesiologin sowie Seminare und Meditation. Dabei begleitet sie stets ihr Lebenspartner. Außerdem glaubt sie fest an ihren »inneren Arzt« und schaut optimistisch in die Zu-kunft. »Eigentlich ist das Leben viel zu kurz, um alles zu lernen, was ich lernen möchte.«

Nachtrag: Im Januar 2003, knapp zwei Jahre nach unserem In-terview, ist Iris K. an ihrer Krankheit gestorben.

Bitte erzähle deine Vorgeschichte.
Bei mir war das 1990 eine Zufallsdiagnose. Ich hatte bestimmt schon seit rund 15 Jahren immer wieder Magenkrämpfe; die waren manchmal so stark, daß ich mich am Boden gewunden habe. 1990 bin ich kurz vor Weihnachten zu einem Gastroenterologen gegangen. Er untersuchte mich, dann rief er mich an und sagte: »Mit dem Magen ist alles in Ordnung, aber Sie haben wahrscheinlich ein Plasmozytom.« Ich fragte ihn, was das denn sei, und er antwortete: »Knochenmarkskrebs.«
Ich war natürlich total schockiert. Ich fragte: »Was kann ich tun?« Und er erwiderte: »Sie können gar nichts tun. Meine Diagnose wird sich bestätigen. Sie sollten Anfang des Jahres in der Uniklinik einen Termin zur Beckenkamm-Biopsie vereinbaren. Dabei wird aus dem Beckenkamm ein Stück Knochen herausgestanzt, das dann untersucht wird.«
Ich fragte ihn, ob ich mit ihm persönlich sprechen könne, denn das hatte er mir ja alles durchs Telefon gesagt. Er antwortete: »Nein, wir brauchen kein persönliches Gespräch, das ist halt so.« Ich fragte noch: »Was bedeutet das für mich, wenn sich die Diagnose bestätigt?« Darauf er: »Das bedeutet, daß Sie mindestens noch fünf Jahre, maximal noch 15 Jahre zu leben haben.«
Ich war so entsetzt über diese knallharte Art des Arztes, daß ich nie wieder zu ihm gegangen bin.
Die Diagnose wurde dann durch die Beckenkamm-Biopsie bestätigt.

Hast du dir einen anderen Arzt gesucht?
Durch meine Schwester hörte ich von einem Onkologen, der auch einiges veröffentlicht hatte und in Amerika sehr bekannt war, aber in Deutschland nicht anerkannt wurde, weil er Therapierichtlinien hatte, die von der klassischen Behandlungsmethode abweichen. Er war schon recht alt und ist inzwischen leider gestorben. Ich hatte ziemliche Probleme, die Unterlagen von dem Gastroenterologen zu bekommen. Als ich ihn anrief und ihn um meine Unterlagen bat, wollte er wissen, warum ich sie

haben wolle. Ich sagte: »Wenn Sie diese Diagnose bekommen würden, würden Sie auch noch jemand anderen aufsuchen.« Daraufhin meinte er: »Nein, das würde ich nicht. Sie sind in den besten Händen.« Und er fügte noch hinzu: »Es ist immer das gleiche. Wenn man jemandem sagt, daß er nicht mehr lange zu leben hat, dann geht er zu irgendeinem Scharlatan.«

Schließlich habe ich die Unterlagen bekommen und bin damit zu dem Onkologen nach H. gefahren. Er hatte eine kleine Praxis, nicht zu vergleichen mit den Edelpraxen hier, und eine Klinik.

Dieser Arzt hat mir eine korrekte Rechnung geschrieben – ich war damals noch Privatpatientin –, war also nicht uferlos teuer, wofür ich mich dann auch bedankt habe.

Er hat mir Naturheilprodukte aufgeschrieben, zum Beispiel Selen, was eigentlich im Boden vorkommt, aber in Westeuropa und Amerika weitgehend fehlt. Dann Calciumascorbat und Calciumarginat zur Stabilisierung der Knochen sowie Squalen – das wird aus Fischen gewonnen – und Mandelonitril, eine ölige Substanz. Dazu kam eine Umstellung der Ernährung. Sie bestand hauptsächlich aus Obst und Gemüse, es gab maximal 150 Gramm Fleisch inklusive Wurst pro Woche, kein weißes Fleisch, möglichst nur abgehangenes Rindfleisch und kein Schweinefleisch. Wichtig war auch, wenig süße Sachen wie Schokolade, Kuchen oder Gebäck zu essen, denn raffinierter Zucker ist ein Nährstoff für Krebs. Honig und Ahornsirup sind in Ordnung.

Der Onkologe empfahl mir außerdem dringend, einen Rutengänger kommen zu lassen, um den optimalen Standort des Bettes zu ermitteln – Verwirbelungen im Grundwasser seien die Gefahr. Wir haben dann auch das Bett umgestellt, da es auf einer Verwirbelung stand.

Wie hast du das verkraftet?
Ich habe weiter gearbeitet und hatte überhaupt keine Probleme. Ich war ja im Außendienst einer Pharmafirma, und mir ging es

gut. Ich habe diese Naturprodukte eingenommen und die Diät befolgt. 1997 bin ich das erste Mal zum Ganzkörperröntgen gegangen. Das habe ich dann einmal pro Jahr machen lassen.

In der ganzen Zeit hattest du ja schon die Diagnose. Hat sich das auf dein Gemüt geschlagen, oder hast du das in eine Schublade gestopft und nicht daran gedacht?
Das erste halbe Jahr nach der Diagnose war schon ganz schön hart. Wenn mir irgendwo etwas weh getan hat, habe ich gedacht: »O Gott, jetzt fängt es an.« Nachdem es mir aber wirklich gutging, ist das dann im Laufe der Zeit in eine Schublade gerutscht. Mir hat mal eine Ärztin in der Klinik gesagt: »Nachdem es Ihnen relativ lange so gutgegangen ist, muß wohl doch etwas an Ihren Medikamenten dran sein.« Das war das größte Zugeständnis, das ich von den Schulmedizinern gehört habe.
Ich hatte aber schon seit einigen Jahren Probleme im rechten Arm. Da man im Außendienst immer schwere Taschen trägt, vermutete man, der Rücken sei die Ursache. Also habe ich Krankengymnastik und alles Mögliche für den Rücken bekommen. Die Magenkrämpfe waren übrigens seit der Diagnose weg, als wenn die mich auf etwas hätten aufmerksam machen wollen. Der Magen hat so lange weh getan, bis ich darauf gehört habe.

Hattest du mittlerweile deiner Umgebung und deinen Kollegen am Arbeitsplatz von deiner Krankheit erzählt?
Ja. Die Familie und meine Freunde wußten Bescheid. Die haben mir Kraft gegeben, weil sie alle zu mir gehalten haben. Meine Chefin wußte auch Bescheid. Ich hatte damals Altersteilzeit beantragt und habe dann bis zum Ende gearbeitet, allerdings zum Schluß schon ein bißchen weniger. 1999 bin ich in Ruhestand gegangen.
Am Tag vor Silvester 1998 stürzte ich beim Einkaufen ziemlich schwer. Es kam mir so vor, als hätte mich jemand geschubst. Am nächsten Tag sind wir mit Freunden nach Madeira geflogen. Ich hatte starke Schmerzen und bin dort zum Röntgen ge-

gangen. Es war nichts gebrochen. Allerdings hielten die Schmerzen an. Ich habe dann hier einen Orthopäden aufgesucht. Der behandelte mich einige Wochen auf Schleudertrauma. Aber die Schmerzen blieben. Ich bekam Cortison. Obwohl ich den Internisten und Orthopäden früher schon immer gesagt habe, daß ein Zusammenhang mit dem Plasmozytom bestehen könnte, wurde das stets verneint. Aber schließlich, als die Schmerzen kaum noch auszuhalten waren, ordnete der Orthopäde ein CT an, »sicherheitshalber«, wie er sagte. Dabei stellte sich heraus: Ich hatte einen Tumor an einem Thoraxwirbel, zum Rückenmark und zur Lunge hin wachsend. Es folgte eine sofortige Bestrahlung.

Wie hast du die Bestrahlungen vertragen?
Hervorragend. Ich habe allerdings weiter mein Vitamin E genommen, jeweils Dosen von 1000 mg. Ich hatte keine verbrannte Haut, mir wurde nicht schlecht, und ich habe weiter gearbeitet.
Ein Plasmozytom-Tumor spricht stark auf Bestrahlung an. Der Tumor ist geschrumpft, und ich hatte keine Probleme in der Wirbelsäule, allerdings ist da nach wie vor eine Schwachstelle. Ich hatte 28 Bestrahlungen und in der Zeit natürlich schon Angst, daß ich im Rollstuhl sitzen muß.
Da die Schmerzen im rechten Arm nicht nachließen, wurde 1999 endlich eine Röntgenaufnahme gemacht, leider viel zu spät. Dabei stellte sich heraus, daß der Oberarmknochen durch Krebs weitgehend zerstört war. Der betroffene Teil wurde durch eine Metallprothese ersetzt, wodurch die Beweglichkeit des Arms stark eingeschränkt ist. Im Anschluß an die Operation folgten innerhalb von drei Monaten zwei hochdosierte Chemotherapien mit Stammzellentransplantation, die ich ganz gut überstanden habe.

Konntest du auf den Krankheitsverlauf beziehungsweise Heilungsprozeß einwirken?
Außer den schulmedizinischen Behandlungen habe ich im Laufe der Jahre viele alternative Wege ausprobiert.
Beispielsweise habe ich bei einem Internisten in München eine Art Rückführung mit einem Medium gemacht. Man sagt ja, daß jeder Krebs seine Ursache hat. Dr. Ryke Geerd Hamer hat sich intensiv mit diesem Thema beschäftigt. Er hat nach dem mysteriösen Tod seines Sohnes Hodenkrebs bekommen und sich dann der Psyche gewidmet. Er hat ein Diagramm über die einzelnen Krebsausbrüche wie Brustkrebs, Gehirntumor oder Knochenkrebs erstellt und kommt zu dem Schluß, daß alles irgendwo eine Ursache im Leben des Menschen hat. Knochenmarkskrebs heißt ihm zufolge eigentlich in der Tiefe, im Mark getroffen sein.

Das klingt wie Rüdiger Dahlke, der auch die Be-Deutungsbilder von Krankheiten untersucht.
Ja, Hamer, Dahlke, Carl Simonton (Literatur, siehe S. 274 f.). Die Tendenz geht bei den nicht nur schulmedizinisch ausgerichteten Ärzten in diese Richtung. Ich habe, wie gesagt, so eine Rückführung gemacht.
Wir sind ziemlich weit fast bis zur Geburt und Zeugung gekommen. Ganz konnte ich das nicht akzeptieren. Das Medium sagte, ich sei ein Kind gewesen, das eigentlich gar nicht gewollt war. Meine Mutter hätte damit noch nicht so umgehen können. Und so sei ich dazu gekommen, das Gefühl zu haben, daß ich immer lieb sein muß, um geliebt zu werden, also immer alles richtig machen.
Das stimmt schon in meinem Leben: Ich dachte immer, ich muß gut sein, ich muß lieb sein, ich muß für andere dasein, damit meine Mutter und die Umwelt mich annehmen. Ich hatte immer ein Helfersyndrom. Und das scheint aus dieser Phase zu kommen. Als Kind hatte ich oft das Gefühl, als wären meine Eltern gar nicht meine Eltern. Wahrscheinlich bin ich adoptiert

worden. Ich fühlte mich nie so richtig angenommen und geliebt.

Der Arzt sagte: »Sie müssen sehr viel Schlimmes erfahren haben. Das ist wie mit einem Haus: Wenn Sie es auf einem vergifteten Untergrund bauen, dann strömt das Gift ständig aus. Solange die Probleme nicht verarbeitet, sondern nur verdrängt sind, werden Sie krank sein.« Mit dieser Rückführung sollten sie verarbeitet werden, was mir dadurch sicher teilweise gelungen ist.

Würdest du so eine Rückführung empfehlen?
Das ist schwer zu sagen. Es kommt auf den einzelnen Menschen an. Mir hat es geholfen. Danach war ich bei einer Reikimeisterin, die eine Art Meditation macht. Dabei wird jeder einzelne Körperteil gespürt und mit Licht durchflutet. Sie sagte: »Sie haben einen ganz starken Schutzengel, Raphael. Er hilft bei Entzündungen.« Ich glaube daran, aber nicht erst seit der Erkrankung. Ich habe schon so oft in meinem Leben Schutzengel gehabt. Aus vielen Situationen wäre ich allein gar nicht rausgekommen. Es gibt für mich einen Gott, und ich habe meinen Schutzengel.

Ich habe mich auch mit der sogenannten Zellkernklärung befaßt, und ich war zur Ayurvedakur.

Was hat dir am meisten geholfen?
Eigentlich hat mir alles zusammen geholfen, Körper und Seele ins Lot zu bringen und das Immunsystem zu stabilisieren.

Kürzlich haben mein Lebenspartner und ich – wir machen solche Dinge grundsätzlich zusammen – ein großartiges Seminar besucht, um die Silva-Mind-Methode (s. Literaturliste S. 275) kennenzulernen. Es ist eine Methode, mit der man lernt, beide Gehirnhälften besser einzusetzen. Es geht um Visualisierung, Hören auf die innere Stimme etc. Dieser Kurs hat mir unglaublich viel gebracht. Man kann diese Technik häufig im täglichen Leben einsetzen.

Inzwischen gehe ich auch zu einer Kinesiologin. Wir haben einige negative Sätze gelöscht, die in mir waren, also gerade dieses Nichtanerkennen. Ich habe einen neuen Leitsatz: »Es ist mein Leben.« Der zweite lautet: »Ich bin anerkannt und vollkommen unterstützt. Ich bin geborgen.« Das ist jetzt meine Affirmation. Alte Verhaltensmuster werden gelöscht.
Das Thema Affirmationen will ich in die Naturheilgruppe einbringen, in die ich regelmäßig gehe, weil ich glaube, daß sie vielen Menschen helfen können. Die Kinesiologin hat auch eine Schwermetallentgiftung bei mir gemacht. Das sind alles Dinge, die die Schulmedizin nicht anbietet und auch belächelt.

Was hast du durch die Krankheit an Lebensqualität verloren, was gewonnen?
Verloren habe ich die Unbekümmertheit, daß ich jede Sportart, zum Beispiel Tennis, Ski fahren, Radfahren etc. machen kann; manches ist einfach zu gefährlich für mich.

Ist das seit der Diagnose von 1990 so?
Nein, erst seit der Krankheitsstufe drei im Jahre 1999. Wenn ich mir heute etwas breche, ist das schon gefährlich. Auf der anderen Seite habe ich jetzt auch ein Alter erreicht, wo ich mich frage, ob ich noch Ski fahren oder Tennis spielen muß. Eine echte Einschränkung entsteht durch den rechten Arm. Es fällt mir alles schwerer, und ich habe Verspannungen im Rücken, wenn ich mich zu sehr anstrenge. Ich brauche eine Putzfrau, und das sind auch wieder Kosten.
An Lebensqualität habe ich gewonnen: Ich kann mit meiner Familie anders umgehen. Ich habe ein besseres Verhältnis zu meiner Tochter, mit der ich immer ein bißchen auf Kriegsfuß gestanden habe. Ich habe mich auch zuviel in das Leben meiner Kinder eingemischt. Ich habe drei Kinder, zwei weitere hat mein Lebensgefährte mitgebracht. Das Verhältnis zwischen uns war nicht schlecht, aber ich war manchmal hart in meinen Aussagen. Die Kinder sagen jetzt, ich sei viel großzügiger und tole-

ranter geworden. Ich habe Toleranz gelernt, die ich früher nicht unbedingt hatte. Ich lebe jetzt geruhsamer, intensiver. Ich danke jeden Tag meinem Herrgott, ob es sonnig ist oder regnet, daß ich diesen Tag erlebe. Und ich mache wirklich das Beste aus meinem Leben.

Ich habe das Gefühl bekommen, daß das Leben eigentlich viel zu kurz ist, um alles zu lernen, was ich lernen möchte – auch wenn ich 100 werde. Es gibt so viele Dinge im Leben und in der Natur zu entdecken – das habe ich in diesen zwei Jahren gelernt. Ich sehe jetzt vieles anders.

Du hast gelernt, dich anzunehmen?
Ja. Mir ist klargeworden, daß ich nicht wegen meiner Leistungen, sondern um meiner selbst willen geliebt werde. Und ich habe gelernt: Liebe deinen Nächsten wie dich selbst! Ich habe mich ja nie richtig geliebt. Wenn ich mich schon nicht liebe, wie kann ich dann einen anderen voll anerkennen? Ich hatte immer etwas auszusetzen an meiner unmittelbaren Umgebung. Ich habe viel herumgenörgelt. Was habe ich mich manchmal über Sachen aufgeregt, die so nichtig waren. Vielleicht gehöre ich zu den Menschen, die nur durch diesen Hammer auf diese Schiene gebracht werden konnten. Vielleicht mußte ich diesen Weg gehen, um zu sehen.

Das Motto »Krankheit als Signal« wäre dann gar nicht so falsch.
Ja. Ich hätte mich vielleicht viel früher mit diesen Sachen beschäftigen müssen, aber ich habe immer die Arbeit und das Pflichtbewußtsein in den Vordergrund gestellt. Die Urangst, wenn du nichts leistest, wirst du nicht anerkannt, spielte auch immer noch eine Rolle. Wahrscheinlich mußte ich diesen harten Weg gehen, damit ich sehe, daß meine Freunde, meine ganze Clique mir genauso zugetan sind, auch wenn ich eine Glatze und ein vom Cortison aufgedunsenes Gesicht habe. Es ist keiner weggeblieben. Die waren zwar traurig, aber sie konnten damit umgehen und nehmen mich genauso wie vorher.

Wie sind eigentlich die finanziellen Auswirkungen? Aber das ist vielleicht kein Thema?

Das ist sehr wohl ein Thema! Die Ayurvedakuren gehen ins Geld, die Seminare kosten. Die Kinesiologin nimmt 150 DM pro Stunde, 4000 DM hat allein meine elektromagnetische Matte gekostet. Ich muß vieles selber zahlen. Wir haben zwar beide gut verdient, aber die Krankheit ist teuer. Es ist wirklich so, wenn du arm bist, mußt du früher sterben. Das finde ich bedrückend.

Woraus schöpfst du deine Kraft? Du hast das ja schon mehrfach auf ein Geführtwerden und Schutzengel zurückgeführt.

Ich bin gläubig. Ich bin allerdings nicht in der Kirche, weil ich Kirche und Glauben trenne.

Ich finde die Natur so einmalig. Wenn ich zum Beispiel durch den Grand Canyon gehe oder hier in die Berge, dann sage ich mir: »Du kleiner Mensch, was bist du eigentlich? Warum nimmst du dich so wichtig?«

Ich glaube, daß ich einen Schutzengel habe. Mein Lebensgefährte ist für mich wirklich der Glücksfall par excellence. Und die Freunde. Ich sehe in der Naturheilgruppe, wie die anderen darunter leiden, wenn sich jetzt in der schweren Krankheit ihre Freunde abwenden.

Nach einer schweren Krankheit sieht man die Zeichen besser. Die waren sicher früher auch schon da, aber man achtet jetzt mehr darauf.

Ja. Jeder hat seinen inneren Arzt. Das ist in unserer Zivilisation verschüttgegangen. Du traust dir selber nicht. Aber wenn du dir selber nicht traust, wem kannst du dann trauen?

Hat sich deine Einstellung zum Tod durch die Krankheit geändert?

Ich sage, daß der Tod zum Leben gehört. Das ist das einzige, was wir hundertprozentig wissen. Ich finde es schade, daß Menschen so zur Seite geschoben werden, beispielsweise in Altersheime. Ich lebe sehr gern, und ich habe keine Angst vor dem Tod. Als ich noch Krankenschwester war, habe ich viele Menschen in den letzten Minuten im Krankenhaus betreut. Da habe ich das Gefühl bekommen, die Menschen gehen in Ruhe, da ist ein gewisser Friede. Angst habe ich vor einem langen Leiden. Auch wenn ich nicht mehr im Vollbesitz meiner geistigen Fähigkeiten bin, möchte ich sagen können: »So jetzt ist Schluß, ich will keine Spritze mehr, um weiter zu leben. Laßt die lieber weg, damit ich in Ruhe einschlafen kann.«

Hast du ein Patiententestament gemacht?
In der Gruppe haben wir ein Testament gemacht. Darin steht: »Ich wünsche mir, wenn ich gehen muß, nicht allein zu sein und nicht unbedingt im Krankenhaus.«
Ich habe in den letzten zwei Jahren so viel erlebt. Wenn mir heute einer sagt: »Auf dem Mars gibt es grüne Männchen«, dann denke ich, warum soll es die nicht geben? Und wer weiß schon, was nach diesem Leben auf der Erde kommt? Das kann doch keiner sagen. Ich habe keine Angst vor dem Tod. Ich möchte nicht unbedingt ein großes Begräbnis haben. Mir entsprechen eher Gebräuche wie sie zum Beispiel in der Dominikanischen Republik üblich sind. Dort glaubt man folgendes: wenn du geboren bist, beginnt der Leidensweg. Beim Tod eines Menschen herrscht Freude, denn er hat es geschafft, er geht jetzt frei.

Wie fühlst du dich hinsichtlich deines inneren Gleichgewichts?
Relativ ausgeglichen, weil ich jetzt Zeit für mich habe.

Du strahlst Lebensfreude aus.
Ich glaube, keiner merkt, daß ich so krank war. Das hat viel mit meinem Partner zu tun. Als ich ihn vor 19 Jahren kennenlernte, habe ich gewußt, der oder keiner. Seitdem lebe ich gern und bin glücklich. Deshalb kam mir das Verhalten von dem Arzt wie ein Hammer vor.

Auf ihn hatte ich bis vor ein paar Wochen eine unheimliche Wut. Die Kinesiologin hat festgestellt, daß bei mir noch etwas gegen ihn arbeitet. Und das haben wir jetzt hoffentlich gelöscht. Ich habe keine Wut mehr. Das interessiert mich nicht mehr.

Du hast die Krankheit zum Anlaß genommen, in dich zu gehen und etwas zu ändern.
Ja. Das ist, glaube ich, das Wichtigste. Du kannst dann nicht mehr so weiterleben, denn dann veränderst du ja nichts. Und ich bin wie Dahlke der Meinung, daß die Krankheit einem etwas zeigen soll. Simonton geht sogar noch weiter. Er sagt: »Sieh den Krebs als etwas Liebes an, er will dir etwas zeigen, er gibt dir eine Chance.« Es ist natürlich schwer, einen Krebs zu lieben. Das fällt mir auch schwer. Ich hätte es vielleicht auf eine andere Art erkennen können. Aber vielleicht wäre es schlimmer gewesen, wenn mir ein Kind genommen worden wäre und ich dadurch auf eine andere Schiene gekommen wäre.
Die Familienaufstellung, die ich gemacht habe, hat mir auch einiges in bezug auf meine Eltern gezeigt. Ich sehe meinen Vater jetzt anders, ich sehe meine Mutter anders. Ich glaube, eins kommt zum anderen.
Ich versuche, das Beste aus der Krankheit zu machen.

Wie siehst du dich in der Zukunft im Leben stehen?
Kürzlich in Frankreich hatte ich ein Gespräch mit meinem Partner. Ich hatte das Gefühl »Deine Kinder sind jetzt groß, deine Enkelkinder wachsen heran, deine Arbeit ist getan, jetzt hast du ja gar keine Aufgabe mehr. Wozu kämpfst du, wozu plagst du dich mit dieser Hochdosierung herum, mit dieser Krankheit...?«.
Mein Mann sagte: »Denk doch mal an folgendes: du hast dein Leben lang gearbeitet und warst für andere da. Jetzt hast du endlich Zeit für dich. Lebe, genieße!« In der Nacht hatte ich einen Traum: Irgendwo in unterirdischen Gängen waren viele junge Leute, und ganz hinten lag ein Mensch im Bett und be-

kam einen Erstickungsanfall. Die jungen Leute, deren Freund er wohl war, konnten ihm nicht helfen. Er sah totenbleich aus. Vielleicht hatte er Aids. Dann kam einer zu mir und sagte: »Sie sind doch Krankenschwester, können Sie ihm nicht helfen?« Ich ging zu dem Mann und hob ihn hoch. Er spuckte irgend etwas ganz Greuliches aus, und danach konnte er atmen. Er hauchte: »Sie haben mir das Leben gerettet.« Er stank fürchterlich aus dem Mund, und ich sagte: »Sie haben ja gräßliche Zähne, ganz verfault und gelb. Wann haben Sie sich denn das letzte Mal die Zähne geputzt?« Daraufhin sagte er: »Ich will das schon so lange tun, aber mir gibt ja keiner eine Zahnbürste und Zahnpasta.« Ich habe dann zu einem dieser jungen Leute gesagt: »Schnell, holen Sie Zahnpasta und eine Zahnbürste. Am Bahnhof gibt's das sicher.« Es war scheinbar ein Sonntag. Da sagte der Kranke ganz erleichtert: »Aah, gut, daß Sie da sind.« Das war das Ende des Traums.

Dieser Traum war wirklich so ein Schlüsselerlebnis. Seitdem denke ich, es lohnt sich zu kämpfen. Ich weiß ja gar nicht, was Gott mit mir noch vorhat, wofür ich noch überall gebraucht werde, ob das die Kinder sind oder ein Freund oder jemand aus dieser Gruppe. Dein Wunsch, ein Interview zu machen, kam danach. Dadurch kann möglicherweise wieder jemand anderem geholfen werden. Jetzt ist eine Freundin an mich herangetreten mit einem Fall einer ganz seltenen Krebserkrankung. Ihr konnte ich auch schon Ratschläge geben.

Ich will meine Enkelkinder möglichst noch lange haben und noch viel von der Welt kennenlernen. Ich möchte lernen, besser zu malen. Das Leben genießen. Für Menschen, die Hilfe brauchen, dasein, ein Katalysator sein, Tips geben, Mut zusprechen. Das nächste Ziel ist, fest an meinen inneren Arzt, an meinen Schutzengel zu glauben und daß ich gesund werde und keine chemischen Keulen mehr brauche. Im Moment glaube ich nicht, daß sie notwendig sind. Ich werde wahrscheinlich an einer Studie teilnehmen, darüber kann ich aber jetzt noch nichts sagen, es wird ein Impfstoff entwickelt.

Würdest du wieder so mit dir umgehen oder Entscheidendes anders machen?

Na ja, nicht richtig war, daß ich trotz meiner Schmerzen und der Diagnose alles weggeschoben und weiter so gearbeitet und so lange Zeit die Zeichen überhört habe. Wenn ich jetzt zurückdenke, habe ich viele Zeichen übersehen. Aber alles in allem würde ich wieder so handeln. Ich vertraue meinem Schutzengel Raphael.

»Ich habe von Gott einen Auftrag bekommen«

Kurt L. (73 Jahre, verheiratet, drei Kinder)
1980 hatte Kurt L. den ersten Herzinfarkt; der zweite folgte zwei Jahre später. 1994 wurde bei ihm Nierenkrebs festgestellt, die linke Niere mußte entfernt werden. 1997 entdeckten die Ärzte Prostatakrebs. Bereits als junger Mann mußte er seinen Beruf – er war Porzellandreher in einer Porzellanmanufaktur – aufgeben, weil er an Gelenkrheuma erkrankt war. Er sattelte damals zum Kaufmann um und machte sich 1964 in seinem neuen Metier mit einer Firma für wärmetechnische Anlagen selbständig. 22 Jahre später mußte er krankheitsbedingt aufhören; er wurde wegen Arbeitsunfähigkeit verrentet.

Kurt L. ist der Sohn eines Pastors und gläubiger Christ. Sein Leben sieht er »als Sendung, in der mir die soziale Komponente in den Vordergrund gestellt worden ist«. Seit Mitte der neunziger Jahre unterstützt er ein Kinderheim in der Ukraine, 120 Kilometer von Tschernobyl entfernt. Dafür hat er die kleine Töpferei im Keller seines Hauses wieder in Betrieb genommen und fertigt Kunst- und Gebrauchskeramik. Der Reinerlös geht an das Kinderheim und Waisenhaus. Darüber hinaus stehen er und seine Frau Alten, Kranken und Ratsuchenden in seinem Wohnviertel mit Rat und Tat zur Verfügung. »Je mehr Zeit ich für das alles aufwenden kann, desto mehr gewinnt mein eigenes Leben.«

Bitte erzählen Sie zunächst Ihre Krankengeschichte und was Sie durchlebt haben.

Die erste Berührung mit einer einschneidenden Krankheit war das Gelenkrheuma, an dem ich mit 24 Jahren erkrankte. Ich war gerade seit drei Monaten verheiratet, und wir wohnten damals im vierten Stock, ohne Lift. Das Rheuma war so schlimm, daß ich die Treppen nicht mehr hinaufkam. So eine plötzliche Krankheit bringt das Leben ganz schön durcheinander. Man hat ja als frischgebackenes Ehepaar Wünsche und Vorstellungen, wie es laufen soll. Die vertrauensärztliche Dienststelle hat mir damals klipp und klar gesagt: »Wenn Sie Ihren Beruf (ich war Porzellandreher) nicht aufgeben, sind Sie in einem Jahr Vollinvalide.« Weil das Gelenkrheuma damals vom Arzt so schnell erkannt wurde, konnten die geeigneten Gegenmaßnahmen sofort anlaufen. Das war großes Glück. Das Gelenkrheuma verschwand, aber eine gewisse Anfälligkeit ist bis heute geblieben. Meine Frau arbeitete damals als Kontoristin und riet mir, eine kaufmännische Lehre zu machen. Das habe ich dann auch getan.

Nach der Lehre zum Großhandelskaufmann ging ich in die Fertigung in eine Heizkessel- und Ölbrennerfabrik. 1964 haben ein Kollege und ich mit tausend Mark Startkapital eine eigene Firma für Heizungsanlagen gegründet. In den sechziger Jahren kam es ja zu einem großen Wirtschaftsaufschwung. Die Firma florierte und expandierte. Später haben wir sie in eine GmbH umgewandelt. Wir hatten viel Arbeit und waren recht zufrieden.

1980, in der Nacht von Ostersonntag auf Ostermontag, ging es mir sehr schlecht. Meine Frau befürchtete, daß ich einen Herzinfarkt hatte, und rief sofort den Notarzt an. Es war ein HNO-Arzt. Er hat mich untersucht und gesagt, ein Herzinfarkt sei das nicht, sondern eine beginnende Lungenentzündung. Mit dieser Diagnose brachte mich der Notarztwagen in das Klinikum. Etwas anderes wurde nicht weiter untersucht. Ich bekam zwei Wochen lang Fangopackungen, ging zu Fuß durch den Keller in den anderen Bautrakt und nach der Behandlung wieder zurück. Erst mein Hausarzt, ein Internist, hat später festgestellt, daß das ein Herzinfarkt war.

Sind Sie daraufhin kürzergetreten?
Na ja, das war ein Warnschuß. Ich habe schon etwas weniger gearbeitet. Unsere Firma war nicht so groß, daß mich die Stelle des kaufmännischen Geschäftsführers voll ausgelastet hätte. Deshalb bin ich zwischendurch immer auf Montage gegangen, denn es ist gut, wenn manchmal der Chef mit dabei ist. Das habe ich reduziert, aber plötzlich nahmen die Aufträge einen solchen Umfang an, daß ich mich nicht mehr schonen konnte. Damit habe ich mich kräftemäßig heruntergewirtschaftet, das muß ich jetzt im nachhinein zugeben. 1982 hat mich in der Nacht von Ostersonntag auf Ostermontag, und zwar fast zur gleichen Stunde, zwischen zwei und drei Uhr, ein schwerer Seiten-Hinterwand-Herzinfarkt getroffen, der unter normalen Umständen meinen Tod bedeutet hätte.
Ich hatte aber im Sommer 1980 zufällig den Herzspezialisten Dr. A. kennengelernt, in dessen Klinik mich meine Frau in dieser Nacht in Windeseile fuhr. Der Oberarzt, der Nachtdienst hatte, kannte mich ebenfalls, und innerhalb kürzester Zeit war ich an sämtlichen Geräten in der Intensivstation angeschlossen und wohl versorgt. Das hat mir das Leben gerettet. Denn eigentlich war mein Haltbarkeitsdatum Ostern 1982 abgelaufen.

Das klingt wie im Märchen. Wie ist es dann weitergegangen?
Nach allen Untersuchungen und medikamentösen Einstellungen ging es mir so gut, daß ich wieder weiter gearbeitet habe, bis ich definitiv nicht mehr konnte. Jetzt wurde eine Bypass-Operation erforderlich. Bei einer der Voruntersuchungen entdeckten die Ärzte an meiner linken Niere einen etwa tischtennisballgroßen Tumor. Die Gewebeprobe stellte sich leider als bösartig heraus. Das Herz hatte jedoch Vorrang. Nach der Herzoperation haben meine Frau und ich gemeinsam eine Kur ge-

macht und herrliche vier Wochen erlebt. Der leitenden Ärztin der Reha-Klinik dort in Bad Wiessee verdanke ich sehr viel. Sie und meine Frau haben mich sehr ermutigt und aufgebaut. Die Kontrolluntersuchung der Niere nach der Kur zeigte, daß der Tumor etwa auf Tennisballgröße angewachsen war. Es war also kein langsam wachsender Alterskrebs. Man hat mir sofort ein Bett in der Urologischen Klinik besorgt. Der Chefarzt hat mir das Ganze erklärt: »Ihnen wird zunächst die Niere embolisiert. Über Nacht stirbt Ihre Niere ab und kann morgen entfernt werden, ohne daß etwa verseuchtes Blut aus der Niere in den Bauchraum zurückfließt.«

Daß dieses Absterben der Niere furchtbar schmerzhaft ist, hat er mir allerdings verschwiegen. Es waren die schlimmsten vier Stunden meines Lebens, obwohl ich vorher mit Opiaten oder Morphin versorgt worden war, die aber wohl nicht hundertprozentig wirkten. Da kommen einem auch Gedanken wie »Macht das Sinn? Wie geht es weiter? Was kommt als nächstes?« Letztlich habe ich mich einfach in Gottes Hand fallen lassen und mir gesagt, da muß ich durch.

Die Operation verlief sehr gut, der Heilungsprozeß auch. Ich wurde in die Klinik von Dr. A. zur weiteren Behandlung zurückverlegt. Mir wurde ein Herzschrittmacher implantiert, und nach zwei weiteren Wochen wurde ich entlassen mit einem Instrument, an das ich mich erst einmal gewöhnen mußte. Ich spürte nichts, das Herz war phantastisch versorgt, und doch kam ich mir anfangs vor wie ein computergesteuerter Roboter, bis dieser Schrittmacher für mich kein Fremdkörper mehr war. Es ist eine wunderbare Hilfe mit vielen speziellen, elektronisch einstellbaren Möglichkeiten.

Vom 14. Januar bis 14. August 1994 war ich in Kliniken, das waren lange sieben Monate. Im nachhinein muß ich sagen, daß alles so Schlag auf Schlag kam, hat mir wohl viel Zeit erspart. Ich hätte sonst bestimmt zwei bis drei Jahre verschenkt, die ich dringend für andere Dinge brauchte.

Bitte erläutern Sie das.

Kurz nach meiner Entlassung besuchte ich den Dia-Vortrag eines Jugendfreundes über eine Reise in die Ukraine, die er im Rahmen der »Kooperation Ost« gemacht hatte, das ist eine Organisation des Bundes Evangelisch Freikirchlicher Gemeinden (BEFG). Diese Kirchengemeinden sammeln Hilfsgüter für notleidende Gemeinden in den osteuropäischen Ländern, insbesondere für Alten- und Kinderheime und Waisenhäuser. Er zeigte auch Bilder eines Kinderheims und Waisenhauses südlich von Kiew, etwa 120 Kilometer von Tschernobyl entfernt. Als ich sah, wie diese Kinder, verschüchtert und aus dem Leben geworfen, dort zusammen lebten, in ärmlichsten Verhältnissen, ohne daß sich jemand um sie kümmerte, spürte ich, daß ich etwas für sie tun müßte. Ich hatte das Gefühl, Gott hat mir diese Kinder auf die Seele gebunden, und dieses Gefühl habe ich heute noch.

Das Kinderheim war in einem katastrophalen baulichen Zustand, aber wo sollte man Geld für Reparaturen auftreiben? Mir kam die Idee, meine kleine Töpferei im Keller zu reaktivieren und eine Verkaufsausstellung vorzubereiten. Diese Ausstellung fand ein Jahr später unter dem Motto »Die vier Jahreszeiten – Kunst- und Gebrauchskeramik« statt. Sie erbrachte einen Reinerlös von 5000 Mark. Das hat mich sehr motiviert, denn ich hatte mit höchstens der Hälfte dieser Summe gerechnet. Die Erneuerung und Erweiterung der gesamten Sanitäranlagen im Kinderheim kosteten zusammen 15000 Mark, so daß ich ein Drittel davon erarbeiten durfte. So etwas macht das Leben wieder sehr lebenswert und zeigt einem auch, daß Krankheit nicht nur als Signal, sondern auch als Chance verstanden werden kann. Man setzt ganz andere Werte und kommt zwangsläufig dazu, sich zu sagen: »Du bist noch am Leben. Du hast also irgendeinen Sinn. Wo liegt dieser Sinn?« Auf diese Weise wird einem ein Weg aufgezeigt. Und wenn man diesen Weg beschreitet – und das tue ich seither ziemlich konsequent –, dann wird er zu einer Quelle der Freude und vor allen Dingen zu einer Quelle der Kraft. Natürlich gibt es Rückschläge, aber die werden zu

Randerscheinungen und können besser verarbeitet werden, wenn man sagt: »Ich habe keinen Raum dafür.«

Die Waisenkinder brauchen mich. Auch im Altersheim bei Kiew muß noch geholfen werden. Leider scheint das Projekt »Hilfsgüter in die Ukraine« jetzt zu Ende zu gehen. Die Regierung der Ukraine steht auf den Standpunkt, daß keine Hilfsgüter mehr ins Land kommen sollen, damit die eigene Wirtschaft angekurbelt wird. Es gibt aber noch andere Möglichkeiten, den Kindern zu helfen: Unsere Kirche unterhält auf der Halbinsel Krim ein Kindergenesungszentrum mit einer Schule. Dort können die Heimkinder und auch andere Schulklassen vier bis sechs Wochen Urlaub machen. Das kostet pro Kind und Tag derzeit etwa 2,70 Euro. Das ist ein sehr kleiner Betrag, mit dem man schon viel tun kann.

Sind Sie seit Ihrer Nierenoperation von weiteren Krankheiten verschont geblieben?

Nein, 1997 hat man plötzlich Prostatakrebs bei mir festgestellt. Mein Sohn meinte damals: »Vater, solange man etwas herausschneiden kann und du weiterleben kannst, geht das doch.« Die Prostata wurde entfernt. Seither herrscht Ruhe.

Wenn ich heute noch berufstätig wäre, dann würde mir die Zeit fehlen für das, was ich jetzt tue. Auch hier in unserer Siedlung. Es ist eine Siedlung des Verbands der Kriegsopfer mit einer Reihe von Kriegswitwen. Ich bin durch die jahrelangen Heizungswartungen mit fast allen gut bekannt. Wenn eine dieser älteren Damen anruft, dann ist der Grund des Anrufes zu neunzig Prozent nicht die Heizung oder der tropfende Wasserhahn, sondern das Bedürfnis zu reden, mal mir oder meiner Frau das Herz auszuschütten.

Das ist auch ein Teil der Aufgabe, die ich einfach ernst nehme, geprägt durch mein Elternhaus, denn ich bin Sohn eines Pastors. Mein Vater kam 1942 aus einer evangelischen Gemeinde in Zürich hierher, weil die Pastoren der Baptistengemeinden zur Wehrmacht eingezogen und die Kirchen verwaist waren. Für ihn war es keine Frage, aus der neutralen Schweiz in das krieg-führende Deutschland zu kommen. Er wurde nach Kriegsende von der amerikanischen Militärregierung als Leiter der Baptistengemeinden in Bayern eingesetzt. Anscheinend geht mir der Beruf meines Vaters nach; ich habe das nicht gesucht, das ergab sich einfach. Ich weiß nicht, warum die Leute so schnell Vertrauen zu mir haben. Aber ich sehe eines: Je mehr Zeit ich für andere Menschen aufwenden kann, desto mehr gewinnt mein eigenes Leben. Ich sage das hier so überdeutlich, weil ich eine Krankheit auch als Riesenchance sehe.

Sie haben schon mehrfach den Aspekt Chance betont.
Ja, aber nicht nur für das eigene Leben, sondern als Chance, anderen durch Beistand in ihrer Krankheit helfen zu können. Jeder ältere Mensch klagt heute über irgendwelche Wehwehchen oder Krankheiten. Wo bleibt das Signal, wo bleibt die Erkenntnis der Chance, die darin liegt? Das fällt meist irgendwie hinten runter. Es gibt eine zu große Zahl von Menschen, die ihre Krankheit nur negativ sehen.
Wir haben in unserer Verwandtschaft und Bekanntschaft einige Fälle von Krebs. Wenn man diese Fälle betrachtet und mit seiner eigenen Gesundheit vergleicht, dann kann man nur dankbar sein und sollte das Seinige dazu beitragen, um anderen zu helfen, ihre Krankheit anzunehmen und zu ertragen, so wie man es selbst geschafft hat. Das ist etwas, was jeder für sich in seinem Umfeld tun kann. Wir können nicht alle zu den Brandherden der Erde gehen und dort tätig werden. Aber wir können hier in unserem eigenen Freundes- und Bekanntenkreis dazu beitragen, daß der eine oder andere trotz Krankheit mit seinem Leben zufriedener ist und zur Erkenntnis gelangt, daß in der Krankheit auch Chancen für ihn liegen.

Wie fühlen Sie sich hinsichtlich Ihres inneren Gleichgewichts?
Nach überstandener wie auch bleibender Krankheit das innere Gleichgewicht zu finden halte ich für eminent wichtig. Ich habe

die Krankheit nicht besiegt, aber ich habe noch oder vielleicht gerade deswegen eine sehr hohe Lebensqualität. Das wird einem aber nur klar, wenn man wirklich ein Stadium innerer Zufriedenheit erreicht. Das innere Gleichgewicht zu erreichen ist ein Prozeß: Man muß sehen, daß es einem sehr viel besser geht als vielen anderen; trotz allem, was man mitgemacht hat und noch mitmacht. Ich hatte an Ostern 2002 nun wirklich 20 von Gott geschenkte Jahre hinter mir. Das war möglich, weil ich sehr rasch das innere Gleichgewicht wieder erreichen durfte.

Was haben Sie durch die Krankheit an Lebensqualität gewonnen, was verloren?
Die Frage nach der Lebensqualität läßt sich in knapper Form schlecht beantworten. Krankheit bedeutet Wechsel. Wenn man selbständig ist, bedeutet Krankheit Einkommensverlust, und zwar in erheblichem Maße. Trotzdem, was ist Lebensqualität? Ist es nur das Geldverdienen? Ist es die Bindung an den Beruf, die geschäftlichen Verpflichtungen? Man muß den Begriff sehr viel weiter fassen. Macht es einen Unterschied, ob ich drei Wochen Urlaub sehr weit weg machen kann oder ob ich, finanziell bedingt, näher am Heimatort bleiben muß? Wenn man Kinder hat, richten sich die Ferien sowieso mehr nach den Bedürfnissen der Kinder, jedenfalls sollte es meiner Auffassung nach so sein.
Ein Verlust an Lebensqualität ist vielleicht ein Verzicht auf dieses oder jenes, das nun eben finanziell nicht mehr geht. Aber der Gewinn an Zeit ist andererseits ein Gewinn an Lebensqualität, man gewinnt *Freizeit*, also freie Zeit für sich und damit auch für andere. Ich kann mich den Dingen widmen, die ich über die Jahre immer auf die Zeit verschoben habe, wenn ich einmal in Rente bin. 1986 habe ich auf dringendes Anraten meiner Ärzte aufgehört zu arbeiten. Sie meinten: »Wir geben Ihnen noch etwa zwei Jahre, wenn Sie so weitermachen.« Man hat als Vater Verantwortung gegenüber der Familie. Mein Kompagnon und ich haben uns nach 22 gemeinsamen Jahren mit einer fairen Lösung getrennt.

Konnten Sie eine Berufsunfähigkeitsrente beantragen?
Die etwas höhere Erwerbsunfähigkeitsrente, aber die ist nicht ausreichend. Es waren die zwei Jahre vom 58. bis zum 60. Lebensjahr zu überbrücken, bis auch meine private Altersversorgung angelaufen ist. Da schmilzt das Konto erheblich.

Wie sehen Sie sich in der Zukunft?
An erster Stelle wollen meine Frau und ich für die jungen Familien dasein; Oma und Opa sind – Gott sei Dank – sehr gefragt. Und die bereits geschilderten sozialen Aufgaben möchten wir beide auch weiterhin erfüllen. Uns zwei gibt es nur im Doppelpack; es gibt keinen allein. Jeder springt für den anderen ein.

Sie haben mehrere Kinder?
Drei. Die jüngste Tochter hat vor zwei Jahren geheiratet, und das junge Paar lebt im nächsten Ort; die Mittlere wohnt schräg gegenüber hier in der Siedlung. Wenn wir morgens um Viertel vor acht Uhr gerade auf dem Balkon sind, gehen die Enkel vorbei und rufen: »Hallo Oma und Opa.« Das ist für uns wunderbar. Unser Sohn wohnt zirka 2,5 Kilometer von uns entfernt. Die Kinder und Enkel so nah um uns herum zu haben ist für uns ein großes Geschenk, denn wir sind für sie Ansprechpartner und für die Enkel am Wochenende des öfteren auch ein willkommenes Ausweichquartier.

Das spricht für die Großeltern.
Ja. Als gläubiger Christ empfinde ich mein Leben als Sendung und Auftrag, wobei ich die soziale Komponente mehr in den Vordergrund meines Lebens gestellt bekommen habe. Das habe ich nicht selbst gemacht.
Aber nochmals zu Ihrer Frage nach der Zukunft: Meine Frau und ich sind mit 73 Jahren im Rennen nun auf die Zielgerade eingebogen, und wir können noch soviel tun; wir sind dafür sehr dankbar. Das Wissen, noch gebraucht zu werden, hält einen jung und auch gesundheitlich fit. Die persönlichen Entfal-

tungsmöglichkeiten, die in dieser Zukunft stecken, sind für uns fast grenzenlos. Wenn morgen etwas Neues auf mich zukommt, was mit anderen Menschen zu tun hat, und damit eine Aufgabe, jemandem helfen zu können, dann werde ich diesen Weg beschreiten. Bis zu dem Zeitpunkt, an dem ich das Ziel durchlaufen habe. Dann hat mein Leben seine Erfüllung gefunden.

»Die Krankheit hat mir die Sicherheit gegeben, auf dem richtigen Weg zu sein«

Erika F. (42 Jahre)

Im Frühjahr 1994 wurde bei Erika F. ein Kavernom (Verdickung einer Ader in Gehirn) entdeckt und im November 1994 operiert. Sie arbeitete zu dieser Zeit als Angestellte im Personalbereich eines international tätigen Unternehmens, was ihr großen Spaß machte, aber auch sehr anstrengend war. Nicht zuletzt aufgrund ihrer therapeutischen Ausbildung hat sie schon früh begonnen, in sich hineinzuhorchen, auf ihren »inneren Ratgeber« zu hören. Nach dem Motto »Träume nicht dein Leben, sondern lebe deine Träume« hat sie sich viele ihrer Reiseträume erfüllt; im Urlaub war sie oft wochenlang allein mit dem Rucksack unterwegs, vor allem in Asien.

Nach der Diagnose beschloß sie, daß die Operation erst im Spätherbst, mehr als ein halbes Jahr später, stattfinden sollte. Das ging nur mit starken Medikamenten. Erika F. nahm dies in Kauf, weil sie einige Projekte abschließen wollte, an denen sie gerade arbeitete. Aber vor allem wollte sie vor der risikobehafteten Operation mit sich selbst ins reine kommen, Themen bearbeiten, solange sie noch dazu imstande war. Denn sie wußte nicht, wie ihr Leben nach der Operation aussehen würde. Sie hatte Glück: Die Operation verlief gut, und sie wurde wieder gesund. Einige Zeit später machte sie sich als Organisationsberaterin und Coach selbständig. Einen Teil des Jahres verbringt sie in Indien. Dort arbeitet auch ihr Mann.

Bitte erzähle zunächst deine Krankheitsgeschichte.

Ich hatte ein Kavernom im rechten Temporallappen – das ist eine Verdickung einer Ader im Gehirn, die schon angefangen hatte zu bluten. Eines Tages bin ich umgekippt, einfach umgefallen, und dann kam der Notarzt. Der konnte eigentlich nichts feststellen. Aber das gleiche ist mir dann noch einmal im Zug passiert. Ich kann mich noch an den Artikel erinnern, den ich gelesen habe. Dann fand ich mich auf dem Bahnhof wieder, umringt von Notärzten. Offensichtlich bin ich im Zug ohnmächtig geworden, und irgendein netter Mensch hat mich aus dem Zug getragen. Ich wurde sofort ins Krankhaus gebracht. Die Untersuchungen ergaben, daß irgend etwas in meinem Kopf nicht in Ordnung ist, daß da eine Verdickung ist.

Hattest du noch andere Symptome, außer daß du ohnmächtig geworden bist?

Ja, ich hatte eine sogenannte Aura. Dein Kopf kommt dir vor, als wäre er in Watte gepackt, und es ist neblig. Man kann also sein Umfeld nicht mehr richtig sehen. Diese Aura hatte ich immer mal wieder gehabt, vielleicht alle drei Monate oder jedes halbe Jahr. Aber sie ging dann wieder weg. Da ich das ziemlich genau erklären konnte, haben die Ärzte auch gleich im Kopf gesucht. Sie haben eine Computertomographie gemacht und erkannt, was nicht stimmt. Mit den Bildern hat man mich dann nach Hause geschickt. An meinem Wohnort bin ich daraufhin ins Klinikum gegangen. Dort wurde mir gesagt, daß ich operiert werden müsse. Aber ich wollte die Operation auf keinen Fall in dem Klinikum machen lassen.

Du hattest also die Diagnose; du wußtest, du mußt operiert werden, und jetzt ging es darum, wo man das am besten machen lassen sollte.

Ja, Kavernom im rechten Temporallappen, das war klar. Aber wie operieren, das war noch nicht klar. Ich habe erst mal recherchiert. Das hat eine Weile gedauert, dann habe ich zwei Kliniken gefunden. Nachdem ich in Norddeutschland erst ein Vierteljahr später einen Termin bekommen hätte, hatte ich in E. gleich den zuständigen Professor am Apparat und bekam einen Termin für die darauffolgende Woche. Ich mußte noch mit dem Neurochirurgen sprechen, mit dem mein erster Gesprächspartner zusammenarbeitete.

Ich fragte den Chirurgen, ob die Operation erst in einigen Monaten gemacht werden könnte, da ich noch etliche Projekte abschließen wollte. Wir einigten uns auf November. Die Untersuchung war im Mai. Ich hatte also noch ein halbes Jahr Zeit. Ich bekam sehr starke Medikamente, denn das Blut in meinem Gehirn floß viel zu schnell, und es bestand die Gefahr, daß die Ader platzen würde, und das hätte meinen Tod bedeutet. Der schnelle Blutfluß hatte die Aura ausgelöst und mußte verlangsamt werden. Ich nahm drei Tabletten pro Tag. Das hat mich natürlich wahnsinnig reduziert. Ich war permanent müde und schlapp. Ich hätte mich ständig in eine Ecke legen und schlafen können.

Wäre es besser gewesen, wenn du die Operation nicht aufgeschoben hättest, weil du im Endeffekt in diesem halben Jahr doch nicht so fit warst, wie du gedacht hattest?
Nein, ich bin sehr froh, daß ich dieses halbe Jahr hatte. Es war im Jahr 1994. Ich habe in dieser Zeit noch voll gearbeitet, brauchte allerdings erheblich mehr Zeit, um mich zu regenerieren. Ich habe auch mal einen Tag Urlaub genommen, und ich habe viel geschlafen. Es war ein ziemlich hartes halbes Jahr. Ich habe mich sehr in mich selbst zurückgezogen. Ich habe viel geweint. Ich habe über mein Leben nachgedacht, die Dinge, die ich gemacht habe, die ich noch machen wollte. Denn der Professor in E. hatte mir ganz klar gesagt: »Es kann passieren, daß Sie nach der Operation blind oder halbseitig gelähmt sind oder daß Sie nicht mehr aufwachen.« Diese Risikofaktoren waren mir von Anfang an bekannt.
Somit war die Zeit, die ich für mich hatte, unheimlich wichtig.

Ich hatte auch nicht das Bedürfnis, das mit vielen Menschen zu teilen. Ich habe natürlich mal mit dem einen oder anderen geredet, denn meine Freunde und alle mir wichtigen Menschen wußten von meiner Krankheit. Aber im großen und ganzen habe ich das mit mir allein ausgemacht. Es war eine sehr schöne Zeit. Ich habe in der Zeit Tagebuch geschrieben. Ich habe auch in der Arbeit eine intensive gute Zeit gehabt.

Hast du alles abschließen können, was du dir vorgenommen hattest?

Ja. Im November kam dann die OP. Man hat mich noch einmal über die Risiken unterrichtet. Einen Tag vor meiner Operation hat man mir dann die Haare geschoren, um gut operieren zu können. Am nächsten Morgen lag ich in meinen Bett und hatte überhaupt keine Angst. Das war ein sehr erhebendes Gefühl. Da ich so lange nachgedacht und dieses halbe Jahr so intensiv verbracht hatte, wußte ich: »Du hast alles erledigt, du hast alles gemacht, was du machen wolltest, du hast sehr intensiv gelebt, und es gibt eigentlich nichts, was du unbedingt noch machen müßtest, definitiv nichts. Es ist völlig in Ordnung, wenn du nicht mehr aufwachen solltest.« Das hat mir eine unglaubliche Ruhe gegeben, die mich selber erstaunt hat. Dann bin ich ganz entspannt in den OP gefahren worden.

Nach der Operation auf der Intensivstation hatte ich ein sehr merkwürdiges Erlebnis. Ich bin ein bißchen aufgewacht, es war eher wie so ein Traum. Das Bild habe ich heute noch vor meinen Augen. Ich sah einen Bindfaden, und ich wußte ganz genau, wenn dieser Bindfaden durchtrennt wird, bin ich tot. Das war mir sonnenklar. Den Bindfaden habe ich ziemlich lange gesehen. Als ich nach drei Tagen auf die normale Station kam, habe ich dem Arzt davon erzählt. Ihm war es nicht völlig neu, daß Menschen so etwas erleben. Er sagte: »Ihr Leben hing am seidenen Faden. Die OP ist gut verlaufen, sie hat sieben Stunden gedauert, aber es war nicht ungefährlich.« Und das fand ich faszinierend. Ich sehe den Faden heute noch vor mir. Das Bild werde ich nie vergessen.

Ich hatte fürchterliche Schmerzen, denn das Loch, das ich im Gehirn hatte, füllte sich mit Wasser. Dieses Wasser mußte über das Rückenmark abgesaugt werden. Das war höllisch schmerzhaft.

Ich habe zwei Wochen im Krankenhaus gelegen. Das schlimmste war, daß ich nicht lesen konnte. Das hat mich etwas in Panik versetzt, weil ich dachte, ich könnte vielleicht mein ganzes Leben nicht mehr lesen. Ich habe alles nur ganz verschwommen gesehen. Nach zwei Wochen kam ich in eine Reha-Klinik. Die Klinik war sehr schön. Ich hatte ein schönes Einzelzimmer. Man wollte mir eine Perücke aufschwatzen, aber ich hielt das für unsinnig und habe mir ein Tuch umgebunden. Ich habe weiterhin Medikamente genommen, die die Gehirntätigkeit heruntergedimmt haben, daher war ich sehr müde. Aber ich fing sehr bald an zu gehen. Und etwa fünf Tage nachdem ich in die Reha gekommen war, konnte ich wieder vorsichtig lesen. Das fand ich traumhaft.

Hast du in der Reha ein bestimmtes Programm absolvieren müssen?
Nein. Die ersten zwei Wochen gar nicht, dann wurden einige Untersuchungen gemacht. Ich habe Packungen bekommen und durfte wieder schwimmen, das ging sehr zögerlich. Aber ich habe versucht, jeden Tag fast eine Stunde zu gehen. Natürlich war ich noch schwach. Nach vier Wochen bin ich zu Weihnachten nach Hause gefahren und im Januar noch einmal für drei Wochen in die Klinik gegangen. Ende Januar kam ich dann nach Hause, habe mich selbst versorgt, und am ersten März habe ich wieder angefangen zu arbeiten. Bald war ich wieder auf Vollzeit. Zwischendurch habe ich mal eine Woche Urlaub genommen, viel geschlafen. Nach etwa einem dreiviertel Jahr fühlte ich mich wieder richtig fit. Drei Monate nachdem ich wieder im Büro war, habe ich alle Tabletten abgesetzt. Ich war noch mal in der Klinik zur Nachuntersuchung, dann noch einmal ein halbes Jahr später und noch einmal im Folgejahr. Seit-

dem war ich nicht mehr in der Klinik und glaube, es ist auch nicht nötig.

Ich nehme an, du hast auch Ursachenforschung betrieben. Was hat das ergeben?
Man sagte mir, daß jeder das bekommen kann. Es kommt aus heiterem Himmel. Man weiß nicht, woher es kommt. Es kann auch bei der Geburt entstehen, wenn es eine besonders schwere Geburt ist. Aber das war bei mir nicht der Fall. Es könnte also jeder kriegen, zu jeder Zeit.

Hast du dich mit der schulmedizinischen Aussage zufriedengegeben oder deine eigene Erklärung gesucht?
Für mich war die Krankheit ein Signal, aber ich habe vor mittlerweile 15 Jahren schon angefangen, sehr bewußt und sehr intensiv zu leben. Ich brauchte mir also nicht zu sagen: »Jetzt muß ich mein Leben ändern.« Das kam schon weit früher durch viel Nachdenken über mich, mein Leben, meine Herkunft. Ich habe auf Grund meines Berufes sehr viel Selbsterfahrung gemacht. Durch meine verschiedenen Therapieausbildungen habe ich natürlich auch sehr viel recherchiert. Ich weiß mittlerweile sehr genau, woher meine Ansprüche, meine Antreiber kommen, warum alles so gekommen ist.
Mein Lebensthema ist ganz klar: »Lasse endlich los, lasse!« Ich habe wahnsinnig hohe Ansprüche, die ich schon in der Kindheit von meinem Vater übernommen habe, die mich mein Leben lang angetrieben haben und die ich einfach nicht loslasse oder loslassen kann. Das weiß ich aber schon seit langem. Von daher ist diese Krankheit ein Stein, nicht ein Anstoß in meinem Leben. Denn all das hatte ich schon durchdacht. Im Grunde genommen, war es einfach nur stimmig – auf meinem Weg –, daß das kommen mußte. Ich hatte mit 28 Jahren schon einen Hörsturz, weil ich viel zuviel gearbeitet habe.
Insgesamt war das halbe Jahr vor der OP viel entscheidender als die Zeit nach der OP, denn in dieser Zeit habe ich über mein

ganzes Leben nachgedacht, was andere Menschen erst nach der OP tun. Das sagte mir auch der Arzt. Deshalb hatte ich auch keine Angst vor der OP, und deshalb konnte ich mich auch so schnell regenerieren und hatte keine Depressionen nach der OP.

Heißt das, es war richtig so, wie du es gemacht hast?
Ja, es war hervorragend. Viele haben mich gefragt: »Warum wartest du so lange?« Aber die Entscheidung war goldrichtig, trotz der starken Medikamente. Ich war sehr müde, aber die Entscheidung war gut. Mir war wichtig, die Projekte in der Arbeit fertigzumachen, so daß ich dort wieder einsteigen konnte.

Hattest du in der Zeit Unterstützung von der Umwelt, von deiner Familie, von Freunden?
Ich hatte Unterstützung, oder ich hätte sie haben können, wenn ich es gewollt hätte. Aber ich wollte allein sein. Das war für mich auch ganz entscheidend. Da konnte mir niemand helfen. Es ist wunderschön, wenn jemand da ist, mit dem man mal reden kann, und es ist auch schön, wenn dich mal jemand in den Arm nimmt. Aber das wollte ich mit mir ausmachen. Natürlich war es wunderschön, über Weihnachten und Silvester zu Hause zu sein, und es war schön, im Krankenhaus Besuch zu bekommen.

Kommen wir noch einmal zurück auf die Zeit der Diagnose. Wie hast du das damals aufgenommen? Hast du gedacht: »Warum ich?« Oder hast du die Krankheit akzeptiert?
Ich war natürlich zuerst geschockt, auch weil ich nicht wußte, wie es ausgehen würde. Aber ich hatte schon seit über zehn Jahren nach dem Motto gelebt: »Träume nicht dein Leben, sondern lebe deine Träume.« Ich habe mir viele Träume auch erfüllt.

Das ist ein schönes Motto. Was waren zum Beispiel solche gelebten Träume?
Meine Reisen. Ich bin zu Fuß durch den Himalaja gelaufen. Ich war auf den Philippinen. Ich bin durch Indien gereist, durch

Kambodscha und Vietnam. Ich war in Amerika, auf Hawaii. Ich habe viele Reisen ganz alleine gemacht, nicht organisiert, sondern auf eigene Faust. Da ich angestellt war, bin ich immer im Dezember und Januar gefahren, wenn im Büro nicht soviel los war. Ich bin auf eigene Faust losgefahren, mit meinem *Lonely-Planet-Buch*, habe mir vor Ort einen Führer gesucht, ein Zelt und was man so braucht. Ich hatte wunderschöne Begegnungen. Es war toll.

Auch beziehungsmäßig habe ich mir in meinem Leben das genommen, was ich gebraucht habe. Natürlich habe ich in dem halben Jahr auch über meine Beziehungen zu Männern nachgedacht, und ich habe gemerkt, daß ich das tue, was ich will, und das ist gut. Auch die Enttäuschungen und Verletzungen, die ich erlebt habe, waren wichtig. Das hat mich ruhig gemacht. Das einzige, was ich unbedingt noch lernen mußte, war, loszulassen, weniger zu arbeiten, was mir nach wie vor schwerfällt. Das war etwas, was ich auf jeden Fall noch lernen wollte.

Bald nach meiner Genesung habe ich mich selbständig gemacht. Das war auch so ein Traum von mir, schon seit ich Mitte 20 war. Manche Leute haben zu mir gesagt: »Bist du eigentlich verrückt, dich nach dem, was du erlebt hast, selbständig machen zu wollen?« Aber ich war der Meinung, ich bin gesund, und jetzt kann es weitergehen. Ich wollte einfach die Freiheit.

Hast du jetzt den Eindruck, du bist gesund? Denkst du noch an die Operation und an die Krankheit?

Ich bin gesund, davon bin ich fest überzeugt. Ich denke noch an die Krankheit, genau wie ich an andere Erlebnisse in meinem Leben denke. Ich habe einige Bilder meines Lebens im Kopf. Die sind immer präsent. Dazu gehört auch diese Krankheit und das Bild mit dem Bindfaden. Dieses Bild finde ich jetzt im nachhinein auch sehr schön. Es ist ein Symbol.

Wie lebst du jetzt? Hat sich etwas geändert?
Ich versuche, mehr auf mich aufzupassen, weniger zu arbeiten. Mir gelingt es auch ein ganzes Stück. Mein Motto »Träume nicht dein Leben, sondern lebe deine Träume« begleitet mich immer noch. Ich achte sehr darauf, daß ich Dinge tue, die mir Spaß machen. Ich nehme keine Aufträge an, auf die ich keine Lust habe oder von denen ich nicht überzeugt bin. Wenn ich spüre, daß ich etwas anderes tun will, dann tue ich das auch. Genauso wie ich jetzt sage, ich will auch in Indien arbeiten. Ich forciere das ein Stück weit, knüpfe Kontakte. Mein Ziel ist es, etwa vier Monate im Jahr in Indien zu leben, teilweise in Bombay, teilweise irgendwo anders in Indien, und dort vielleicht Workshops zu machen und zu coachen und ansonsten von meinem hiesigen Wohnort aus zu arbeiten.

Als Selbständige bist du flexibel.
Ja, das ist das Schöne. Seit meiner Krankheit ist »Einfachheit« für mich ein wichtiger Begriff. Mein Traum ist es, einfach zu leben, mein großes Atelier aufzugeben, eine Wohnung zu haben, in der ich arbeite und lebe, und die Freiheit zu haben zu gehen, wenn es mir gefällt.

Woraus schöpfst du deine Kraft?
Ein wichtiger Faktor ist ganz simpel: Ich gehe dreimal die Woche joggen, das verschafft mir eine ganz gute Kondition. Die brauche ich dringend.
Ich nehme mir Auszeiten: Wochenenden, an denen ich nicht da bin, keine Verabredungen – nichts. Ich plane das mit meinem Mann, wenn er hier ist, im voraus. Wir sind dann einfach für niemanden zu sprechen. Seit einigen Jahren mache ich zum Entschlacken einmal pro Jahr zehn Tage Ayurveda und eine einwöchige Fastenkur.
Außerdem sind da meine Reisen in fremde Kulturen: Rucksack packen, Flug buchen und los. Menschen kennenlernen, Kulturen kennenlernen – auch wenn ich heute nur noch nach Indien

fahre, weil mein Mann dort lebt. Mich interessieren immer mehr die kulturellen Unterschiede. Das ist auch ein Grund, warum ich mehr und mehr interkulturell arbeite.

Nach allem, was du erzählt hast, habe ich den Eindruck, die Krankheit hat für dich nichts entscheidend Neues gebracht.
Richtig, sie hat wenig verändert. Sie hat mich, im Grunde genommen, in meiner Meinung bestärkt, daß ich in jedem Moment bewußt und jetzt leben will. Wie gesagt, einer Sache, nämlich weniger zu arbeiten, Rücksicht auf mich selber zu nehmen, auf mich zu achten, bin ich jetzt ein wenig nähergekommen. Die Krankheit hat mir die Sicherheit gegeben, daß ich auf dem richtigen Weg bin.

»Ich habe meine Seele, meinen inneren Arzt entdeckt«

Nora O. (58 Jahre, verheiratet, eine Tochter)
Mit 51 Jahren wurde bei Nora O. Brustkrebs im fortgeschritte-
nen Stadium diagnostiziert. Gleich nach der Brustamputation
folgten Chemotherapie und Bestrahlung. Beides überstand sie
sehr gut. »Das war für mich der Beginn eines Aha-Erlebnisses,
wie man sich selbst steuern kann.«

Nora O. ist gelernte Hotelkauffrau. 25 Jahre lang, bis zur Er-
krankung, arbeitete sie als Geschäftsführerin eines gehobenen
Mittelklassehotels. Sie hat ihren Beruf sehr geliebt, hat sich aber
dabei auch bis zur Erschöpfung aufgearbeitet. Nora O. ist ver-
heiratet und hat eine erwachsene Tochter. Heute sagt sie: »Streß,
innere Zerrissenheit, Ärger und Sorgen, das ist einfach ein Nähr-
boden für Krebs.« Sie war immer sehr sportlich: Skifahren,
Surfen und Bergwandern gehörten zu ihrem Leben. Auch nach
der Krebserkrankung kam wieder ihre Kämpfernatur zum Vor-
schein: Sie ließ sich durch die Krankheit keine Grenzen setzen.
Sie treibt Sport wie früher und fängt jetzt wieder an, Fernreisen
zu unternehmen. Mittlerweile sagt sie aus voller Überzeugung:
»Ich habe die Krankheit bekommen müssen, um umzuden-
ken.« Sie fühlt sich heute innerlich stärker als je zuvor.

Welche Krankheit hatten Sie? Wie lautete die Diagnose?
1992 wurde bei mir Brustkrebs diagnostiziert. Ich war jährlich
bei der Mammographie und Vorsorgeuntersuchung gewesen
und hatte bis dahin keinerlei Beschwerden gehabt. Nach der

Diagnose bin ich sofort operiert worden. Ich hatte keinen Knoten, sondern einen Krebs, der sich im Brustgewebe ausbreitete, das heißt Brustkrebs im fortgeschrittenen Stadium mit Lymphbefall. Rund die Hälfte der Lymphknoten wurden entfernt.

Hatten Sie den Eindruck, daß Sie zuvor röntgenologisch gut versorgt waren?
Na ja, als der Röntgenologe meine Mammographie mit der vom Vorjahr verglich, erschrak er und sagte: »Um Gottes willen, da war ja auch schon etwas.« Ich kann nur sagen, wenn ich nicht nach eineinviertel Jahren wieder zur Mammographie gegangen wäre, säße ich nicht mehr hier. Deshalb rate ich jeder Frau, regelmäßig wenigstens alle zwei Jahre zur Vorsorge zu gehen und eine Mammographie machen zu lassen.
Um meinen Seelenfrieden zu bewahren, habe ich beschlossen, nichts gegen den Röntgenologen zu unternehmen. Er hat einen guten Ruf. Vielleicht war er überarbeitet und hat deshalb meine Aufnahmen aus dem Vorjahr übersehen. Wer weiß, jeder macht mal Fehler. Ich bin nie wieder hingegangen.

Wie sah Ihr Leben vor der Operation aus?
Ich habe Hotelfach gelernt und meinen Beruf sehr geliebt. 25 Jahre lang war ich Geschäftsführerin eines gehobenen Mittelklassehotels. Es war für mich, als gehöre das Hotel mir, entsprechend habe ich mich eingesetzt. Ich hatte lange Arbeitstage mit Nacht- und Frühdiensten, außerdem hatte ich ja auch Familie, meinen Mann und meine Tochter. Ich war immer total überarbeitet. Mein Mann wollte reisen, was wir auch gemacht haben. Ich denke, diese Ansprüche an mich von allen Seiten haben mein Immunsystem schwach werden lassen. Ich bin heute fast der Überzeugung, daß ich an meinem Krebs selbst schuld war.
Je ruhiger und ausgeglichener man ist, desto unwahrscheinlicher ist es, einen Krebs zu bekommen. Streß, innere Zerrissenheit, Ärger und Sorgen, das ist einfach ein Nährboden für Krebs. Heute weiß ich, daß ich die Krankheit bekommen mußte, um

umzudenken. Innerlich bin ich ein anderer Mensch geworden. Ich habe meine Seele, meinen inneren Arzt entdeckt. Und ich habe gelernt, daß man sich selbst steuern kann.

Sind Sie von Ihrem Mann unterstützt worden?
Nein, mein Mann konnte mit der Krankheit sehr schlecht umgehen. Je weniger ich ihn damit belastete, desto lieber war es ihm. Ich hatte zum Glück die Stärke, alleine damit fertig zu werden. Als meine Chemo anfing, wurde für meinen Mann eine Kur genehmigt. Er ging also auf Kur, und ich habe ihn gar nicht vermißt. Von Anfang an spürte ich eine innere Kraft und sagte mir: »Ich muß das alleine machen, und ich werde es allein machen.«
Schon an dem Abend, als mir der Professor nach der Operation die Diagnose mitteilte, merkte ich, daß ich die Krankheit annehmen mußte. Das war eine riesige Chance. Ich würde sie annehmen, und ich würde es schaffen. Ich fragte den Professor auch nach meiner Lebenserwartung. Er zögerte. Dann sagte er, man könne das nicht prognostizieren, aber es gebe Statistiken, denen zufolge Menschen mit diesen Symptomen noch zwei bis drei Jahre lebten. Ich erwiderte: »Ich mache mehr draus.« Der Professor meinte daraufhin: »Dazu wünsche ich Ihnen viel Glück.«

Woraus haben Sie diese Stärke entwickelt? Wie erklären Sie sich das?
Das frage ich mich schon seit acht Jahren. Die Stärke war einfach da. Ich nenne sie die Seele; man kann sie aber auch ganz gut als »inneren Arzt« bezeichnen. Nach der Amputation sagte der Professor zu mir: »Wir machen gleich beides – Chemo und Strahlenbehandlung.« In dieser Nacht wußte ich, es gab jetzt *zwei* Chancen: die Chemo und die Bestrahlung.
Nach der Bestrahlung war ich bis zum Hals verbrannt, aber mittlerweile habe ich wieder eine ganz phantastische Haut. Ich hatte aber auch einen großartigen Hautarzt. Er riet mir, nichts zu machen, außer die Haut zu pudern. Das war ein richtiger Geheimtip. Die Bestrahlung brennt acht Tage nach, das heißt acht

Tage pudern. Danach sollte man sechs bis acht Wochen – so lange man es eben aushält, und ich habe es sehr lange ausgehalten – nichts machen, die Haut nicht ölen, nicht waschen, gar nichts. Ich habe mir ein hautfarbenes seidenes Jäckchen gekauft und alles zugedeckt. Und nach sechs Wochen ist diese wunderschöne Haut hervorgekommen. Aber ich gehe jetzt nach acht Jahren noch immer nicht in die Sonne, sondern habe immer etwas Leichtes auf den Schultern und am Hals.

Ich bin mit meiner Krankheit sehr offen umgegangen und habe mit anderen darüber gesprochen. Ich habe mir immer gesagt: »Diese Krankheit setzt mir keine Grenzen.« Es ist sehr wichtig, daß man nicht sagt: »Jetzt kann ich das nicht mehr und das nicht mehr.« Das ist auch sehr belastend für den Partner und für die Beziehung. Es gibt für den Partner nichts Schöneres als eine Frau, die offen ist, die ihn nicht belastet, die alles mitmacht, so wie ich. Ich habe ausgeschnittene Kleider getragen und mir schöne Bikinis und Wäsche gekauft. Es ist so wichtig, sich ja nicht in die Krankheit hineinfallen zu lassen. Das wäre nämlich schon der erste Schritt, die Krankheit nicht zu schaffen.

Ich möchte noch etwas zur Selbststeuerung erzählen: Sobald die Narbe verheilt war, begannen die weiteren Behandlungen; am Montag bekam ich die Chemo, am Dienstag wurde ich bestrahlt, und am Mittwoch ging ich einkaufen. Ich sehe mich noch mit meinem Einkaufskorb eine Allee entlanggehen. Da fingen plötzlich die Bäume zu schwanken an, und mir wurde furchtbar schlecht. Ich habe heftig geatmet und mir immer wieder gesagt: »Dir wird nicht schlecht, die Bäume gehen nicht weg.« Ich bin überzeugt, wenn ich zu mir gesagt hätte: »So, jetzt haut's dich um, jetzt knallst du mit dem Kopf irgendwo hin«, es wäre so gekommen. Es gelang mir, die lange Allee entlangzugehen. Am Ende war eine Apotheke. Ich ging hinein, sagte noch: »Ich brauche einen Stuhl«, und dann wurde mir schlecht. Da wurde mir klar, wie man sich steuern kann. Auf diese Weise habe ich meine Krankheit auch gesteuert. Nach der zweiten Chemo hatte ich keinen Schwächeanfall mehr.

Mir scheint, bei Krankheiten, die mit dem Immunsystem zu tun haben, kann man vieles mental steuern.
Ja, man kann sich durch Gedanken sehr steuern. Ich habe *Wieder gesund werden* von Dr. Carl Simonton gelesen und mir seine Methode der Visualisierung herausgezogen. Das habe ich für mich dann umgesetzt.

Wie machen Sie die Visualisierung?
Ich mache sie am Abend vor dem Einschlafen. Ich glaube, daß der Körper in der Nacht sehr viel für einen arbeitet. Als ich gegen den Krebs kämpfte, habe ich vor dem Einschlafen immer mit meiner Seele gesprochen. Ich habe mir meine Krebszellen als schwarze Sterne vorgestellt und mein Immunsystem als goldene Sterne. Und dann habe ich folgendes zu meiner Seele gesagt: »Heute nacht werdet ihr, goldene Sterne, stark, sehr stark, und ihr sucht die schwarzen Sterne. Die vernichtet ihr, die freßt ihr auf, denn die sind nicht gut für mich.« Und ich bin mit dem Gedanken eingeschlafen, daß es so geschehen wird. Am nächsten Morgen bin ich mit dem Gefühl aufgewacht, daß einige Krebszellen vernichtet worden sind. Ich bin überzeugt, daß da einiges passiert ist. Auch heute noch spreche ich oft mit meiner Seele. Ich mache viel mit autogenem Training. Ich stelle mir abends meinen ganzen Körper vor, da habe ich die Ruhe dazu. Mittlerweile kann ich schnell ruhig werden, so daß ich auch die Unterlage nicht mehr spüre und leicht werde. Dann gehe ich in meinen Körper. Ich habe mittlerweile eine Vorstellung von meinem inneren Körper. Ich sage zu meiner Seele: »Da schaust du mal hin heute nacht, Seele.« Und dann schlafe ich beruhigt ein. Manchmal klappt es gleich, und manchmal brauche ich ein paar Tage.

Haben Sie sich das alles selbst erarbeitet, oder gehen Sie in eine Selbsthilfegruppe oder etwas ähnliches?
Nein, ich habe mir alles selbst erarbeitet, mit dem Buch von Simonton als Basis. Vor kurzem habe ich ein weiteres phanta-

stisches Buch von Henry Hamblin gefunden, *In dir ist die Kraft*. Es besagt, daß wir alle eine große Kraft in uns haben. Und mit dieser göttlichen Kraft in mir arbeite ich. Auf diese Weise wird alles so klar und einfach. Auch wie wichtig das Loslassen ist, wird klar.

Alles, was für mich negativ ist, hat auch eine positive Seite. Das beste Beispiel war meine Krankheit. Was habe ich Positives zurückbekommen durch meine Offenheit. Das war ein wunderbares Erlebnis.

Das Motto »Krankheit als Signal, Krankheit als Chance« trifft auf Sie voll zu.

Ja, aber ich glaube, es ist eine Gnade, das so erleben zu dürfen. Es ist dieser unerschütterliche Glaube an die Seele, der hilft, die Krankheit zu bekämpfen. Zum Beispiel bei der Chemo: Man kann sich bei jedem Tropfen Chemo vorstellen, wieviel Gift in den Körper kommt, oder man kann denken, daß jeder Tropfen, der in den Körper läuft, Krebszellen zerstört. Ich versuche, mich vor negativen Gedanken zu schützen. Denn die fördern eher die Krebszellen.

Hatten Sie dieses Urvertrauen auch schon vorher, in Ihrem Berufsleben?

Jein. Ich war zwar schon immer ein positiver Mensch, aber manchmal habe ich gegen mein Gefühl entschieden, und die Sachen sind schlecht gelaufen. Wenn ich in diesen Situationen auf mein Gefühl, meine Seele gehört hätte, wäre es besser gewesen. Das hat nichts mit einem Glauben oder einer Sekte zu tun. Die Seele haben wir alle in uns.

Haben Sie etwas an Lebensqualität verloren?

Nein, diese Krankheit setzt mir keine Grenzen. Ich habe keinen Brustaufbau machen lassen, weil ich nicht darunter leide, nur noch eine Brust zu haben. Und ich treibe wieder viel Sport. Ich habe mir die Lebensqualität nicht nehmen lassen! Ich bin eine

Kämpferin! Bei einem schweren Sturz beim Surfen habe ich mir an einem Knie sämtliche Bänder gerissen. Mit Zähigkeit und Ausdauer habe ich es geschafft, das Knie wieder zu biegen. Ich habe mir vorgestellt, wie ich am Hang stehe und wieder Ski fahre. Und es hat geklappt: Ich bin wieder Ski gefahren.

Genauso ist es mit dem Krebs. Ich habe mir ein Ziel gesetzt: »Das willst du erleben«, und ich habe es erlebt. Ich sage meinem Körper, meiner Seele: »So möchte ich es«, und der Körper reagiert. Man muß es wollen.

Fühlen Sie sich jetzt geheilt?

Ja. In den letzten acht Jahren habe ich regelmäßig Rotwein getrunken und viel Zwiebeln gegessen, auch weiße Gemüsezwiebeln. Intuitiv habe ich das Richtige getan. Erst vor kurzem habe ich einen Bericht einer amerikanischen Biologin gelesen, der bestätigt, daß Rotwein eine natürliche Substanz enthält, die Fäulnis angreift. Die Krebszellen sind von einer Eiweißschicht umgeben. Daher kann das Immunsystem die Krebszellen nicht erkennen und die Chemo nicht angreifen. Rotwein macht diese Schicht porös, so daß das Immunsystem die Zellen erkennen und die Chemo angreifen kann.

Vor kurzem bestand bei mir der Verdacht auf Knochenkrebs. Der Röntgenologe schickte mich zum Knochenszintigramm. In der Nacht vor der Untersuchung habe ich mit meiner Seele gesprochen, mir aber auch gleich überlegt, was ich machen würde, wenn der Befund positiv ausfiele. Ich war unglaublich ruhig. Dann war nichts, vielleicht ein ganz feiner Haarriß. Aber der Arzt meinte: »Bei Ihrer Vorgeschichte müssen wir vorsichtig sein. Nach acht Jahren sind Sie noch nicht über den Berg.« Also sitzt man nach acht Jahren immer noch auf einem Pulverfaß. Und das packen manche Frauen nicht. Und wenn man sich dann schlecht fühlt und Angst hat, kann irgendwo eine Krebszelle aktiviert werden, die sonst nicht aktiviert worden wäre.

Sie geben der Angst keine Chance?

Nein. Angst ist der Nährboden für Krankheiten, das Schlimmste für Krebskranke. Angst schwächt einen. Die Angst ist ein schlimmer Geist. Den halte ich von mir fern.

Und das möchte ich auch an andere Menschen weitergeben: Man sollte keine Angst haben, sondern sich überlegen, welche Schritte zur Bekämpfung der Krankheit notwendig sind. Und man sollte sich sagen: »Das schaffe ich!« Meine Seele hat gut gearbeitet. Ich habe auch keine Angst um meine Tochter gehabt, als sie ein Jahr durch Amerika gereist ist. Ich wußte, sie kommt wieder.

Hat die Krankheit Ihre Einstellung zum Tod geändert?

Ja, das hat mich erstaunt. Ich glaube, daß die Seele weiterlebt. Gott ist ja keine Gestalt, sondern Energie, eine Größe. Und von dieser Größe haben wir etwas geerbt. So wie ein Kind von seinen Eltern sein Erbe mitkriegt, so habe ich vom lieben Gott mein Erbe mitgekriegt. Und das trage ich in mir. Und dieses Erbe in mir aktiviere ich. Es arbeitet nur positiv, weil dieses Erbe mich liebt. Nur die eigenen negativen Gedanken machen die Seele kaputt. Seit meiner Krankheit glaube ich, daß die Seele nach dem Tod in einer anderer Dimension, als Lichtenergie, weiterlebt.

Ich erkenne in der Gnade, jetzt schon acht Jahre überlebt zu haben, eine gewisse Verpflichtung. Deshalb sitzen wir zusammen. Deshalb helfe ich einer jungen Frau, die Brustkrebs hat. Ich sehe das als Fügung. Ich versuche, an andere weiterzugeben, daß es nur zwei Wege gibt, wenn der Arzt einem sagt, daß es schlecht aussieht: Chemo und Bestrahlung ist ein Weg und der innere Arzt der andere.

Was wollte Ihnen Ihr innerer Arzt mit der Krankheit sagen?

Er wollte mir sagen: »Finde einen anderen Lebensstil, erkenne die wahren Werte, lebe mit Seele.«

Merken das Ihre Tochter und Ihr Mann?
Ja, meine Tochter. Mein Mann – na ja, jeder macht seine Sorgen und Probleme mit sich selbst aus; das verlangt er von sich, aber auch von mir.

Sind die materiellen Auswirkungen der Krankheit ein Thema für Sie?
Gott sei Dank nicht, ich war immer privat versichert.

Würden Sie entscheidende Dinge anders machen?
Ich habe so viel Positives durch die Krankheit erlebt, daß ich sie nicht missen möchte. Aber es war natürlich auch schwer. Wenn ich das alles vor der Krankheit gewußt hätte, hätte ich ausgeglichener gelebt, ich hätte nicht versucht, es allen immer recht zu machen, ich hätte mir selbst nicht so geschadet. Aber rückblickend mußte es so sein.

Aber seit dem Ausbruch der Krankheit würden Sie alles wieder genauso machen?
Ja, das war und ist für mich genau der richtige Weg. Ich freue mich, wenn ich für meine Art, mit der Krankheit umzugehen, bewundert werde, das baut mich auf.

Wie sehen Sie sich in der Zukunft im Leben stehen?
Ich habe viele Pläne. Jetzt mache ich wieder Fernreisen. Ich surfe und fahre Ski. Ich genieße das Leben in vollen Zügen. Ich lasse die Zukunft einfach auf mich zukommen, was ich früher nicht gemacht habe.
Und ich habe Wünsche. Ich kann nur sagen, leben Sie für Ihre Wünsche und Träume! Schlafen Sie mit Ihren Wünschen und Ihren Träumen ein! Alles ist Fügung. Ich habe mir mein Leben lang ein Haus gewünscht – und dann hatte ich einen Sechser im Lotto. Damit haben wir einen Teil dieses Hauses finanzieren können.

»Die Wirklichkeit ist besser als alles, was wir uns ausdenken können«

Ortrud P. (48 Jahre, vier Töchter)
14 Jahre lang litt Ortrud P. immer wieder unter starken Durch-
fällen, Bauchschmerzen und Stimmungsschwankungen, die
sich bis zu schweren Depressionen steigerten. Vor vier Jahren
hatte sie massive Darmblutungen. Nach einer Darmspiegelung
wurde Colitis Ulcerosa diagnostiziert. Das ist eine auch von
der Schulmedizin als psychosomatisch anerkannte Erkrankung
der Darmschleimhäute. Manche Mediziner bezeichnen sie als
»Asthma des Darms«. Als Kind hatte Ortrud P. Asthma. Aber
das verschwand, als sie in die Schule kam.

Sie lebt mit ihrer Familie in einem großen alten Bauernhaus.
Dort entwirft und produziert sie in ihrer Töpferwerkstatt künst-
lerische Keramik und Gebrauchskeramik. Außerdem machte sie
vor einigen Jahren eine Ausbildung zur Leib- und Atemthera-
peutin. Ihr schwebt vor, zusätzlich zu ihrer handwerklich-
künstlerischen Arbeit auch in diesem Bereich tätig zu werden.

Ihre »Patchwork-Familienkonstellation«, die aus drei Töchtern
von ihrem ersten Mann, ihrer jüngsten Tochter, deren Vater und
Ortrud P. besteht, hat bei ihr jahrelang Ängste ausgelöst, weil
sie meinte, den verschiedenen Bedürfnissen nicht gerecht wer-
den zu können. Mittlerweile hat sie gelernt, mehr von den ande-
ren einzufordern und sich abzugrenzen. In einem langwierigen
Prozeß erkannte sie als Illusion, was sie früher für eine Form
von Lebensqualität gehalten hatte, nämlich »...daß die ausge-
dachten, erträumten Sachen besser sind als die Wirklichkeit«.

Bitte erzählen Sie Ihre Krankheitsgeschichte.

Ich habe eine sogenannte Colitis Ulcerosa. Das ist eine psychosomatische Krankheit. Körperlich äußert sich das in Zell- und Gewebsveränderungen der Darmschleimhäute. Im psychischen Bereich tritt diese Krankheit bei mir mit unglaublich heftigen Stimmungsschwankungen und schweren Depressionen auf, die aber vor der Diagnose immer nur mit psychotherapeutischen Methoden behandelt worden waren, weil sie nie mit der körperlichen Symptomatik in Zusammenhang gebracht wurden.

Ich war zwei Jahre vor der Diagnose sehr krank. Zweimal wurde eine Hepatitis vermutet, aber wie sich dann herausstellte, war es nur eine Begleithepatitis dieser Erkrankung. Erst als ich massive Darmblutungen bekam, wurde eine Spiegelung gemacht, das Gewebe untersucht und dieser Befund festgestellt.

Nachdem die Colitis Ulcerosa diagnostiziert worden war, wurde ich mit einem starken Medikament behandelt, das ich zuerst gar nicht nehmen wollte. Aber dann waren ganz plötzlich mit den Darmblutungen auch die Existenzängste und die Depressionen weg. Die äußeren Umstände waren dieselben wie vorher, aber sie haben mir keine Angst mehr gemacht. Das hat mein Weltbild verändert. Ich dachte, in einer bestimmten ungesicherten materiellen Situation, die durch den Beruf bedingt ist – wir haben eine Keramikwerkstatt, und es ist schwierig und auch unsicher, das Einkommen für unsere relativ große Familie immer zusammenzubringen –, hat man eben solche Ängste, bis sich äußerlich etwas ändert. Als die Krankheit körperlich behandelt wurde, konnte ich plötzlich mit der Situation ganz anders umgehen. Ich war gelassen und hatte nicht mehr diese Panikzustände.

Mein Problem war dann, daß ich zwar sehr dankbar war, daß ich auf dieses Mittel so gut ansprach, was nicht selbstverständlich ist bei der Krankheit, es aber auch wieder absetzen wollte, da es starke Nebenwirkungen hat. Außerdem hatte ich das Gefühl, daß es kein heilendes, sondern ein überdeckendes Mittel war. Es war ein Entzündungshemmer, aber die Ursache der Entzündung wurde damit nicht behoben. Colitis Ulcerosa ist eine autoaggressive Krankheit, das bedeutet, Darmbakterien greifen Darmzellen an, ich kann es Ihnen medizinisch nicht so genau erklären. Jedenfalls hat das ja eine Ursache. Ich hatte immer das Gefühl, da steckt etwas dahinter, und das muß angegangen werden.

Ich hatte zu der Zeit schon einen Arzt, der mich homöopathisch behandelte, und damals war ich auch schon bei Anna von Trott, die Sie ja auch kennen. Aber es gab andere Ärzte, die mir sagten, die Krankheit sei nicht anders zu behandeln als mit derartig starken Medikamenten. Sie sei nicht heilbar, die Schübe würden immer wiederkommen, und man könne nicht viel machen.

Wie äußern sich diese Schübe?

Ich hatte heftigste Durchfälle über Wochen, verbunden mit Blutungen und Schleim. Innerhalb weniger Wochen habe ich fünf Kilo abgenommen. Der Körper konnte nichts mehr behalten, auch keine Flüssigkeit. Ich hatte massive Bauchschmerzen, konnte nur noch rumhängen und war zu nichts mehr zu gebrauchen. Ich hatte das zuvor zwar auch schon gehabt, aber ohne diese Blutungen. Mittlerweile weiß ich ein bißchen mehr über die Krankheit. Man kann sie jahrelang haben. Während dieser Zeit treten möglicherweise nur Depressionen auf, ohne daß sich deutliche körperliche Symptome zeigen.

Seit wann haben Sie diese körperlichen Symptome?

Zum ersten Mal sind die Symptome am Ende meiner Ausbildung zur Leib- und Atemtherapeutin aufgetreten. Die Ausbildung war ein sehr intensiver Prozeß, der einen sehr weit ins Unbewußte geführt hat. Bei mir ist zu schnell zu viel aufgekommen, so viele Ängste, die ich in der Zeit offensichtlich nicht verarbeiten konnte.

Die Behandlung mit diesem zudeckenden Medikament hat mir eine Pause verschafft, in der ich eine Zeitlang ohne die Ängste sein konnte und mich erinnert habe, wie ein Zustand ohne Angst ist. Ich habe das Gefühl, in dieser Zeit habe ich aufgetankt, um nachher ratenweise diese Ängste, die hinter der Erscheinung stecken, angehen zu können. Und daran arbeite ich heute noch. Mein Körper hat reagiert, indem er gesagt hat: »So geht es nicht, du mußt langsamer gehen!« Da war mir dieses zudeckende Medikament sehr recht. Es war so, als hätte mich jemand aus diesem Drama einfach rausgenommen und gesagt: »Mach mal Pause, ruh dich mal aus. Dann können wir es langsam wieder angehen.«

Daher vertrete ich zwar nicht grundsätzlich die Meinung, daß man diese Krankheit nur schulmedizinisch behandeln sollte, aber ich bin dankbar, daß es so etwas gibt. Daß ich gewußt habe, ich muß jetzt nicht in der Klapsmühle landen, sondern es kann mal gestoppt werden, und ich kann das etwas dosieren, auch den psychischen Prozeß.

Sind die Schwierigkeiten mit dem Darm dann wieder aufgetreten?

Ja. Wenn ich dieses Mittel abgesetzt habe, dann hat es vorgehalten, bis der nächste große Streß kam, dann ging es wieder los. Eigentlich hätte ich es zunächst einmal neun Monate lang nehmen sollen, aber ich habe es nach drei Monaten abgesetzt. Die körperlichen Symptome waren für mich immer das Signal, daß ich das Medikament doch wieder nehmen mußte.

Dann fiel mir zufällig der Werbezettel einer Klinik in die Hände, die psychosomatische Krankheiten mit Diäten behandelte, die sogenannte Bruckerklinik in Lahnstein. In Deutschland ist Dr. Bruker durch Heilmethoden bekannt geworden, die auf einer vollwertigen Ernährung basieren. Ich habe mich mit dieser Klinik in Verbindung gesetzt. Das war noch einmal ein bedeutender Schritt. Denn vorher hatte ich immer gedacht, ich könnte aus meinem Umfeld gar nicht heraus. Ich bin sozusagen der Geldverdiener in der Familie. Ich habe vier Kinder. Mein Partner ist der Vater meiner jüngsten Tochter, aber nicht von den drei älteren. Insofern habe ich mich immer ungeheuer gebunden und verantwortlich gefühlt. Ich habe dann über meinen Hausarzt die Möglichkeit bekommen, vier Wochen in diese Klinik nach Lahnstein zu gehen, wo meine Krankheit mit einer Diät behandelt werden sollte. Das war eineinhalb Jahre nach der Diagnose.

Diese vier Wochen in der Klinik waren für mich so was wie ein Knackpunkt. Erstens habe ich gemerkt, ich bin entbehrlich für meine Familie, und zweitens ging auch finanziell nicht alles sofort den Bach herunter, auch wenn ich einmal vier Wochen nicht gearbeitet habe und die Werkstatt brachlag.

In der Klinik bin ich versorgt und bemuttert worden. Es war wie im Hotel. In der letzten Woche habe ich dann in der Lehrküche gelernt, mir meine Diät selber zu kochen, und dieses Wissen habe ich auch mit nach Hause genommen. In meinem Fall enthielt die Diät kein tierisches Eiweiß, denn durch tierisches Eiweiß werden die krankheitsfördernden Darmbakterien gestärkt.

Mir wurde aber auch klar, daß ich ein großes Mißtrauen gegenüber allen Ärzten hatte, die mir im körperlichen Bereich etwas sagen wollten, und eine sehr tiefe Angst, wenn es um den psychischen Bereich ging. Mir wurde bewußt, daß ich mich nur sehr schwer jemandem anvertraue – aus Angst, der- oder diejenige könnte irgend etwas ganz Verkehrtes mit mir machen. Wenn man das zurückverfolgt, hat das natürlich tiefliegende Ursachen, ganz tiefe frühkindliche Ängste, und die sind es auch, die im Grunde hinter dieser Krankheit stecken.

Sind Sie diesen Ängsten mittlerweile auf die Spur gekommen?
Ja. Ich habe eine äußerst problematische Mutterbeziehung. Ich bin nie sehr einfühlsam bemuttert worden. Ich habe keine Erinnerung an einen vertrauensvollen Zustand. Ich habe nicht das Vertrauen, daß ich aufgefangen werde, wenn ich mal zusammenbreche, sondern ich denke, daß dann alles den Bach runtergeht. Ich denke, damit hängen diese Lebensängste, diese Existenzängste zusammen, die dann so heftig geworden sind, daß sie sich auch körperlich niedergeschlagen haben.

Ich nehme an, in dieser Klinik haben Sie auch viele Gespräche geführt?

Ja. Zweimal pro Woche gab es Einzel- und Gruppengespräche. Aber wenn ich nicht schon selbst eine Vorbildung mitgebracht hätte, hätte diese psychische Therapie nicht ausgereicht. Doch so war das für mich sehr fruchtbar. Es ging um Verlassenheitsängste und Ängste, verlassen zu werden, sowie um den Mangel eines Urvertrauens oder Probleme, sich anderen anzuvertrauen. Ich bin danach weiter homöopathisch behandelt worden, und gleichzeitig ist ein wichtiger Prozeß abgelaufen: Zwischen mir und meinem Arzt hat sich eine hilfreiche Beziehung aufgebaut, ein gegenseitiges Vertrauensverhältnis. Dafür waren zwei Jahre Arbeit nötig. Er weiß, wie ernst er meine Äußerungen nehmen kann, und ich vertraue ihm, wenn er mir etwas gibt. Mittlerweile meldet sich die Krankheit hauptsächlich nur noch durch einen Anfall von Depression, also nicht mehr körperlich. Wenn so ein Zustand kommt, den ich nicht mehr auffangen kann, rufe ich den Arzt an. Dann wird das Mittel diskutiert, und ich kriege drei Kügelchen. Seit der Kur nehme ich nur noch homöopathische Mittel.

Ganz wichtig in der Zwischenzeit war für mich, daß ich in einer systemischen Aufstellungsgruppe mit der Krankheit gearbeitet habe. Ich bin jetzt als Teilnehmerin in einer Fortbildungsgruppe für Therapeuten, wo auch Selbsterfahrungsaufstellungen gemacht werden. Da habe ich einmal die Krankheit, die Organe aufgestellt und auch eine Familienaufstellung gemacht. Eine wirklich anhaltende Besserung in meinem Zustand ist eingetreten, nachdem ich eine Aufstellung über meinen Vater gemacht habe. Das war etwa vor einem Jahr. Seitdem habe ich das Gefühl, daß ich stabil bin, für meine Verhältnisse stabil. Die Zustände kommen nach wie vor, aber sie überrollen mich nicht, und ich kann mit ihnen umgehen. Ich fühle mich nicht mehr lahmgelegt.

Kommen diese Schübe jetzt seltener?
Die körperlichen Schübe kamen am Anfang etwa alle drei Monate; die sind ganz weg. Die psychischen Schübe kommen sehr unregelmäßig. Das hängt sehr von der Situation ab, wie es uns allen zusammen geht. Es ist eine Krankheit, die sich stark in Beziehungsgeschichten spiegelt und auch dadurch ausgelöst wird. Wenn ich merke, psychisch bin ich labil, fange ich wieder an, streng nach Diät zu essen, und lasse mir ein homöopathisches Mittel verschreiben. Dann spielt sich das wieder ein. Interessanterweise wird nicht nur mein körperlicher Zustand, sondern auch was ich empfinde und denke, dadurch beeinflußt, was ich an Nahrung zu mir nehme.

Das heißt, wenn sich so ein Schub ankündigt, können Sie wirklich etwas tun.
Ja. Mittlerweile weiß ich, was ich tun muß, damit der Schub nicht mehr so heftig kommt, daß ich ganz aus dem Verkehr gezogen bin, sondern weiter meinen Tätigkeiten nachgehen kann.

Sie erwähnten, daß man Ihnen gesagt hat, die Krankheit sei nicht heilbar.
Ja, aber ich habe da meine Zweifel. Ich habe jetzt selbst die Erfahrung gemacht, daß die Krankheit auf einem verhältnismäßig harmlosen Niveau zum Stillstand kommen kann. Wenn ich höre, daß etwas unheilbar sein soll, dann werde ich mißtrauisch. Ich glaube einfach nicht, daß es Krankheiten gibt, die man nicht grundsätzlich lebbar machen kann. Heilen heißt, daß ich nicht mehr daran denken muß, aber nicht, daß ich die Krankheit los bin, sondern daß ich in ihr einen neuen Gesprächspartner habe, mit dem ich leben kann. Ich bin froh, daß es die Schulmedizin gibt, auf die ich zurückgreifen kann, wenn es ganz schlimm wird, aber ansonsten halte ich mich gern an alternative Therapien. Ich bin überzeugt, daß Heilungsversuche, die die versteckte Botschaft der Krankheit nicht ernst nehmen, eher krank machen können.

Ihre Krankheit hat sich sicher über lange Zeit aufgebaut.

Ja. Als kleines Mädchen hatte ich Asthma. Dr. Bruker hat Colitis Ulcerosa das Asthma des Darms genannt. Ich hatte Asthma, bis ich in die Schule kam. Dann war es weg. Und jetzt ist so die Zeit, in der ich ins Klimakterium komme, also wieder ein deutlicher Einschnitt. Dazu kam, daß ich mich von meiner Seite aus von meinem Mann getrennt habe, gegen dessen Willen. Ich habe mich meinen Kindern gegenüber sehr schuldig gefühlt. Ich denke, daß sich diese Symptomatik im Lauf von rund zehn Jahren aufgebaut hat. Ich habe die ersten starken, lang anhaltenden Durchfälle während einer Schwangerschaft erlebt. Das war zehn Jahre, bevor die Krankheit diagnostiziert wurde. Ich habe das damals mit Reissuppe behandelt, und dann hat es wieder aufgehört. Aber die Depressionen haben auch damals angefangen. Aber das Ganze war eigentlich erst behandelbar, als eine organische Symptomatik aufgetreten ist. Deshalb bin ich fast froh, daß es eine »richtige« Krankheit geworden ist. Die Homöopathen sagen, wenn der Körper stark genug ist, produziert er ein Symptom, das dann angegangen werden kann. Vorher bleibt alles in so einem vagen Bereich. Das leuchtet mir ein.

Seit der Diagnose hat sich für Sie und in Ihnen etliches geändert.

Ja, aber vielleicht auf andere Weise als bei anderen Verläufen. Nicht umsonst wird Colitis Ulcerosa als psychosomatische Krankheit bezeichnet. Sie muß von der somatischen Seite und von der psychischen Seite her behandelt werden. Es gibt kein Ursache-Wirkungs-Schema. Man kann das mal von der einen, mal von der anderen Seite her angehen, aber man kann eben nicht nur bei einer Seite bleiben. Ich habe jahrelang versucht, sämtliche Schwierigkeiten, die ich so hatte, ausschließlich von der psychischen Seite her zu lösen, und dachte, das physische Wohlbefinden würde dann schon kommen. Bis ich eines Besseren belehrt wurde, daß nämlich der Körper eine ganz manifeste Behandlung braucht.

Also nicht mehr soviel Psychoarbeit, sondern das Ganze bisserl handfester angehen! Wenn ich zum Beispiel merke, ich werde wacklig oder ich werde labil, dann tut es mir unheimlich gut, wenn ich viel handwerklich arbeite oder im Garten arbeite oder mich bewege, tanze, hüpfe, auf irgendeine Weise körperlich aktiv bin. Früher hätte ich wochenlang meditieren können, das tut mir jetzt gar nicht gut. Mir ist klargeworden, daß ich den körperlichen Bereich ernst nehmen muß. Er ist genauso wichtig wie die Psyche. So einfache Sachen – das habe ich auch in der Klinik gelernt – wie Kneipp-Anwendungen, heiß und kalt duschen, Massagebürsten, nicht irgendwo esoterisch schweben und abheben.

Wie reagiert Ihre Familie auf Ihre Krankheit?
Die erste Reaktion bezeichnete mein Arzt damals als »sekundären Krankheitsgewinn«. Plötzlich haben die Kinder viel Arbeit übernommen, was sie vorher nicht gemacht haben. Wir haben ein großes altes Bauernhaus, und es ist sehr viel Arbeit damit verbunden. Ich habe damals gesagt: »Entweder wir machen das jetzt zusammen, oder wir müssen uns etwas anderes suchen.« Ich habe mich dem allein nicht mehr gewachsen gefühlt. Ich war wirklich am Ende mit meinen Kräften. Meine Kinder waren nicht begeistert, aber seitdem putzen sie zum Beispiel einmal in der Woche das Haus.
Psychisch war das für meine Töchter nicht einfach. Zwei waren gerade in der Pubertät, als ich krank geworden bin, die dritte war so in der Latenzzeit, und die vierte war noch klein. Sie mußten sich sehr zurücknehmen und konnten ihre pubertären Kämpfe wenig ausleben. Ich glaube, die Kinder haben mich fast zuviel geschont. Es ist nicht Aufgabe der Kinder, eine depressive Mutter aufzufangen. Ich erlebe seit etwa einem Jahr, seitdem es mir wieder gutgeht, daß ihre Probleme manchmal heftig durchkommen. Das finde ich aber auch in Ordnung; ich merke, daß ich das jetzt auch tragen kann. Für die Kinder war meine Krankheit eine zwiespältige Erfahrung.

Mein Partner hat mich eine Zeitlang sehr aufgefangen und fast bemuttert. Das hat mir gutgetan. Aber wir haben beide gemerkt, es gibt eine Grenze, wo er sich wieder sich selbst zuwenden muß. Das war eine Zeit, in der ich von der Betreuung durch andere und deren Rücksicht abhängig war. Aber das Bemutternde kann ja auch nicht ein Leben lang anhalten.

Mir kommt gerade das Bild, daß Sie den Ball eine Zeit abgegeben hatten, und jetzt wird er wieder zurückgeworfen.
Ja, aber es ist nicht wieder das alte Muster, daß ich für alles zuständig bin. Ich habe gelernt, auch ein Stück zu fordern. Auf die Teilnahme der anderen werde ich nicht mehr verzichten. Was wahrscheinlich auch zum Krankheitsbild gehört: ich konnte keine Aggressionen äußern, ich konnte mich nicht abgrenzen. Das lerne ich jetzt. Wenn ich es einmal unterlasse zu reagieren, wenn ich mich geärgert habe, fängt sofort mein Bauch an zu grummeln. Das ist eine ganz unmittelbare Sprache, auf die ich mittlerweile gelernt habe zu hören. Wenn ich beispielsweise meine Aggression nicht an die betreffende Person zurückgeben will, aber durchaus solche Gefühle habe, dann setze ich mich hin und trommle oder mache irgendwelche Rhythmusübungen. Ich lebe die Aggression aus und setze mich in dem Moment nicht an meine Drehscheibe, sitze still und mache Feinarbeit. Denn dann lädt sich mein Organismus wieder auf und erzeugt Spannungen, die der Körper wieder loswerden will durch Blähungen, Bauchkrämpfe oder Durchfall – weil ich mir keine Reaktion erlaubt habe, keine Wut oder aggressiven Äußerungen.

Insofern haben Sie offenbar aus der Krankheit eine Menge gelernt.
Ja. Und ich glaube, es ist auch ein gutes Vorbild für meine Kinder, daß man etwas Negatives äußern darf, ohne daß die Welt zusammenbricht.
Ich habe auch eine ganz andere Art von Lebensfreude kennengelernt, und zwar in bezug darauf, wie wohl sich der Körper

fühlen kann. Ich sitze manchmal da und spüre mich und bin glücklich darüber, daß ich da bin. Und es braucht dann keine Rechtfertigung, irgendwelche hohen Lebensziele oder hehren Aufgaben. Das ist für mich das Wichtigste, was bei diesem Prozeß herausgekommen ist.

Das ist jetzt in hohem Maße Krankheit als Chance. Es erübrigt sich fast, die Frage zu stellen: Was haben Sie durch die Krankheit an Lebensqualität verloren, was gewonnen?
Ich habe eine Illusion verloren, die ich früher für eine Lebensqualität gehalten habe, nämlich daß die ausgedachten, die erträumten Sachen besser sind als das, was wirklich da ist. Es geht darum zu vertrauen, daß die Wirklichkeit besser ist als alles, was wir uns ausdenken können. Wenn ich das hier so sage, klingt das wie ein Ergebnis. Ich habe das nicht immer so klar vor mir. Es gibt auch Zeiten, in denen ich daran zweifele, daß alles, was mir passiert ist oder was mir jetzt passiert, richtig ist. Aber ich glaube, die Richtung ist klar. Es kommen sicher immer wieder Sachen, die mich aus dem Gleichgewicht bringen, aber ich denke, ich habe ein bisserl mehr Boden unter die Füße gekriegt. Und ich glaube, daß diese Krankheit ein Anzeiger für mein inneres Gleichgewicht ist.

Wie sind die finanziellen Auswirkungen Ihrer Krankheit?
In dieser Hinsicht hat sich eigentlich nichts verändert. Nur meine Einstellung ist jetzt anders. Ich bin nicht mehr so angstbeladen.

Würden Sie wieder so mit sich umgehen?
Da ich nicht wußte, wie ich mit der Krankheit umgehen sollte, mußte ich ja einen Lernprozeß durchlaufen. Ich glaube, es war gut so, wie es gelaufen ist. Jetzt würde ich mich vielleicht schneller an Leute wenden, die kompetenter damit umgehen können. Ich würde vielleicht nicht ein Jahr nach der Diagnose warten, bevor ich mich an so eine Klinik wenden würde. Es hat damals

eine Zeit gedauert, bis ich begriffen habe, daß ich mehr tun mußte als das, was die Ärzte mir angeboten hatten. Heute ist mir klar, daß jede Beziehung zu einer Person, die eine Autorität darstellt, sei es ein Arzt oder ein Lehrer meiner Kinder, erarbeitet sein will, bis sich eine Vertrauensbasis entwickelt.

Woraus schöpfen Sie Ihre Kraft?
Ich gehe jeden Tag etwa eine Stunde lang in die Natur. Danach fühle ich mich gelöst, und es entstehen daraus für mich heilende innere Bilder.
Ich lebe gern mit meinen Kindern und meinem Partner, und ich arbeite gern. Beides gibt mir Kraft, wenn ich mich intensiv darauf einlasse. Es gibt ein paar Menschen, die ich um Hilfe bitten kann, wenn ich allein nicht weiter weiß.
Ich habe angefangen, Zustände und Ängste, die mir ganz schwer und unerträglich erscheinen, in möglichst genaue Worte zu fassen und Gott zu erzählen, wie es mir geht. Und ich bitte um Antwort, die in irgendeiner Form immer kommt.

Wie sehen Sie sich in der Zukunft im Leben stehen, Ihre Ziele, Entfaltungsmöglichkeiten?
Durch das genauere Hinspüren habe ich ein viel positiveres Empfinden der Zukunft gegenüber als vorher, wo ich mir die Zukunft ausgedacht habe. Mir schwebt ein wenig vor, irgendwann einmal meine handwerklich-künstlerische Arbeit mit der Ausbildung zur Leib- und Atemtherapeutin zusammenzubringen. Ich habe aber noch keine konkreten Vorstellungen darüber, wie das gehen könnte.
Ich habe das Gefühl, je intensiver ich lebe, je voller mein Leben ist, desto weniger muß ich mich nach etwas strecken. Es gibt Sachen, die man über Jahrzehnte möchte, und irgendwann reifen sie dann und fallen einem zu, wenn man sie nicht aus dem Blick verliert.

»Herr Wichtig hat eine Ohrfeige bekommen«

Ludwig M. (57 Jahre, verheiratet, zwei Kinder aus erster Ehe)
Schon in jungen Jahren war Ludwig M. als erfolgreicher Werbe-
gestalter im Ladenbau tätig. Viele Jahre reiste er beruflich in der
ganzen Welt umher. »Es kamen immer mehr Erfolge, aber
meine eigenen Bedürfnisse habe ich nicht wichtig genommen.«
Die Quittung erhielt er vor zwei Jahren: Er hatte einen Schlag-
anfall mit gravierenden Auswirkungen auf sein Gedächtnis und
sein Sehvermögen. »Ich glaube daran, daß einem die Krankheit
etwas sagen will. Ich habe ein total hektisches, schnelles Leben
geführt.« Nach einigen Wochen im Krankenhaus wurde er zur
Kur geschickt und schließlich ein Jahr lang in einer Reha-Tages-
klinik behandelt. Er ist noch immer überwältigt von der mensch-
lichen Wärme und Anteilnahme, die er in dieser Zeit von Ärz-
ten, Schwestern, Pflegern und Therapeuten empfangen hat. Das
hat ihm Kraft gegeben. Heute sind kaum noch körperliche
Nachwirkungen seines Schlaganfalls zu spüren.

Ludwig M. hat aus erster Ehe zwei Kinder, mit denen er sich
sehr verbunden fühlt. Vor einigen Jahren heiratete er zum zwei-
ten Mal. Mittlerweile hat er sich aus seiner Firma zurückgezo-
gen und ist froh, endlich machen zu dürfen, was er will – ohne
Hektik.

Erzählen Sie bitte Ihre Krankheitsgeschichte und wie es dazu kam.

Nach einer sehr hektischen Zeit mit vielen Geschäftsreisen waren wir vor zwei Jahren über Ostern in Italien, um etwas auszuspannen. Ich las gerade ein dickes Buch, so einen Schmöker, und plötzlich wußte ich nicht mehr, was ich gerade gelesen hatte. Außerdem fühlte sich meine Hand pelzig an. Das kam mir komisch vor. Aber ich wollte es vor den anderen, meiner Frau, den Schwiegereltern, verheimlichen. Irgendwann hat meine Schwiegermutter – sie ist Krankenschwester – meinen Blutdruck gemessen, der war 220. Ich habe das nicht weiter beachtet, und das war falsch. Zurück in Deutschland, kam ich ins Krankenhaus. Ich wurde dann sechs, acht Stunden untersucht und an alle möglichen Maschinen angeschlossen. Diagnose: Schlaganfall.

Ich war einige Wochen im Krankenhaus, danach auf Kur. Wenn ich jetzt vernünftig spreche, dann ist das durch Übung, Schutzengel und Pflege wiedergekommen. Es war manchmal furchtbar – was ich für Dummheiten gesagt und getan habe, von denen ich nichts mehr weiß. Ich habe zwischendurch mein Gedächtnis verloren, das wird jetzt mühsam zurückgeholt.

Ich war danach insgesamt ein Jahr in Reha. In der Kur wurde mir bewußt, daß mein Leben total anders werden muß.

Nicht mehr so hektisch ...

Ja. Ich bin gelernter Schauwerbegestalter, habe dann die Werbefachschule besucht und mußte zu meinem Leidwesen die kaufmännische Ausbildung parallel laufen lassen, was meinem Vater wichtig war. Dann habe ich den Werbefachwirt gemacht.

Ich war im Ladenbau tätig. Es kamen immer mehr Erfolge. Ich wollte es eigentlich gar nicht, aber bald war ich in der Geschäftsleitung einer ziemlich großen Filialkette für Uhren und Schmuck. Ich war viele Jahre lang sehr häufig auf Reisen. Damals hatte ich zwei Pässe, weil einer meistens irgendwo für einen Visumsantrag gebraucht wurde. In diesen Jahren war ich dicker, denn bei dem hektischen Reiseleben ißt man überhaupt nicht kontrolliert. Als ich den Schlaganfall hatte, war eigentlich eine längere Geschäftsreise nach Lateinamerika geplant.

Der Arzt sagte damals, es sei eigentlich 20 Jahre zu früh für einen Schlaganfall. Ich fühlte mich ja auch gesund. Ich meinte, ich sei der »Herr Wichtig«, aber ich habe mich selbst nicht wichtig genommen. Dann kam eine übergeordnete Instanz und hat mir das zu verstehen gegeben. Ich brauche außer den medizinischen Fakten eine andere Erklärung. Ich denke da zum Beispiel an meine Mutter: Sie hat vier Söhne großgezogen, bis der jüngste 15 war. Und dann hat sie gesagt: »Jetzt habe ich dieses Leben satt.« Sie ist gestorben. Warum kriegt der Mensch eine Krankheit? Mein Bruder hat gelebt wie ein Fürst. Er hat die Firma vom Elternhaus bekommen und hat alles versandelt, und dann, als nichts mehr da war, hat er eine kleine Rente bekommen, weil er mal einen Unfall hatte. Aber die wäre nur bis zu seinem 65. Lebensjahr gezahlt worden, weil er sich hat ausbezahlen lassen. Und mit diesem Wissen hat ihm sein Körper eine Krankheit geschickt, und er ist gestorben.

Ich glaube daran, daß einem die Krankheit etwas sagen will. Ich, Dummkopf Ludwig, habe ein total hektisches, schnelles Leben geführt. Es war alles übertrieben. Herr Wichtig hat eine Ohrfeige bekommen, und damit ist meine Geschichte erzählt. Und das Bild, das Sie jetzt sehen, das ist der Kerl, der übrigblieb (Ludwig M. zeigt mir ein gemaltes Selbstporträt).

Wie hat sich Ihr Umfeld nach dem Schlaganfall verhalten? Ihre Frau, Freunde etc.?
Teilweise unglaublich rührend, teilweise war es ganz schwierig. Meine Frau, das kann ich ja ruhig sagen, ist am Anfang nicht damit zurechtgekommen. Sie ist ein paar Jahre jünger als ich. Sie ist zur Kur mitgekommen, das heißt, wir haben in meinem Zimmer noch ein Bett aufstellen lassen, so daß sie am Wochenende bei mir sein konnte. Meine Kinder – ich habe

zwei Kinder aus erster Ehe – haben sich sehr um mich gekümmert. Mein Sohn kam immer angeflogen. Meine Kinder waren für mich immer das Wichtigste. Die Freunde, na ja. Manche Freunde sind verschwunden, es hat sich die Spreu vom Weizen getrennt. Aber es war auch für alle Beteiligten einfach unglaublich.

Nach dem Schlaganfall war ich das erste Mal in meinem Leben machtlos, konnte mir nicht selbst helfen, nicht das tun, was ich wollte. Ich kannte das nicht. Seit ich mich wieder um mich kümmern kann, seitdem ich male, seit ich Zeit habe nachzudenken, komme ich mit mir persönlich wieder zurecht. Mit meiner Frau beginne ich zurechtzukommen – oder sie mit mir. Mit Freunden wird es vielleicht schneller besser. Einer hat gesagt, jetzt kann man mit dir wieder gescheit reden.

Und die Ärzte und die Betreuungsschiene?
Die Betreuungsschiene war für mich das Größte, was ich in meinem Leben erlebt habe: Das Gefühl, angekommen zu sein bei Menschen, die mir helfen können. Ich war ja auf Null und mußte von ganz unten wieder anfangen. In der Reha gab es nur liebe Menschen. Da wurde ich angenommen. Und auch was mit uns Kranken gemacht wurde, kreative Spiele, reden, spazierengehen in der Natur. Dazu hatte ich früher nie Zeit. Ich glaube, in mir steckte schon viel länger die Sehnsucht, machen zu dürfen, was ich will. In der Reha-Klinik habe ich ganz viel Liebe und Wärme erfahren. Alle haben sich um mich gekümmert. Danach war ich ein Jahr in der Tagestherapie.

Sie betonen so die Wärme und Liebe in der Reha.
Ja, das hat im Krankenhaus begonnen – Professor B. würde ich am liebsten die Hände küssen und die Füße dazu – und ging in der Kur und der Tagestherapie weiter. Ich lag ganz unten, alles war kaputt, die Ehe, die Arbeit, die Gesundheit, überall kriselte es. Ich stand vor einem Trümmerhaufen – und dann gab es Menschen, die streichelten mich oder halfen mir, das war be-

merkenswert. Diesen Menschen sollte man viel mehr Aufmerksamkeit schenken.

Was hat Ihnen die Kraft gegeben, wieder zurück ins Leben zu kommen?
Die Lust am Leben, den Frühling zu schnuppern, im Wald spazierenzugehen. Ich freue mich, mit Ihnen hier zu sitzen. Ich reise nach wie vor gern. Ich habe das Fliegen wieder ausprobiert, ich fahre wieder auf der Autobahn, mit der Eisenbahn – einmal um die Welt reisen, das würde ich gern tun. Ich mach die Dinge dann auch, ich fahre mit der Eisenbahn von Lissabon nach Hongkong. Ich kann nur jedem Menschen sagen: »Behalten Sie Ihre Lebensfreude!«

Stichwort Lebensqualität: Was haben Sie verloren und was gewonnen?
Ich habe mich als kompetenten Ansprechpartner im Busineß verloren und mich selbst gewonnen. Ich darf heute denken, was ich will, wann ich will und wo ich will.
Persönlich fühle ich mich jetzt nach dem Schlaganfall viel wohler. Ich habe keinen Streß mehr. Ich muß jetzt aus dem, was war, das Beste machen. Ich habe jetzt Zeit für mich bekommen, und zwar zehn Jahre früher als normalerweise. Und wenn ich das jetzt wieder aufwiege, dann ist das, was passiert ist, nicht mehr ganz so schlimm.

Haben Sie noch körperliche Nachwirkungen?
Ich sehe nicht mehr das gesamte Gesichtsfeld. Ich trinke weniger Kaffee, dafür mehr Wasser. Ich habe gelernt, besser mit mir umzugehen.

Betrachten Sie die Krankheit als Signal und Chance?
Als Chance. Wer das erleben darf, was ich erleben durfte oder mußte, der denkt anders übers Leben. Ich kann jetzt den Tag vertrödeln, träumen. Ich möchte ein Buch über mein Leben

schreib... Ich sage heute, mir hat jemand ganz Schlaues eine Ohrfeige gegeben, weil ich's mal wieder überzogen hatte. Als Kind ha... ich so eine kleine Ohrfeige gebraucht, um leiser zu sei... ar... amer zu laufen, besser zu lernen.

Wi... ...ie finanziellen Auswirkungen Ihrer Krankheit?
Ich ... n... nicht sagen, daß es mir jetzt schlechtgeht, denn ich hab... ... für meine Rente vorgesorgt.

Was... ...nden Sie beim Stichwort »Heilung«?
Nicl... ...n ich fühlte mich gar nicht krank. Ich war so, wie ich jetzt ... ch konnte essen, ich konnte trinken, mir tat nichts weh. ... onnte lediglich nicht lesen. Im Krankenhaus habe ich dann ... iert, daß es nicht mehr so weitergeht wie früher. Ich habe ... schnell begonnen, andere Wege zu denken.

Wie e... ...n Sie jetzt die Umwelt? Hat sich etwas geändert?
Kürzli... ...n Biergarten haben mir Leute gesagt: »Wir kennen uns s... seit zehn Jahren, aber du hast ja nicht mal ›Grüß Gott‹ ... können.« Ich habe diese Menschen früher gar nicht gesehen. Wenn ich heute in ein Lokal gehe, dann schau ich mich genau um, trotz des eingeschränkten Gesichtsfelds.

Gehen Sie anders mit Ängsten um?
Ich bin eigentlich ein Angsthase, zum Beispiel beim Bergwandern oder Skifahren, aber vor dem Leben hatte ich nie Angst. Und negative Dinge positiv sehen, das kann ich sehr gut.
Ich habe nein sagen gelernt. Das Leben hat für mich nein gesagt. Ich habe es angenommen.

Wie sehen Sie sich in der Zukunft?
Das ist mein Lebensziel (zeigt mir ein Foto), das Haus in Italien, mitten im Olivenhain.

»Wenn es langsam geht,
kann man auch etwas erreichen«

Christine E. (47 Jahre, verheiratet, drei Kinder)
Im November 1998 hatte Christine E. plötzlich einen epilepti-
schen Anfall. Danach wurde ein Meningeom (gutartiger Hirn-
tumor) an der Hauptschlagader diagnostiziert. Christine E.
mußte sich zwei äußerst komplizierten Kopfoperationen unter-
ziehen. Nach der ersten Operation war sie halbseitig gelähmt.
Mittlerweile kann sie wieder laufen, aber der rechte Arm und
das rechte Bein sind lahm. Christine E. hat drei Kinder im Alter
von 11, 14 und 16 Jahren. Ihr Mann ist ein vielbeschäftigter
Anwalt. Sie selbst hat ebenfalls Jura studiert und nach dem Stu-
dium fünf Jahre lang in einer Versicherung gearbeitet. Als das
erste Kind auf die Welt kam, gab sie ihre Berufstätigkeit auf und
kümmert sich seither um ihre Familie.

Nach ihrer Operation dauerte es lange, bis sie wieder für ihre
Familie sorgen konnte. »Das rettet mich. Denn wenn ich im
Sessel säße und mich bedienen ließe, hätte ich ja keine Möglich-
keit, mich zu bewegen, auszuprobieren, was geht, und dieses
Aha-Erlebnis zu haben.« Im Moment überlegt sie, was sie au-
ßerhalb des Hauses machen könnte. Dabei zweifelt sie mitunter
stark an ihren Fähigkeiten, und es überkommt sie ein Gefühl
der Trauer über ihr Behindertsein. Aber sie läßt sich Zeit. Denn
durch ihre Krankheit hat sie erfahren, daß man sich verkrampft,
wenn man etwas zu schnell und zuviel auf einmal will. »Schaut,
daß ihr ein Ziel verwirklicht, das reicht ja.«

Zum Zeitpunkt des Interviews steckte Christine E. noch stark
im Bewältigungsprozeß. Mittlerweile hat sie neue Perspektiven

für ihr Leben entdeckt; sie engagiert sich unter anderem als gerichtlich bestellte Betreuerin.

Fangen Sie doch bitte mit Ihrer Krankheitsgeschichte an.
Ich bin 47 Jahre alt. An einem Samstag abend im November 1998 hatte ich plötzlich einen epileptischen Anfall. Man hat den Notarzt gerufen. Der hat mich sofort ins Krankenhaus bringen lassen, wo ich gleich auf die Neurologische Station kam. Ich war bei Bewußtsein und hatte überhaupt keine Schmerzen. Am nächsten Morgen bin ich ins Badezimmer gegangen und habe danach noch lange am Fenster gestanden. Man sah die Alpenkette in dieser Morgenstimmung. Als ich zum Bett zurückgehen wollte, wurde mir wieder so merkwürdig. Die rechte Körperseite war ganz verkrampft. Ich griff nach dem Bügel über meinem Bett, bekam ihn aber nicht zu fassen, stürzte und fiel dabei so unglücklich gegen die Heizung, daß ich mir eine Platzwunde am Kopf zuzog.
Daraufhin wurde ein CT gemacht. Man stellte fest, daß ich ein sogenanntes Falx-Meningeom hatte. Es war ein Tumor, der sich an der Kante befand, wo die beiden Gehirnhälften aneinanderstoßen und an der Hauptschlagader hängen; da ist auch heute noch ein Tumorrest. Für die Operation wurde ich in ein anderes Krankenhaus verlegt, da man dort besser ausgerüstet war. Der Eingriff war sehr kompliziert, so daß ich sieben Tage lang bewußtlos gehalten wurde. Von der Operation habe ich mich nur sehr langsam erholt.
Als ich mich wieder einigermaßen berappelt hatte, habe ich wegen jeder Kleinigkeit angefangen zu heulen. Einmal kamen mich Freunde aus Freiburg besuchen. Nach zehn Minuten konnte ich nicht mehr, weil es emotional so mühsam für mich war.
Im Krankenhaus habe ich immer wieder gesagt, daß mich überhaupt nicht interessiert, was außerhalb meines Krankenzim-

mers passiert. Es ist in diesem Zustand wohl eine normale Reaktion des Gehirns, daß es die Reize von außen nicht annimmt und sich auf das Wesentliche konzentriert.

Ich war nach der Operation gelähmt. Der eine Arm hing herunter; ich konnte nichts damit machen. Man nennt das eine schlaffe Lähmung. Die Ärzte hatten wohl Angst, daß das so bleibt. Aber sie haben mir nichts gesagt. Sie sagen einem aber auch nicht, was noch werden könnte, weil sie nicht wissen, was im Kopf passiert. Das ist ja eigentlich auch in Ordnung. Denn so hoffe ich immer noch, daß es ein bißchen besser wird. Nach dem Krankenhausaufenthalt kam ich von Anfang Dezember bis Ende Januar in die Reha.

Die Leute waren sehr nett, aber ich will nie wieder in eine solche Reha. Ich hatte maximal drei Therapiestunden pro Tag, und ansonsten saß ich rum. Immerhin habe ich es mit der Zeit geschafft, mit dem Stock zu laufen, und mußte nicht mehr im Rollstuhl sitzen.

Danach mußte ich noch ein zweites Mal operiert werden und dann wieder zur Reha. Ich fand es schrecklich, wieder dorthin zu müssen. Aber nach zwei Wochen bin ich nach Hause gefahren.

Sie haben ja schulpflichtige Kinder, wie alt sind die eigentlich?
16, 14 und 11.

Wie haben sie reagiert, als ihre Mutter so krank war und sie Rücksicht nehmen mußten?
Ich war ja nicht da; ich war drei Monate weg. Wie sie das empfunden haben, weiß ich nicht. Wir haben nicht darüber gesprochen. Aber vielleicht sind wir auch noch zu nahe dran.

Ihre Familie hat Sie sicher besucht?
Ja, mein Mann fast täglich, die Kinder nur am Wochenende, aber mein jüngster Sohn hat es nicht so gern gemacht. Ich hatte das Glück, daß sich die Omas wochenweise hier zu Hause abge-

wechselt haben. Am Anfang durfte ich nicht nach Hause, aber ab Weihnachten war ich jeweils am Wochenende da.

Woraus schöpfen Sie Ihre Kraft?
Meine Kraft schöpfe ich aus der Familie, weil meine Kinder und mein Mann so tun, als wäre nichts geschehen; das heißt bei meinem Mann, daß er nie da ist und sich voll seiner Arbeit als Anwalt widmet. Und meine Kinder nehmen mich wie früher voll in Anspruch. Sie sagen: »Mama, mach doch mal das oder das« oder »Warum ist das Mittagessen nicht fertig?« Dann kann ich mich nicht damit herausreden, daß ich einen lahmen Arm oder ein lahmes Bein habe. Dann sagen sie: »Du hättest ja rechtzeitig anfangen können.«

Wahrscheinlich ist es ein enormer Kraftaufwand für Sie, wenn Sie das alles selbst machen?
Ja, aber es ist das einzige, was mich rettet. Denn wenn ich im Sessel säße und mich bedienen ließe, hätte ich ja keine Möglichkeit, mich zu bewegen und auszuprobieren, was geht. Deswegen mache ich das.

Hat sich Ihr normaler Tagesablauf sehr verändert?
Nein, ich mache nach wie vor einen Mittagsschlaf. Inzwischen sitze ich auch wieder angezogen um sieben Uhr mit am Frühstückstisch.

Noch einmal zurück zum Thema Umfeld. Wie war es mit dem Ärzte- und Krankenhausumfeld? Hat das positiv auf Sie gewirkt?
Ich war im Krankenhaus bestens aufgehoben. Wie mir auffiel, gab es dort auch Vorlesungen. Zum Beispiel bot Frau Professor T. aus der Neurochirurgie eine Vorlesung zum Thema »Über den Umgang des Arztes mit dem Patienten am Bett« an. Auch die Ärzte in ihrem Team waren sehr umgänglich. Ich habe sehr wohlwollende, freundliche Menschen nicht nur bei den Ärzten,

sondern auch beim Pflegepersonal erlebt. Das war auch in der Reha der Fall.

Jetzt gehe ich nur noch zur Kontrolle ins Krankenhaus. Und eine Ergotherapeutin kommt zu mir nach Hause.

Wie haben Ihre Freunde reagiert?
Ich war mit den Freunden sehr zufrieden. Sie haben sich nach der Reha fast darum gerissen, mich zur Ergotherapie zu fahren. Mit einer Freundin bin ich regelmäßig einmal in der Woche zum Einkaufen gefahren. Das war wunderbar. Ich kann zwar alles allein einkaufen, den vollbeladenen Einkaufswagen mit nur einem funktionsfähigen Arm und Bein zur Kasse zu schieben ist aber unmöglich. Man kann natürlich auch das Personal fragen, aber es ist netter, wenn man mit jemandem zusammen hingeht.

Dieser Kontakt fiel weg, als ich wieder Auto fahren und andere Dinge allein machen konnte. Das bedauere ich sehr. Da war nämlich mein sozialer Kontakt zu den anderen nicht mehr so gut. Ich habe die Vorstellung, daß ich aus eigenem Antrieb nur dann jemanden anrufen will, wenn ich etwas von dem Betreffenden will, und nicht einfach nur so zum Ratschen. Und das war negativ. Jetzt muß ich mich wieder aufrappeln und anrufen. Meine Freunde kommen nicht mehr einfach vorbei und fragen: »Brauchst du was?« Die wollen mich halt nicht verletzen.

In dem Moment, wo man so hilflos ist, kommen die Leute viel schneller zu einem und sagen: »Du strahlst ja so eine Freude aus.« Ich habe mich gefreut, daß ich am Leben war und daß ich die Vögel zwitschern hören durfte. Aber das verblaßt, denn alle Menschen um mich herum haben einen ganz anderen Anspruch ans Leben. Die wollen etwas schaffen und etwas Schönes erleben und sagen nicht unbedingt: »Daß ich überhaupt da bin und den Sonnenschein sehe, ist schon ganz toll.«

Und wie ist das bei Ihnen? Sagen Sie noch manchmal: »Ist das schön, die Bäume, die Vögel.«?

Nein, der Effekt verblaßt langsam, weil ich unzufrieden werde. Ich merke zwar, wie viele Pfennigstücke ich schon gefunden habe, weil ich immer mit dem Blick nach unten gerichtet gehe. Aber es kommt das Gefühl auf, daß ich jetzt doch etwas erreichen möchte. Ich halte mich nicht mehr unbedingt an der Tatsache fest, daß ich noch leben darf.

Wie ist Ihr Anspruch ans Leben? Was möchten Sie gern machen?

Ich habe das Gefühl, daß ich den Status einer Siebzigjährigen erreicht habe oder zumindest so lebe wie eine Siebzigjährige, aber ich meine eigentlich, daß ich noch mehr könnte. Deshalb ist es schwierig, weil ich mich nicht damit zufriedengeben will, was ich bisher erreicht habe.

Sind Sie auf der Suche, was Sie machen könnten?

Ja. Im Krankenhaus habe ich mir manchmal gedacht: »Hoffentlich ziehst du jetzt aus der Krankheit irgendwelche positiven Konsequenzen.« Aber soweit bin ich noch nicht. Im Moment ist es noch mein Ziel, so zu sein wie vorher.

Und inwieweit haben Sie dieses Ziel jetzt erreicht?

Ich muß etwas ausholen: Ich habe Jura studiert und war danach fünf Jahre bei einer Versicherung tätig, habe aber mit Freuden aufgehört. Seit 16 Jahren war ich nicht mehr berufstätig, und es war alles wunderbar zu Hause; ich habe überhaupt nichts vermißt. Aber seit September '98 setze ich mich intensiv damit auseinander, was ich wohl mal machen könnte. Denn die Kinder brauchen mich eigentlich nicht mehr so, oder anders gesagt, ich muß eigentlich mehr von zu Hause weg sein, damit sie nicht völlig unselbständig werden. Damals habe ich bei einem Förderverein für Frauen einen Kurs angefangen, »Neuer Start ab 35«, bei dem es auch viel um Selbstvertrauen und Zutrauen zu den eigenen Fähigkeiten ging. Den Kurs mußte ich natürlich abrupt abbrechen, als ich krank wurde. Ich konnte ihn auch später nicht zu Ende machen, denn er endete Weihnachten, und damals war ich noch im Krankenhaus.

Jetzt bin ich soweit, daß ich denke: »Du kannst vielleicht auch noch etwas anderes machen. Die Kinder können ja auch mal selbst ihr Mittagessen kochen, wenn du nicht da bist. Und dann hast du vielleicht auch mal einen anderen Ansprechpartner, mit dem du dich besprechen kannst.« Aber dann komme ich angehumpelt, bin langsam, habe eine totale Krakelschrift. Ich muß ja jetzt mühselig erst mit links schreiben lernen.

Sie müssen praktisch völlig neu schreiben lernen?
Ja, ich versuche das schon eine ganze Weile; ich verstehe jetzt, warum man in der Grundschule vier Jahre zum Schreibenlernen braucht. Deshalb schäme ich mich auch und traue mich eigentlich nirgendwohin.

Am Computer freue ich mich schon, wenn ich mit der rechten Hand wenigstens die Hochtaste bewegen kann. Die Steigerung ist dann, daß ich nur einen Buchstaben entferne und nicht die ganze Zeile. Computer sind vielleicht wunderbare Hilfsmittel, aber irgendwie bringen sie mich nicht weiter.

Lassen Sie uns nochmals auf Ihre Pläne zurückkommen, etwas außerhalb des Hauses zu machen.
Das Problem ist – sonst hätte ich ja auch diesen Kurs »Neuer Start ab 35« nicht gemacht, sondern gleich gesagt: »Du hast ja Jura studiert.« –, ich weiß schon immer, daß ich keine Anwältin bin, nicht vernünftig beraten kann. Deshalb muß ich mir etwas Neues suchen. Das war mir schon vor der Operation bewußt.

Sind Sie optimistisch, einen Bereich zu finden, der Sie interessiert?

Nein, optimistisch bin ich überhaupt nicht. Aber ich hoffe immer noch, daß ich irgendwann mal auf etwas stoße. Die einen sagen, Zukunft zu planen ist Unsinn, die anderen sind der Meinung, daß man aber auch etwas für die Planung tun kann.

Haben Sie den Eindruck, daß Sie jetzt nach dieser Krankheit offener sind für Zeichen, eine andere Art zu hören oder zu sehen haben?

Dadurch, daß ich alles nicht mehr so gut machen kann, fällt mir diese Hektik in der Welt auf. Wenn es langsam geht, erreicht man auch etwas. Eigentlich habe ich das nur dadurch gelernt, daß die Krankengymnasten mir gezeigt haben, daß die Muskeln schon auf langsame Bewegungen reagieren. Wenn man irgend etwas ganz schnell will, oder wenn man etwas ganz besonders gut machen will, dann verkrampft man sich.

Innere Ruhe und Gelassenheit, eine bestimmte Atmosphäre zu schaffen, in der ich mich wohl fühle, das ist vielleicht etwas, was ich gelernt habe. Das ist letztlich auch, was ich auf meine Umwelt übertragen will. Seid nicht so hektisch und zappelig! Schaut, daß ihr ein Ziel verwirklicht, das reicht ja.

Können Sie diese Gelassenheit auf Ihre Kinder übertragen?

Das war eigentlich keine Kunst, und es war die Auswirkung, die mir als erstes aufgefallen ist. Wenn ich irgendwo saß und sie saßen um mich herum, merkten sie plötzlich, daß da jemand war, der zuhörte. Es blieb mir nichts anderes übrig. Das haben sie gleich gemerkt. Früher bin ich immer aufgesprungen. Jetzt saß ich plötzlich einfach da. Das haben sie als sehr positiv empfunden. Die Kinder sind nicht so darauf erpicht, immer etwas tun zu müssen. Eigentlich muß man sie antreiben. Jetzt sind sie pünktlich, was in unserer Familie früher nicht ausgeprägt war. Aber das flacht schon wieder ab.

Zuhören zu können ist wirklich eine wunderbare Qualität.
Man hört vielleicht nicht nur besser zu, sondern auch anders.
Können Sie das bestätigen?
Nein, ich ziehe genauso schnell meine Schlüsse wie früher auch
und höre nur das, was ich hören will.

Wollen Sie zum Thema Lebensqualität noch etwas sagen?
Ich gehe so gern wandern. Nach den Operationen war ich jetzt
das dritte Mal mit im Skiurlaub. Als ich kräftemäßig noch nicht
so richtig konnte, war es mir relativ egal. Aber in diesem Jahr
war auch noch meine Mutter mit. Sie ging ihre vier Stunden
wandern. Und ich konnte gerade mal ein halbes Stündchen laufen, aber nur zwischen den Häusern. Auch jede Steigung war
unmöglich, weil der Boden so glitschig war. Da habe ich gemerkt, daß ich im Winterurlaub mehr eigene Sachen machen
muß.
Früher habe ich viel mit den Händen gemacht, stricken, hand-
arbeiten, was ich jetzt gar nicht mehr kann. Dafür ist noch keine
Alternative da. Wenn ich an solche Dinge denke, werde ich sehr
traurig.

Sehen Sie die Krankheit als Signal und/oder Chance?
Als Signal, darüber habe ich nachgedacht. Es wird einem bewußter, daß man sich über jeden Tag freuen soll.
Man kann das natürlich auch so sehen: Wenn einem so etwas
noch mal passiert, kann man sagen: »Jetzt habe ich mich meines
Lebens gefreut, jetzt kann mir eigentlich nicht mehr so viel passieren.«

Würden Sie wieder so mit sich und Ihrer Krankheit umgehen
oder entscheidende Dinge anders machen?
Ich würde alles wieder genauso machen. Über die Tatsache, daß
ich außer Kopfschmerzen ein paar Tage vorher keinerlei Anzeichen hatte, bin ich sehr froh. Denn ich mußte nicht zum Arzt gehen, der abwiegelt und sagt: »Sie haben nichts.«

Haben sich seit der Krankheit Ihre Ängste, Ihre Träume verändert?

Nein, meine Träume gehen immer nur dahin, daß ich wieder laufen kann. Angst spielt eine ganz große Rolle bei mir, insofern, als ich immer körperlich reagiere. Und deswegen fällt sie mir so auf. Wenn ich zum Beispiel die Treppe vom zweiten Stock in den ersten heruntergehe, gehe ich wie auf Eiern. Ich bekomme oben ein steifes Bein, weil ich Angst habe zu fallen. Derselbe Treppenverlauf vom ersten Stock ins Erdgeschoß macht mir keine Angst. Wenn ich mich aufrege, wenn ich Ihnen von der Krankheit erzähle, kriege ich ein steifes Bein und einen steifen Arm. Die Angst ist in meinem Leben viel stärker geworden, und deshalb brauche ich davon nicht noch zu träumen.

Ich meine keine Angstträume. Wenn man so lebensbedrohende Situationen erlebt hat wie Sie, ist es ja auch denkbar, daß man sich sagt: »Das habe ich jetzt überstanden. Mich kann so schnell nichts und niemand mehr umhauen.«

Das war auch meine Überlegung. Nach der Operation habe ich gedacht: »Was Schlimmeres kann dir eigentlich gar nicht passieren.« Aber ich habe ja inzwischen genügend Leute kennengelernt, denen so etwas zwei- und dreimal passiert ist. Woher weiß man denn, daß man das Schlimmste überstanden hat? Deswegen kann ich so etwas nicht behaupten.

Bei ganz vielen Leuten habe ich den Eindruck, daß sie denken: »Du Arme, du tust mir so schrecklich leid, aber so etwas wird mir nicht passieren.« Und ich denke mir, wie deren Leben wohl aussehen würde, wenn ihnen so etwas passieren würde wie mir.

Ist das ein Trost für Sie?

Nein. Alle Leute sagen immer: »Wie hast du das toll gemacht, daß du jetzt wieder auf den Beinen bist.« Darauf ist meine Antwort, daß jeder das so machen würde, außer vielleicht jemand, der schon uralt ist. Denn jeder versucht, über die Mauer drüberzugucken und nicht gegen die Mauer zu rennen.

205

Wie fühlen Sie sich hinsichtlich Ihres inneren Gleichgewichts?
Das ist genau der Punkt, weshalb ich gedacht habe, daß ich für
Ihr Buch gar nicht repräsentativ bin, weil ich das noch nicht
gefunden habe. Kürzlich war mal eine Sendung über Organisation im Fernsehen. Es ging darum, wie Veränderungen in
einem Betrieb von den Menschen aufgefaßt werden. Es gibt dieses Schema, daß sie erst schockiert sind und dann alles ableh-
nen, aber schließlich einsehen, daß sie mitmachen müssen, es
ausprobieren und dann akzeptieren. Ich wollte dieses Schema
eigentlich auf die Arbeitssituation meines Mannes anwenden.
Aber dann habe ich gedacht: »Du bist ja selbst in so einer Situation.« Ich überlege, ob ich nicht noch in der Phase der Ableh-
nung bin. Wenn ich ein inneres Gleichgewicht hätte, würde ich
vielleicht meine Behinderung akzeptieren oder integrieren. Ich
bin noch nicht zu einem Ergebnis gekommen.
Ich mache jetzt eine Therapie, aber ich weiß nicht, ob mich das
weiterbringt. Vielleicht muß einfach mehr Zeit verstreichen. Im
Grunde genommen habe ich das Gefühl, es liegt mir mehr, wenn
ich nicht in meiner Krankheitsgeschichte bohre.

»Ich wollte so schnell wie möglich wieder am Leben teilnehmen«

Otto R. (56 Jahre, verheiratet)
Im Juli 1997 diagnostizierte man bei Otto R. ein Karzinom in der Blase, das umgehend entfernt wurde. Bei dem Eingriff stellte sich heraus, daß sich der Krebs schon stark ausgebreitet hatte. In einer weiteren großen Operation wurde die Blase entfernt und aus einem Teil des Darmes eine künstliche Blase geformt. Da Komplikationen auftraten, mußte Otto R. einen Monat im Krankenhaus bleiben. »Am ersten Abend nach dem Krankenhausaufenthalt bin ich mit meiner Frau ins Konzert gegangen.«

Statt zur Reha zu fahren, saß er im September 1997 wieder in seinem Büro. An seinem Arbeitsumfeld hat sich nichts geändert. Er ist Organisationschef eines mittelständischen Betriebs, nachdem er über 30 Jahre lang als EDV-Spezialist am Aufbau der ausländischen Niederlassungen eines international ausgerichteten Unternehmens mitgewirkt hat.

Otto R. sagt, seine Frau sei ihm eine große Stütze gewesen. Sie habe ihm gegenüber nie Mitleid, sondern Verständnis gezeigt. Das hat ihm geholfen, die Potenzprobleme zu akzeptieren, mit denen er als Folge der Operation leben muß. »Ich denke mir, ich lebe. Mit Jammern wird man nicht gesund.« Otto R. sieht gelassen in die Zukunft. Die Arbeit macht ihm Spaß, und am Wochenende werkelt er gern auf seinem Grundstück auf dem Lande.

Bitte erzähle deine Vorgeschichte.
Bei einem Kurzurlaub am Zürcher See konnte ich nächtelang nicht schlafen, da ich so ein merkwürdiges Gefühl im Unterleib hatte. Vier Wochen später, im April 1997, bin ich dann zum Urologen gegangen. Der meinte, ich habe etwas mit der Prostata, das hätten viele Männer in meinem Alter. Er hat mir eine vierwöchige Kürbiskern-Tablettenkur verschrieben.
Nach der letzten Untersuchung im Juni '97 schickte er mich zur Computertomographie. Dort wurde festgestellt, daß ich einen Tumor in der Blase hatte. Da der Tumor isoliert sei, würde man lediglich einen kleinen Eingriff durch die Harnröhre machen, hieß es. Die Biopsie ergab allerdings, daß es ein bösartiger Tumor war. Mir wurde gesagt, die Operation würde mit einer Lokalanästhesie durchgeführt, und nach einer Woche Krankenhausaufenthalt könne ich wieder gehen.

Wie hat dieser Befund auf dich gewirkt?
Eigentlich nicht so schlimm. Ich dachte: »Was kann mir denn schon passieren? Richtig Krebs haben doch nur die anderen.«
Im Juli 1997 bin ich, statt in Urlaub zu fahren, auf Empfehlung des Urologen ins Krankenhaus gegangen. Bei der Entfernung des Tumors wurden auch Gewebeproben des umliegenden Gewebes entnommen. Die histologische Untersuchung ergab, daß der linke Teil der Blase komplett befallen war. Kurz vor meiner Entlassung kamen zwei Ärzte mit versteinerter Miene an mein Bett. Es war eine ganz eigenartige Situation. Der eine redete immer von Krebs, und ich dachte: »Wieso hat der jetzt mich gemeint?« Dann haben die beiden miteinander geredet. Ich wußte nicht, was das bedeutet. Schließlich sagte mir der eine Arzt ganz offen, was auf mich zukommen würde, nämlich eine Radikaloperation mit Konsequenzen für die Potenz. Es hieß, ich könne jetzt erst mal nach Hause gehen und mich von dem Eingriff erholen und in Urlaub fahren oder alles zu Hause regeln und nach einer Woche wieder ins Krankenhaus zur großen Operation kommen. Ich habe mich für letztere Variante entschieden.

Hast du das an dich herangelassen, vor allem auch die Aussicht auf Impotenz?

Ja, aber ich dachte: »Lieber krebsfrei und leben.«

Der erste Eingriff war eher unangenehm als schmerzhaft gewesen. Bei der großen Operation war es dann schon etwas anderes. Als der Anästhesist kam und mir erklärte, welche Risiken bestünden und was gemacht werde, wurde mir mulmig. Er sagte mir: »Es kommt alles weg – die ganze Blase, die Harnröhre, die Prostata, der Blinddarm.« Im Prinzip war es also eine Totaloperation. Aus etwa einem Meter Dünndarm formen sie dir dann einen Behälter, der innen an die Harnröhre und an den Teil der noch vorhandenen Harnleiter »angeschlossen« wird. Dann läuft der Harn wieder ganz normal.

Der Anästhesist sagte mir auch, daß ich nach der Operation ein bis zwei Tage auf die Intensivstation und dann sechs Tage auf die Wachstation kommen würde. Damals habe ich gedacht: »Es gibt Schlimmeres, und das stehst du alles durch.« Dann kam eine Krankenschwester und sagte: »Erschrecken Sie nicht, ich muß Ihnen jetzt hier auf den Bauch ein Kreuz hinzeichnen. Wenn die Operation nicht gelingt, kriegen sie hier einen künstlichen Ausgang.« Dann hat sie mit einem wasserfesten Stift ein Kreuz auf meinen Bauch gemalt. Ich bin ziemlich erschrocken. Sie sagte: »Dann bekommen Sie so einen Beutel. Das ist ganz hygienisch. Es gibt viele Männer, die das haben. Hauptsache, Sie leben!« Ich wundere mich noch heute darüber, wie ich all diese Dinge aufgenommen habe, wie stark ich war. Hinterher habe ich von meiner Frau erfahren, daß in einem halben Jahr alles vorbei gewesen wäre, wenn ich damals nichts gemacht hätte.

Was hat dich eigentlich so sicher gemacht, daß du das durchstehst?

Vielleicht ist es gut, daß man in dem entscheidenden Moment alles nicht so ernst nimmt. Ich war wild entschlossen, die Operation machen zu lassen. Ich hatte ein Riesenvertrauen in diesen Professor. Der leitende Professor, die Koryphäe, war gar nicht da. Aber ich habe mich für den Oberarzt entschieden. Es war im August 1997. Normalerweise ist man wegen einer solchen Operation 21 Tage in der Klinik. Aber bei mir kamen Komplikationen hinzu. Durch die unterschiedliche Länge der verbliebenen Harnleiter hat sich die Neoblase, dieser Behälter, verschoben. Der Urin lief nicht richtig hinein, und dadurch hatte ich einen permanenten Nierenstau, und zwar in beiden Nieren. Ich sah mich schon als den nächsten Dialysepatienten.

Ich wurde nach 30 Tagen entlassen. Dann war die Frage Reha oder Kur. Ich hatte aber eigentlich keine Lust, immer über Krankheiten zu reden und darüber, wer die längere Narkose hatte und ob der Chefarzt dabei war oder nicht. Der Oberarzt meinte auch: »Sie sind eigentlich nicht der Typ für so etwas. Gehen Sie lieber nach Hause, und fangen Sie wieder an zu arbeiten.« Das habe ich auch getan und bin wieder ins Büro gegangen.

Kurz darauf hatte ich mitten in einer Besprechung dermaßen starke Nierenschmerzen, daß ich sofort ins Krankenhaus gefahren bin. Im Laufe der nächsten Wochen gab es immer wieder Komplikationen, so daß ich erneut in die Klinik mußte. Ich bin dann noch mal operiert worden. Nach vier Wochen wurde ich entlassen, hatte aber rechts eine gestaute Niere. Damit der Urin abfließen konnte, wurde es fast zur Routine, daß mir regelmäßig Katheter gelegt und nach acht Wochen wieder entfernt wurden – insgesamt viermal. Aber jetzt funktioniert die Niere wieder ganz gut. Allerdings habe ich, sobald mir mein Kreuz mal weh tut, ein bißchen Panik.

Was mich ziemlich geschlaucht hat, waren die ewigen Pilzerkrankungen, die ich nach der Einnahme von Antibiotika während oder nach dem Krankenhausaufenthalt bekam. Aber das hat die Urologen überhaupt nicht interessiert. Einmal bin ich danach sofort zu einem Internisten gegangen, der mir dann eine Tablettenkur gegen die Pilzerkrankung verschrieben hat.

Wurde bei dir nach den Ursachen geforscht, oder hast du danach gefragt?
Ich habe gefragt, woher so ein Harnröhrenkrebs kommen könnte. Da war die Aussage: »Durch Rauchen« – ich habe bis 1980 stark geraucht – »und Anilinfarben.« Es ist eine typische Malerkrankheit. Ich habe einmal mein Gartenhaus gestrichen.

Meine Frau hat mich daran erinnert, daß ich mal eine sehr schlechte Zeit in der alten Firma hatte. Vielleicht ist diese Krankheit damals zum Ausbruch gekommen. Vielleicht war ich damals in der Firma selbst schuld zu glauben, daß andere für mich etwas ändern würden. Ich habe mich damals miserabel gefühlt, und dieses Selbstmitleid darüber, bei der Umorganisation quasi vergessen worden zu sein, hat mich richtig fertiggemacht. Wenn da mal jemand gesagt hätte: »Jetzt jammere nicht rum, mach was anderes.« Aber was soll's? Ich habe die Situation ja mittlerweile geändert.

Was nützt es, die Krankheitsursache zu wissen? Ich sage mir: »Schau lieber nach vorn, daß du alles in den Griff kriegst und das Beste draus machst.« Ich habe das vom Kopf her gemacht.

Fühltest du dich im Krankenhaus gut aufgehoben?
Bei den Ärzten fühlte ich mich als Teil des Teams. Mit mir wurden Dinge besprochen, ich durfte auch mal nein sagen. Einmal sollte ich für eine Röntgenaufnahme drei Liter Kontrastmittel trinken, um die Nieren gut sichtbar zu machen. Ich hatte schon knapp zwei Liter getrunken, hatte gegessen und war bis oben hin voll. Da kam die Schwester und meinte: »Um zwei Uhr ist gerade der Röntgenraum frei. Sie müssen schnell noch einen Liter trinken.« Da habe ich gesagt: »Nein, den trinke ich jetzt nicht.« Darauf sagte die Schwester: »Aber der Herr Professor hat gesagt, Sie müssen das trinken.« Ich habe geantwortet: »Sagen Sie dem Herrn Professor, das Röntgeninstitut besteht morgen auch noch. Ich kann jetzt nicht trinken, weil ich keine Lust habe.« Einfach so. Weißt du, was dann so toll war? Der

Professor meinte: »Na, Sie sind doch ein freier Mensch, wenn Sie das jetzt nicht können, dann tun Sie es nicht.«

Das war für mich auch ein Durchbruch. Zu erkennen, daß man nicht der Ärmste ist, daß man nicht alles tun muß. Wenn jemand sagt: »Machen Sie jetzt einen Kopfstand!«, kann man sagen: »Ich möchte jetzt nicht, weil...« Das hat mir sehr geholfen. Die Ärzte akzeptieren es, wenn einer eine eigene Meinung hat.

Die Pfleger und Pflegerinnen im Krankenhaus sind heute ganz anders geschult, als wir es früher so gewohnt waren. Die meisten sind freundlich und sagen nicht: »Sie müssen jetzt das und das machen«, sondern »Würden Sie bitte...« Der Umgang in diesem Krankenhaus, auch seitens der Ärzte, ist sehr gut.

Insbesondere eine Krankenschwester aus Kroatien hat mir enorm geholfen. Sie hatte eine tolle Ausstrahlung und war immer gut drauf. Die war wirklich top. Wenn ich sie um Rat gefragt habe, habe ich immer eine Antwort bekommen. Und wenn sie etwas empfohlen hat, haben die Ärzte gesagt: »Dann machen wir das so.« Sie war auch psychologisch geschult. Aber ich habe sie eigentlich um Rat bei Dingen gefragt, die mit meinem Körper zu tun hatten. Der bestand praktisch nur aus Schläuchen. Es hat ziemlich lang gedauert, bis ich dieses Etwas wieder als meinen Körper akzeptiert habe.

Wie hat deine Frau reagiert?

Sie war eine Riesenhilfe. Sie hat mir den Rücken freigehalten und sich um die ganzen administrativen Dinge gekümmert; sie hat viel mit den Ärzten geredet und ihnen gesagt, sie müßten mit mir über das und das sprechen, was sie dann auch getan haben. Die Schwestern und Pfleger und die Ärzte haben dann manchmal »Schwester Elisabeth« zu ihr gesagt und gefragt, ob sie früher Krankenschwester war. Sie hatte nie Mitleid mit mir, sondern zeigte eher Verständnis für mich.

Wie bist du mit dem Thema Impotenz umgegangen?
Wenn man seine Zeugungskraft und auch die Fähigkeit zu einer richtigen Erektion verliert, dann kommt man schon ins Nachdenken. So ein richtiger Mann bin ich eigentlich nicht mehr. Für mich war das damals kein Problem, erst später, als ich wieder sexuelles Interesse hatte, habe ich mich damit stärker auseinandergesetzt.

Hast du mit deiner Frau darüber geredet?
Ja, wir haben darüber geredet. Ich wurde aus dem Krankenhaus entlassen und mußte mir einen Urologen suchen. Mit dem habe ich das Thema Sex dann mal angeschnitten. Der hat mir allerhand Hilfsmittel aufgezeigt und Viagra verschrieben. Er meinte: »Sie sind jetzt 54, und Sex ist ja immer noch wichtig.« Dann ist Elisabeth mal mit hingegangen, und wir haben das Thema gemeinsam besprochen. So wie ich keinen Harndrang habe, so habe ich auch keinen übermäßigen Drang nach Geschlechtsverkehr. Impotenz kommt vielleicht eher vom Kopf. Wenn ich mir Sex richtig einrede und mir vorstelle, wie schön das ist, regt sich da eher was, als wenn ich nur eine Viagra-Tablette nehme. Sexualität, also der Beischlaf, ist anders als früher, nicht mehr so spontan, aber kein Problem, wenn man das akzeptiert. Und es macht trotzdem noch Spaß. Aber es muß geplant werden. Das habe ich, glaube ich, ganz gut verkraftet. Es hat nicht mehr den Stellenwert.
Ich denke mir, ich lebe! Und wenn man das in Proportion setzt, dann kann man mit einer Menge Sachen leben. Die Sache mit Kindern war vorher schon vorbei. Was kann mir passieren? Hat man einen Partner, ist man aufeinander angewiesen. Und wenn der Partner das nicht ertragen könnte, würde ich sagen: »Ich bin eben nicht der Richtige, dann müssen wir etwas ändern.« Ich würde nicht daran verzweifeln.

Wie hast du Familie, Freunde und Arbeitskollegen wahrgenommen, und wie haben die reagiert?

Meine Mutter und mein Schwiegervater waren schon erschrokken, als sie mich so sitzen sahen, aber dann haben sie doch mehr über ihre eigenen Krankheiten erzählt, ohne mir zuhören zu wollen. Und ich wollte sowieso nicht viel erzählen. Meine Mutter hat mich dann jeden Tag oder jeden zweiten angerufen. Ich bin jemand, der eher Zweckoptimismus verbreitet und nicht sagt: »Mir geht es schlecht.« Aber am Anfang kam es mir schon merkwürdig vor, daß meine Verwandten im Grunde nur von ihren Krankheiten erzählt haben. Das war für mich eine Art Lektion in Toleranz. Letztendlich waren es immer recht harmonische Besuche. Das hätte ich früher vielleicht nicht so akzeptiert. Da hätte ich wahrscheinlich gesagt: »Jetzt geht es um mich, und deine Krankheiten interessieren mich jetzt überhaupt nicht.«

Am Stammtisch, zu dem ich seit 20 Jahren gehe, wurde bewußt nicht über Krankheiten geredet. Meine Freunde haben mich beglückwünscht und bewundert: »Wie du das machst und wie du das verkraftest!« Ich habe mich auch gleich nach dem Krankenhausaufenthalt bewußt dahin geschleppt. Elisabeth ist, während ich im Krankenhaus lag, immer hingegangen.

Am ersten Abend nach dem Krankenhausaufenthalt bin ich mit ihr ins Konzert gegangen. Ich wollte so schnell wie möglich wieder am Leben teilnehmen. Ich sah unheimlich blaß aus im weißen Hemd, und das lange Sitzen fiel mir sehr schwer, aber ich fand es sehr gut für mich, wieder teilnehmen zu können. Ich bin auch gleich wieder Auto gefahren, trotz der Narben und der Probleme beim Sitzen.

In der neuen Firma – ich war ja gerade erst ein halbes Jahr dort, als ich das erste Mal ins Krankenhaus mußte – ging es auch gut. Auch als ich wieder ins Krankenhaus mußte und statt zwei dann fünf Wochen weg war. Ich habe einen Stellvertreter, der war sehr loyal. Ich hatte das Gefühl, daß er nicht an meinem Stuhl sägen wollte. Das war eine große Hilfe. Es gab eigentlich niemanden im Berufsumfeld, der mir etwas anhaben wollte. Es war für mich sehr positiv. Ich hatte Sicherheit in der Firma und privat.

Gleich wieder alles zu machen war deine Art, mit der Krankheit fertig zu werden?
Ja, das war meine Stärke. Aber das war nicht immer so. Meine Mutter hat mich früher intensiv bemuttert. Sie hat ständig gefragt, geht's dir gut? Es war eigentlich mehr Härte angesagt. Ich wollte mit meinen Problemen selber fertig werden. Ich wollte nicht dauernd jemandem etwas vorjammern, der mich bemitleidet, das war ganz wichtig. Ich kann Lob nicht gut annehmen, aber auch Mitleid mag ich nicht. Vielleicht ist das eine Gegenreaktion auf das Bemuttertwerden.

Inwieweit konntest du Einfluß auf den Heilungsprozeß nehmen?
Ich glaube, es wirkt sich positiv aus, die Krankheit zu akzeptieren. Ich habe Vertrauen, ich schaue nach vorn. Warum es so ist und wer an dem ganzen schuld ist, habe ich nie gefragt. Diese Einstellung und die Hilfe meiner Frau haben bei mir alles sehr positiv beeinflußt. Ich glaube, mit Jammern wird man nicht gesund. Wenn dann künftig mal eine Niere nicht mehr so funktioniert, dann kann ich es auch nicht ändern, das muß ich akzeptieren. Das ist auch jetzt grundsätzlich meine Lebenseinstellung. Das hat mir sehr geholfen.

War das früher auch schon so?
Ja. Aber nicht so ausgeprägt. Ich habe eigentlich immer schon nach vorn geschaut. Na, man hat natürlich schon mal geschimpft auf die anderen, bei Umstrukturierungen, Umorganisationen, aber grundsätzlich, glaube ich, habe ich eine positive Einstellung. Für diese positive Einstellung mußt du dir natürlich auch das Umfeld suchen. Meine Ärzte sind gut, die Schwestern sind nett, na ja, das Essen ist nicht so gut, aber es spielt auch nicht so

eine große Rolle. Grundsätzlich tut man sich mit einer positiven Lebenseinstellung leichter.
Diese Haltung ist bei mir jetzt stärker ausgeprägt.

Kam diese Einstellung – und du hast ja mehrmals gesagt, der Prozeß fand in deinem Kopf statt – aus dir heraus, oder bist du in Gesprächen mit Freunden oder deiner Frau oder Psychologen oder durch Bücher zu dieser Einsicht gekommen?
Ich habe früher einige Bücher gelesen, zum Beispiel von Paul Watzlawick, *Anleitung zum Unglücklichsein*, die zeigten, daß Dinge vom Kopf ausgehen, und die sich mit Eigenmotivation beschäftigen. Seminare zur Persönlichkeitsentwicklung und Literatur darüber haben mir ungeheuer geholfen, auch im Hinblick auf Eigenbild und Fremdbild.

Manche Leute hätten sich in deiner Situation alle Bücher zum Thema Unterleibskrebs besorgt. Hast du das gemacht?
Nein. Ich habe mich nicht medizinisch damit auseinandergesetzt. Ich kann dir nicht einmal sagen, wie meine Krankheit auf lateinisch heißt. Ich denke, so, wie ich Experte auf meinem Gebiet bin, sind die Ärzte Experten in ihrem Bereich. Ich bin ein Verfechter des Spezialistentums und der Kernkompetenz. Die Ärzte machen etwas, und ich muß nur das Nötigste wissen. Ich folge denen, und wenn ich mal das Gefühl habe, es ist wirklich falsch, dann sage ich es.
Ich kenne jemanden, der hätte sich schon 17 Bücher darüber besorgt. Aber ich will ja nicht Theorien mit den Ärzten diskutieren. Die Praxis spielt sich in meinem Unterleib ab. Und das soll gescheit gemacht werden.

Wie hat sich die Krankheit auf dein jetziges Leben und die Umwelt ausgewirkt?
Ich muß im Sitzen pinkeln, damit sich diese Neoblase mit entsprechender Bauchpresse vollständig entleert. Aber mir sieht man ja die Operation nicht an. Ich hatte nie eine Chemo. Der

Tumor war isoliert in der Blase, und die Ärzte haben das ganze befallene Gewebe erwischt. Zunächst war der normale Harndrang weg. Am Anfang habe ich zur Sicherheit Windeln getragen. Aber mit viel Muskeltraining habe ich das einigermaßen wieder hinbekommen und merke wieder einen gewissen Druck, wenn die neue Blase voll ist.

Wenn jetzt noch einmal etwas aufträte, würde man bei mir vielleicht eine Chemotherapie machen, statt zu schneiden. Ich war im Prinzip 14 Tage krebskrank, nämlich in dem Zeitraum von der Diagnose bis zur Operation.

Hast du ein mulmiges Gefühl, wenn du zur Kontrolluntersuchung gehst?

Ja, heute morgen zum Beispiel. Da war ich schon ein anderer Mensch, sehr dünnhäutig. Bei der kleinsten Schwierigkeit habe ich überreagiert, und zwar nicht nur bezüglich meiner Person, sondern auch im Beruf. Normalerweise sollte man eigentlich den Tag vorher zu Hause bleiben. Die Angst und Sorge über das Ergebnis machen mir schon zu schaffen. Aber allmählich habe ich das im Griff.

Beim ersten Mal war es sehr kritisch. Beim zweiten Mal, nach 18 Monaten, fühlte ich mich bereits etwas sicherer; jetzt ist es drei Jahre her – je länger der Abstand zur Operation ist, desto größer sind die Chancen. Und wenn jetzt was ist, fängt der Kampf wieder neu an.

Beschäftigst du dich manchmal mit solchen Gedanken?

Ich bin jetzt 56 Jahre und denke manchmal, es gibt Männer mit 75, die waren 40 Jahre in dieser Stadt immer auf demselben Job mit derselben Telefonnummer. Und dann denke ich, ich bin ziemlich herumgekommen, ich habe in meinem Leben viel gemacht, und dann sterbe ich halt vielleicht jünger.

Hast du Angst vor dem Tod?

Früher schon, da war das etwas ganz Schlimmes. Aus dem Christentum heraus, dann bist du vielleicht in der Hölle, weil du nicht gut gelebt hast, und das Jüngste Gericht und der Sensenmann ... Jetzt nach meiner Krankheit denke ich mir, ich kann's nicht ändern, jeder tut sein Bestes, du hoffst, du bist in guten Händen, du kämpfst – also aufgeben würde ich mich nicht.

Hast du eigentlich für den Todesfall Vorsorge getroffen?

Nein, noch nicht, aber jetzt möchte ich unbedingt ein Testament machen, insbesondere, weil ich noch Geschwister habe und weil ich will, daß Elisabeth gut versorgt ist. Wir wollten das eigentlich schon vor der Krankheit machen. Während der Krankheit hatte Elisabeth nicht den Mut, weil es dann so gewesen wäre, als würde man denken: »Du stirbst ja eh, jetzt ordne mal deine Sachen.« Aber schon aus Fairneßgründen muß ich jetzt meine Sachen ordnen.

Des öfteren bekommen Menschen, die eine schwere Krankheit überstanden haben, einen anderen Zeitbegriff – nach dem Motto »Wenn ich etwas will, muß ich es jetzt machen, auch wenn ich noch 30 Jahre lebe.« Ist das bei dir auch so?

Ich weiß eigentlich, wenn ich will, dann kann ich. Ich muß nur wollen. Es ist meine Faulheit, die mich an manchem hindert. Ich habe oft Ausreden wie »Ich kann jetzt nicht joggen, weil es wahrscheinlich regnen wird, dann werden die Schuhe naß« etc. Ich mache aber schon einige Dinge. Ich lebe eigentlich wieder normal.

Die Ernährung ist auch so ein Thema. Der Professor hat zu mir gesagt: »Sie können alles essen und trinken, wie es Ihnen guttut. Sie brauchen auf nichts Rücksicht zu nehmen.« Manche Sachen, wie zum Beispiel Hefe oder Nudeln, bekommen mir nicht, aber im großen und ganzen kann ich alles essen und trinken.

Meinst du, durch die Krankheit hat sich etwas in deinem Führungsstil, in deinem Umgang mit Menschen geändert?
Ich glaube nicht. Ich bin immer noch eher der Fürsorgende – das kann man nicht ablegen. Aber ich glaube, mein Führungssstil hat sich geändert, weil ich jetzt ganz andere Leute in meiner Mannschaft habe, viele externe Mitarbeiter. Ich glaube nicht, daß sich daran durch meine Krankheit etwas geändert hat. Die grundsätzlichen Dinge kamen eigentlich nach den diversen Seminaren zur Persönlichkeitsentwicklung. Ein Kollege hat mir mal gesagt, ich sei jetzt etwas dünnhäutiger. Ich weiß nicht, ob das stimmt.
Heute lasse ich meinen Mitarbeitern viel mehr Freiheit, was den Weg anbetrifft. Heute ist mir klar, daß es viele Möglichkeiten gibt, um von A nach B zu kommen. Das hat aber nichts mit der Krankheit zu tun.
Mir fällt gerade ein, daß ich früher immer Schwierigkeiten mit meinem Schwiegervater hatte. Er wollte immer meine Frau erziehen, und ich habe das gegen mich gerichtet gesehen. Aber das ist ganz normale Vaterliebe. Früher habe ich immer so ein Feindbild aufgebaut und mich aufgeregt, und jetzt sage ich nichts mehr dagegen. Er macht das eben so, und nicht, um mich zu ärgern. Mit dieser Einstellung tue ich mich leichter. Man selbst muß etwas verändern, nicht die anderen. Wenn du freundlich zu jemandem bist, wird es auch der andere sein. Das habe ich schon vor der Krankheit gelernt.
Heute kann ich zwei Meinungen, sozusagen als zwei Wahrheiten, nebeneinander stehenlassen. Es gibt nicht richtige und falsche Meinungen, sondern nur unterschiedliche. Und mir ist jetzt klarer, was wichtig und was unwichtig ist.

Gibt es finanzielle Auswirkungen?
Durch den Wechsel in die andere Firma vor der Krankheit geht es mir jetzt finanziell noch besser als vorher. Ich habe jetzt einen Behindertenausweis mit einer Behinderung von 80 Prozent. Das wird aber 2003 wieder überprüft. Im Job macht es nach wie vor

Spaß. Sollte sich dort etwas ändern, könnte ich immer meinen Behindertenausweis herausziehen und sagen: »Ich möchte jetzt gehen.« Fazit: Ich habe keinerlei Zukunftsängste finanzieller Art. Das ist vielleicht wieder eine Stärke. Ich glaube, bei jemandem, wo das nicht so gut aussieht, kann es sich negativ auf den Heilungsprozeß auswirken. Die finanzielle Sicherheit ist ein wichtiger Aspekt.

Würdest du wieder so mit dir und deiner Krankheit umgehen?
Auf der Basis meiner Erfahrungen würde ich wahrscheinlich schon das eine oder andere anders machen – nicht besser, aber anders, aber was genau, weiß ich nicht.
Heute, als ich bei der CT war, weinte eine Frau, die auch Krebs hatte. Ich habe versucht, sie zu trösten, und habe ihr meine Geschichte erzählt. Sie sagte, sie müsse weinen. Na ja, jeder geht anders mit Krankheit um. Wie ich schon sagte, die Krankheit akzeptieren und Vertrauen in die Ärzte haben, nach dem Motto »Du bist okay, ich bin okay«, das ist sehr wichtig, dann hat man auch Respekt.

Betrachtest du die Krankheit als Signal oder Chance?
Die Erkenntnis, daß die Krankheit auch seelische Gründe haben kann, war schon ein Signal. Daraus folgte durchaus als Chance, die Dinge ein wenig gelassener und ruhiger zu machen. Auch die Überlegung »Was ist wirklich wichtig im Leben?« war ein Signal und Chance.

Wie siehst du die Zukunft?
Sehr positiv. Ich fühle mich im Job gut und körperlich gut. Auch privat geht es mir sehr gut. Ich denke, wenn ich eher in Rente gehen wollte, könnte ich. Trotz langer Tage komme ich nie total ausgepowert nach Hause. Offensichtlich habe ich irgendwo noch Kraftreserven. Ich muß niemandem mehr etwas beweisen. Aber ob diese Erkenntnis durch die Krankheit kommt oder altersbedingt ist, weiß ich nicht.

»Vielleicht bin ich krank geworden, um zu lernen«

Susanne T. (38 Jahre, allein wohnend, ein Sohn)
Mit 15 Jahren erlitt Susanne T. eine Basilaristhrombose (schwe-
rer Schlaganfall). Danach war sie vollständig gelähmt. Sie mo-
bilisierte damals ihre gesamte Energie, um wieder laufen und
sprechen zu lernen – was ihr auch gelang. Nach langem Kran-
kenhaus- und Reha-Aufenthalt holte sie den Schulabschluß
nach und absolvierte eine Ausbildung zu Büropraktikerin. Seit
zehn Jahren arbeitet sie Teilzeit in einer Bibliothek. 1995 hatte
sie den zweiten Schlaganfall. Seitdem ist sie auf den Rollstuhl
angewiesen.

Wenn man ihr gegenübersitzt und mit ihr spricht, vergißt man
diese körperlichen Gebrechen. Susanne T. verbreitet eine Atmosphäre wacher Anteilnahme. »Als Kind war ich nie krank, weil
ich keine Zeit hatte.« Damals mußte sie sich nicht nur um sich
selbst, sondern auch um ihre alleinerziehende, alkoholkranke
Mutter kümmern. Sechs Wochen vor dem ersten Schlaganfall
brachte Susanne T. einen gesunden Jungen zur Welt. Er wurde
von ihrer Mutter versorgt, als es ihr so schlechtging. Um ihm
eine Kindheit zu ersparen, wie sie sie durchgemacht hatte,
suchte sie nach Pflegeeltern für ihn. Aber ihre Mutter drohte ihr
mit Entmündigung, wenn ihr das Enkelkind weggenommen
würde. Als Susanne T. volljährig war, gab sie ihren Sohn zu
Pflegeeltern.

Den Schmerz über ihre Kindheit und Jugend hat sie sich von der
Seele geschrieben. Mittlerweile arbeitet sie am zweiten Teil ihrer
Lebensgeschichte: »Ich würde jedem empfehlen, über seine

Probleme zu schreiben. Es gibt nichts Besseres.« Sie kommt mit ihrem Leben gut zurecht. »Ich habe eine ungeheure Kraft entwickelt, da ich nicht so hektisch bin wie Normale. Ich habe mein eigenes Tempo.«

Bitte erzählen Sie Ihre Krankheits-Vorgeschichte.
Als ich 14 war, wurde ich schwanger. Man hat es aber erst im fünften Monat festgestellt. Meine Hosen wurden immer enger, doch ich war nie dünn und habe mir keine Sorgen gemacht. Ich hatte die Pille genommen, sie aber nach einigen Monaten abgesetzt. Mit meinem damaligen Freund, meiner Mutter und ihrem Freund bin ich damals in Urlaub gefahren. Nachts habe ich plötzlich eine Nierenkolik bekommen. Meine Mutter rieb mich ein. Daraufhin fühlte ich mich besser. In der zweiten Nacht kamen die Schmerzen wieder. Ich wurde ohnmächtig. Mein Freund hat mich ins Auto verfrachtet und ins Krankenhaus gefahren. Am nächsten Morgen haben sie mich dort gefragt, warum ich ihnen bei der Einlieferung nicht gesagt hätte, daß ich im fünften Monat schwanger sei. Aber das habe ich doch gar nicht gewußt!

Wie haben Sie, Ihre Mutter und Ihr Freund reagiert?
Ich habe mich gefreut, aber im selben Moment dachte ich: »Das geht ja gar nicht.« Zuerst war meine Mutter fassungslos und hat ein Riesengezeter gemacht. Und mein Freund wohnte in einer anderen Stadt, wir konnten uns nur am Wochenende sehen.
Als ich nach drei oder vier Wochen aus dem Krankenhaus kam, besorgten meine Mutter und ich dann alles mögliche, was man für ein Baby braucht. Im September kam Patrick auf die Welt. Nach der Geburt mußte ich noch vier Wochen im Krankenhaus bleiben. In der Zeit war mir öfter schwindlig, aber sonst nichts weiter. Nach sechs Wochen sollte ich wieder zur Schule gehen, und das wollte ich auch.

Wohnten Sie bei Ihrer Mutter?

Ja, ich hatte keine andere Wahl. Kurz bevor die Schule wieder losging, passierte es: Ich war allein mit meinem Sohn. Meine Mutter war zu ihrem Freund gefahren. Ich habe mir die Nachrichten im Fernsehen angeschaut. Mir war plötzlich kalt und furchtbar schwindlig. Weil ich das ja schon öfter gehabt hatte, dachte ich, wenn ich mich fünf Minuten hinlege, geht es wieder weg. Aber es wurde nicht besser. Mein Sohn schrie nebenan, er hatte Hunger, und mir war immer noch so schwindlig. Ich bin wie betrunken aufgestanden und zu meinen Nachbarn getorkelt, weil ich von dort meine Mutter anrufen wollte. Meine Mutter fragte als erstes: »Kind, hast du getrunken? Ich kann dich kaum verstehen.« Damals muß ich wohl so gesprochen haben, wie ich jetzt spreche. (Susanne T. spricht schleppend – Anm. d. Autorin.) Sie sagte, sie könne heute nicht mehr nach Hause kommen. Aber ich solle gleich den Notarzt anrufen und Patrick zu den Nachbarn geben. Meine Nachbarn riefen den Notarzt an. Als der kam, fragte er mich auch: »Haben Sie getrunken?« Ich war echt sauer. Noch nie in meinem Leben hatte ich einen Schluck Alkohol getrunken. Aber er konnte mich ja nicht verstehen, weil ich nur gelallt habe. Um elf Uhr abends haben sie den Krankenwagen angerufen und mich eingeladen. Wir sind ganz normal ohne Blaulicht ins Krankenhaus gefahren. Ich kann mich erinnern, daß irgendwas in meinem Kopf passierte. Ich war bei Bewußtsein, aber während der Fahrt ins Krankenhaus hat keiner mit mir geredet. In der Krankenhausaufnahme kam der Arzt und hat mich etwas gefragt, aber ich brachte keinen Ton heraus. Er sagte: »Heben Sie Ihren Arm!« Es ging nicht. Ich habe nur gedacht: »Sieht der nicht, daß ich es nicht kann?« Ich konnte den Mund nicht aufmachen, keinen Finger bewegen, nichts. Dann fing er an, mich zu reizen, ob ich es so toll fände, daß mein Sohn allein zu Hause sei, Hunger habe und volle Windeln. Ich konnte nicht antworten; ich war wütend und verzweifelt. Schließlich wurde ich auf die Intensivstation gefahren.

Haben Sie dann eine Diagnose bekommen?
Ich weiß nicht mehr, wann die Ärzte festgestellt haben, daß
ich eine Basilaristhrombose habe, das ist ein Verschluß in der
Hauptarterie im Gehirn. Man kann sich das wie einen Korken
vorstellen, der in der Ader steckt.
Am 11. 11. 1978 bin ich eingeliefert worden. Ich weiß noch, daß
ich immer Gerüche wahrnahm, wenn man mich bewegt hat,
und ich habe ganz oft von Wänden und Treppen geträumt. Ich
habe viel mitbekommen, zum Beispiel, daß einmal Visite war
und 10 bis 15 Ärzte um mein Gitterbett herumstanden und gesagt haben: »Eigentlich ist das ja schade – dieses junge Mädchen, gerade 15 Jahre alt, und sie wird nie wieder sprechen und
laufen können.«

Das haben Sie gehört?
Ja. Die Ärzte wußten nicht, daß ich bei Bewußtsein war. Ich
konnte ja nicht reagieren. Die Augen waren auf, aber ich konnte
nicht mal blinzeln. Ich weiß nicht, ob ich die Augen nachts zu-
hatte. Heute nennt man das Wachkoma. Aber damals gab es
diese Bezeichnung noch nicht. Ich lag im Bett und dachte: »Na
warte, denen wirst du es noch zeigen.«
Bald gingen die Leute anders mit mir um. Ich nehme an, daß ich
von der Intensivstation verlegt worden war. Ich konnte mich immer noch nicht bewegen und nicht sprechen, aber ich war wohl
ein bißchen klarer und wacher. Ich kam in ein Zweibettzimmer.
Man konnte mich auf die Seite drehen, aber wenn man mich auf
den Rücken gedreht hat, bekam ich eine unheimliche Panik und
fing an zu schreien. Ich konnte nicht aufhören. Das war den
Mitpatienten zu nervig, deswegen wurde ich immer nachts aus
dem Zimmer in den Flur oder in eine Kammer geschoben.

Wissen Sie noch, wie lange Sie so reglos gelegen haben?
Einige Wochen. Glücklicherweise hatte ich jeden Tag Krankengymnastik bei einer nicht mehr ganz jungen Krankengymnastin. Sie war so, wie man sich eigentlich eine Mutter vorstellt:

ein bißchen resolut, aber auch freundlich. Sie hat sich bei den Ärzten beschwert, daß man mich immer irgendwo hinschiebt, nur damit ich die anderen nicht störe. Und sie fing an, mit mir zu arbeiten, um herauszubekommen, warum ich schrie. Sie sagte: »Versuch nur mal, die Augen auf- oder zuzumachen, wenn du antworten willst.« Auf einmal fragte sie: »Meinst du ›Ja‹?« Ich hatte wohl die Augen auf- und zugemacht. Sie fragte mich noch einmal, und ich habe wieder genauso reagiert. Sie hat sich riesig gefreut, daß endlich eine Reaktion von mir kam. Sie fragte mich immer wieder: »Tut dir das weh? Oder das?« Nach einiger Zeit wußte sie, was mir weh tat, und sagte den Ärzten, daß ich schrie, weil ich unheimliche Schmerzen in den Knien und in den Hüften hatte. Ich wurde zum Röntgen gebracht. Aber man konnte nichts finden. Wenigstens konnte ich mich jetzt mit Ja oder Nein äußern.

Langsam war eine Besserung in Sicht, aber mir wurde nie erzählt, was ich eigentlich hatte.

Waren Sie auf einer neurologischen Station?
Ja, und ich war das Nesthäkchen. Als ich dann immer weniger geschrien habe, mochten mich alle auch ganz gerne. Ich fing an zu artikulieren; ich weiß noch ganz genau, mein erstes Wort war »um« für »rumdrehen« ohne »r«.

Und dann nahm ich auch wahr, daß meine Mutter kam, das heißt, einmal war sie auch da gewesen, als ich noch auf der Intensivstation lag. Sie lehnte sich über mein Gitterbett und heulte und jammerte: »Was mache ich nur, mein armes Kind.« Das fand ich so schrecklich. Ich habe mir damals gedacht: »Warum kommt sie überhaupt, um mir so etwas zu erzählen?« Na ja. Sie konnte ja nicht wissen, daß ich alles mitkriege. Meinen Sohn hat sie nie mitgebracht. Ist ja auch logo.

Eigentlich finde ich das nicht so »logo«.
Na ja, ich muß dazu sagen, daß meine Mutter nie logisch war. Sie war alleinerziehend, und sie war Alkoholikerin. Also habe

ich mich schon als Kind um meine Mutter gekümmert, nicht sie sich um mich. Sie muß gedacht haben, ich lasse sie einfach hängen. Heute begreife ich das, aber damals...

Als ich dann im normalen Zimmer war, kam meine Mutter und brachte meinen Sohn mit. Er konnte schon sitzen. Sie legte eine gestrickte Babydecke auf den Boden, und mein Sohn krabbelte darauf herum und spielte. Ich kann mich gar nicht erinnern, daß meine Mutter irgend etwas mit mir gesprochen hat. Sie war zwar da, aber eigentlich war sie doch nicht da. Ich denke, das hängt mit der Vorgeschichte zusammen.

Jedenfalls hat meine Krankengymnastin immer mit mir gearbeitet, damit es mir bessergeht. Einmal kam sie mit einem Rollstuhl an. Drei Leute haben mich hineingehievt. Was war ich glücklich, daß ich endlich aus dem Bett rauskam. Aber ich konnte nicht sitzen – wie das so ist, wenn man schwer krank ist. Es dauert eben alles seine Zeit. Aber ich habe die Zeit, obwohl sie so schlimm war, auch irgendwie genossen.

Weil sich Leute um Sie gekümmert haben?

Ja. Ich war immer im Mittelpunkt. Alles drehte sich um mich. Die Leute sind auch anders auf mich zugegangen, weil ich ja nicht mehr schreien mußte. Ich konnte jetzt schon reagieren mit Kopfschütteln und Kopfnicken. Eine Schwester war ganz schlau. Sie hat mir auf die Rückseite eines Zeichenblocks das ABC geschrieben. Ich konnte immer auf die Buchstaben zeigen. Das war für mich ein riesengroßer Schritt.

Na ja, es ging langsam aufwärts. Allmählich wurde ich wieder ein Mensch. Ich konnte immer länger im Rollstuhl sitzen. Ich wollte auch selbst immer fahren, obwohl das nicht ging. Die anderen Patienten haben mich immer mitgenommen. Ein paar Wochen später fing ich an, meinen Rollstuhl zu schieben. Ich konnte schon mit den anderen im Speisesaal essen. Da habe ich das erste Mal gedacht: »Mir geht es ja gar nicht so schlecht.« Es gab andere, denen es viel schlechterging. Zum Beispiel gab es ein junges Mädchen, die sich umbringen wollte. Sie hatte überlebt, war aber querschnittgelähmt. Sie war immer nur depressiv. Ich hatte das Gefühl, daß es mir noch ganz gutging. Ich freute mich über jeden Fortschritt.

Es gab auch immer kleine Fortschritte?
Ja, ständig. Nach acht Monaten wurde ich aus dem Krankenhaus entlassen. Ich konnte noch immer nicht allein laufen. Ich mußte mich bei jemandem einhaken. Man durfte mich nur nicht loslassen, dann wäre ich zusammengebrochen – nicht, weil ich es nicht konnte, sondern aus Angst.
Aber man konnte mir nicht genau sagen, warum ich die Thrombose bekommen hatte. Vielleicht lag es an der Kombination von Schwangerschaft und Pille. Mein Cholesterinspiegel war unheimlich hoch. Aber keiner wußte, was der Auslöser gewesen war. Nach der Thrombose bekam ich Tabletten und Spritzen zur Blutverdünnung.

Haben Sie für sich eine Erklärung der Krankheit – denn vorhin sagten Sie ja, heute sei Ihnen vieles klargeworden?
Als Kind war ich nie krank gewesen. Meine erste Kinderkrankheit hatte ich mit 18, da hatte ich Röteln. Ich denke, ich war nie krank, weil ich gar keine Zeit hatte, krank zu werden. Ich konnte doch nicht meine Mutter im Stich lassen. Sie war ja schlimmer als ein zehnjähriges Kind. Von einer Zehnjährigen kann man ein gewisses Verständnis erwarten, von einer Alkoholikerin nicht. Man muß jede Minute aufpassen. Ich hatte meine Schule zu machen. Ich war keine großartige Schülerin, aber ich war auch nicht die schlechteste. Ich kam immer gut mit. Ich bin nie sitzengeblieben. Ich habe mich um meine Mutter gekümmert und um meine Schule. Ich habe immer anderen geholfen, nur um mich selbst habe ich mich nicht gekümmert.

Wie ging es nach dem Krankenhausaufenthalt weiter?
Ich wurde in eine Reha-Klinik am Bodensee gebracht. Das war ein ganz modernes Jugendzentrum für Unfallgeschädigte und

alle, die ein Hirntrauma hatten. Der älteste Patient war 27; den hab ich mir auch gleich als Freund geangelt.

Ich war ein Jahr dort. Es gab ein großes Programmangebot, zum Beispiel Trampolintherapie, Schwimmen, Krankengymnastik. Wir hatten Schulunterricht; in Hauswirtschaft haben wir Nähen gelernt. Es war toll.

In der Zeit haben Sie auch immer wieder Ihren Sohn gesehen?
Ja. Mein Sohn wuchs bei meiner Mutter auf. Ich wollte ihn eigentlich zu Pflegeeltern geben, aber ich war ja minderjährig. Natürlich bin ich nach Hause gefahren. Natürlich habe ich gesehen, wie meine Mutter mit meinem Sohn umging. Natürlich fand ich das katastrophal. Aber meine Mutter hat mich immer unter Druck gesetzt. »Wenn du was sagst, oder wenn du mir mein Kind« – also nicht »mein«, sondern »ihr« Kind – »wegnimmst, dann lasse ich dich entmündigen.« Das hat sie mir hunderttausendmal gesagt.

Nochmals zurück zur Reha-Klinik am Bodensee. Wie ist Ihnen der Aufenthalt bekommen?
Als ich dort nach einem Jahr entlassen wurde, konnte ich laufen, mich selbst anziehen, waschen, sprechen so wie jetzt. In den nächsten drei Jahren habe ich mich ständig verbessert. Ich konnte ein normales Leben führen. Es ging alles etwas langsamer, aber mit einem geringen Maß an Hilfe konnte ich machen, was ich wollte. Ich sollte den Hauptschulabschluß machen, Schulfremdenprüfung nannte sich das, aber dann ging es nicht, weil ich zu jung war. Also bin ich für ein Jahr in ein Körperbehindertenheim gegangen. Ich habe meinen Hauptschulabschluß für Behinderte gemacht. In diesem Heim war ich die Älteste. Ich habe die Erzieherin unterstützt. Ich habe mich um die Kinder gekümmert, sie ins Bett gebracht, den Abwasch gemacht. Ich stand immer so ein bißchen über den Dingen, und den anderen ging es schlechter als mir.

Später habe ich eine Ausbildung als Büropraktikerin gemacht. Das dauerte zwei Jahre. In der Schule waren Körperbehinderte, Epileptiker, Contergankinder.

Hatten Sie da auch wieder das Gefühl, daß es viele gab, denen es noch schlechterging?
Ich bin ja auch Epileptikerin und Spastikerin, neben meinen anderen Behinderungen. In der Schule waren die meisten nicht so schlimm dran wie ich. Aber ich hatte so viel mit mir selbst zu tun, daß ich gar nicht darüber nachdenken konnte.

Haben Sie in der Zeit in einer Wohnung gelebt?
Nein, im Internat. Da gab es Mitarbeiter, aber sich waschen, anziehen und zur Arbeit gehen, das mußte man alles allein machen. Das konnte ich auch alles, aber es war natürlich stressig. Heute weiß ich, daß ich nicht acht Stunden pro Tag hätte arbeiten sollen. Ich hatte dauernd Anfälle. Damals wußte ich noch nicht, daß es epileptische Anfälle waren, weil ich nie umgefallen bin. Ich habe nie gezittert und bin nie ohnmächtig geworden. Ich kann meine Anfälle voraussagen.

Dann wird Ihnen ganz schwindlig im Kopf, oder?
Ich kann nicht gucken, so fängt das an. Ich kriege Kopfschmerzen, die Arme werden taub, die andere Gesichtshälfte wird taub.
Wenn ich gemerkt habe, daß ein Anfall kommt, bin ich in den ärztlichen Dienst im ersten Stock gegangen. Dann wurde ich in einem Krankenwagen ins Krankenhaus gebracht. Dort wurde ein EEG gemacht, aber der Anfall war längst vorbei. Deshalb haben sie gesagt, ich würde simulieren. Weil ich mich nie richtig ausruhen konnte, habe ich immer wieder Anfälle bekommen. Trotzdem habe ich die Zwischenprüfung und die Abschlußprüfung mit der Note Zwei gemacht. Ich brauchte mich nie anzustrengen, auch nicht in der Schule. Manchmal denke ich, wenn sich meine Mutter ein bißchen mehr dahintergeklemmt

hätte, und ich mich auch, hätte ich studieren können. Aber jetzt habe ich sowieso keine Lust mehr dazu. Ich liebe mein Leben, so wie es ist.

Sind Sie nach Ihrer Ausbildung zurück zu Ihrer Mutter und Ihrem Sohn gezogen?
Meine Mutter starb ein Jahr nach der Ausbildung an Lungenkrebs. Als ich volljährig wurde, gab ich meinen Sohn zu Pflegeeltern. Die Pflegemutter war Sonderpädagogin und der Vater Leiter einer Behindertenwerkstätte. Sie hatten bereits ein eigenes Kind. Ich habe damals gedacht, besser kann Patrick es gar nicht haben.
Früher habe ich ihn immer bei den Pflegeeltern besucht. Aber jetzt kann ich nicht mehr Bahn fahren. Ich komme ja allein nicht mehr zurecht, ich hatte 1995 noch mal einen Schlaganfall, und seitdem bin ich so, wie ich jetzt bin.

Was haben Sie nach der Ausbildung gemacht?
Ich bin 1984 hierhergezogen. Aber ich fand keine Arbeit. Ich war ja körperlich behindert. Ich habe mich zwar nie so gesehen, aber ich war eben langsamer und dicker, und wenn jemand beim Vorstellungsgespräch so etwas sieht, dann heißt es gleich: »Die kann sich ja sowieso nicht bewegen.« Ich habe gesucht und gesucht.
Über die Jahre war ich wegen meiner neurologischen Krankheit immer mal wieder beim Neurologen gewesen, jetzt brauchte ich ihn wegen der Psyche. Er hat mir Tabletten verschrieben. Einige Wochen später habe ich einen Hund gekriegt, der war so süß, daß ich eigentlich zufrieden war.
1991 hat das Arbeitsamt ein Fortbildungsprogramm für Langzeitarbeitslose angeboten. 50 Leute haben teilgenommen, und für die 20 besten gab es Jobs. Ich war bei den 20. Ich habe mich auf eine Halbtagsstelle in einer Fachhochschule beworben und hatte auch ein Vorstellungsgespräch. Die waren ganz begeistert von mir, meinten aber, das sei eine Stelle mit Publikumsverkehr.

Dafür bin ich ja nicht so geeignet mit meinem Sprechen. Sie hatten noch eine Stelle für Behinderte in der Bibliothek. Seitdem arbeite ich dort. Am Anfang viermal in der Woche fünf Stunden, später weniger.

Was machen Sie dort?
Ich bin technische Angestellte. Ich mache das, was ich kann und was mir Spaß macht, also Bücher signieren und mit Signaturschildern versehen, Loseblattsammlungen aktualisieren. Ich war schon immer so ein Bastlertyp. Das macht mir unheimlich Spaß.
Ich habe einen Komplex: Ich gestehe mir keine Behinderung zu. Ich muß normal sein, um vor anderen bestehen zu können. Und deswegen war es auch so wichtig für mich, endlich eine Arbeit zu finden. Ich hatte inzwischen meine eigene Wohnung. Mir ging es eine Zeitlang richtig gut.

Konnten Sie das Ihrem Sohn vermitteln?
Eigentlich nicht. Ich hatte bald darauf eine Phase, wo ich nicht mehr so klarkam. Ich habe mich immer wieder gefragt: »Warum habe ich das alles? Wieso hatte ich so eine schwere Kindheit? Wieso hat mein Sohn alles so abgekriegt?« Er entwickelt sich nämlich leider nicht so wie ich, sondern in die entgegengesetzte Richtung. Ich bin vernünftig, und mein Sohn tendiert zu der Einstellung: Komm ich heute nicht, komm ich morgen. Hab ich heute noch keine Arbeit, hab ich übermorgen vielleicht eine. Und wenn das Geld alle ist, dann esse ich eben mal nichts. Er ist phlegmatisch.
Es gab eine Zeit, da konnte ich auch nicht arbeiten. Meine Krankengymnastin hat damals zu mir gesagt: »Du hast doch einen Computer, setz dich mal hin und schreib alles auf!« Ich wußte gar nicht, was ich schreiben soll. Aber ich habe mich hingesetzt und angefangen. Ich hatte drei Sätze geschrieben, und dann schrieb ich und schrieb ich. Ich saß und heulte vor dem Computer und dachte: »Das kann ja wohl nicht wahr sein, was

meine Mutter damals mit mir gemacht hat.« Ich habe meine ganze Kindheit und mein Leben aufgearbeitet. Das war ein toller Tip. Ich würde jedem empfehlen, über seine Probleme zu schreiben; es gibt nichts Besseres. Der erste Teil meiner Lebensgeschichte ist mittlerweile fertig. Am zweiten Teil, meinem Leben ab 1984, arbeite ich jetzt. Das Buch ist meine Seele, ich muß weiterschreiben. Wenn es fertig ist, will ich es veröffentlichen. Dann kann sich jeder seine eigenen Gedanken dazu machen.

Damals haben Sie in der Bibliothek gearbeitet?
Ja, aber es fiel mir manchmal recht schwer. Und dann kam der zweite Schock. Ich hatte gerade Urlaub, es war im Mai, tolles Wetter. Ich merkte eines Morgens, daß ich einen Anfall kriege. Da gerate ich immer ein bißchen in Panik, weil ich das Gefühl habe, es könnte irgend etwas passieren wie bei meiner ersten Krankheit. Dann ist es das beste, wenn ich ins Bett gehe. Ich habe mich wieder hingelegt und habe den ganzen Tag verschlafen. Um sechs Uhr abends wachte ich auf, mir ging es aber noch immer schlecht. Ich bekam wieder einen Anfall.
Am nächsten Morgen konnte ich nicht mehr auftreten. Mein rechtes Bein und meine rechte Hand waren taub, mir war schwindlig. Mein Mann rief bei meinem Hausarzt an. Die Sprechstundenhilfe sagte, ich solle sofort ins Krankenhaus. Wir sind also ins Krankenhaus gefahren. Dem Arzt in der Notaufnahme habe ich meine Geschichte erzählt. Mein Arm wurde unterdessen immer schlimmer. »Ich habe einen Schlaganfall, Sie müssen etwas unternehmen.« Er erwiderte: »Wie sich das anhört, haben Sie MS und nur einen Schub.« Dann wurde ich von der Notaufnahme in die Neurologie verlegt.

Wie lange hat das alles gedauert?
Um elf Uhr haben wir den Krankenwagen gerufen. Um drei Uhr lag ich in der Notaufnahme und um fünf Uhr dann endlich in der neurologischen Abteilung. Und da machten die Ärzte Feierabend. Ich habe so ein Theater gemacht: »Sie schieben mich

jetzt unters CT, um zu sehen, was los ist!« Wieder erhielt ich die Antwort: »Nein, das ist MS, nur ein Schub.« Ich bestand aber hartnäckig auf der Untersuchung. Schließlich machten sie doch eine Computer-Tomographie. Als sich der Arzt in der Radiologie die Ergebnisse anschaute, sagte er: »Sagen Sie mal, welcher Idiot hat denn so lange gewartet?« »Die Ärzte hier glauben mir ja alle nicht«, sagte ich. Daraufhin eröffnete er mir: »Sie haben einen Schlaganfall.« Gegen 21 Uhr kam ich in mein Zimmer zurück. Der Arzt, der immer von MS gesprochen hatte, war von zu Hause ins Krankenhaus geholt worden. Er kam an mein Bett und schaute sich meine Aufnahmen an: »Sie hatten doch einen kleinen Schlaganfall.« Ich wäre ihm am liebsten an die Gurgel gesprungen.

Und dann kam mein Mann abends und brachte mir einen Riesenfernseher. Ich lag in meinem Gitterbett und habe geweint und geschrien: »Warum ich denn schon wieder? Hab ich nicht schon genug? Ich bemühe mich doch, mein Leben so zu meistern, wie ich kann. Wieso das jetzt noch?« Aber mein Mann sagte: »Ach, weißt du, dies bißchen mehr macht jetzt auch nichts.« Aber da hat er sich ganz schön getäuscht. Es war eine ganze Menge mehr. Er hat sich sicher auch nicht gedacht, was das so alles nach sich zieht. Beim ersten Schlaganfall habe ich ja wieder aufgebaut. Aber nach dem zweiten ist eigentlich keine entscheidende Verbesserung eingetreten, obwohl ich alles versucht habe.

Übrigens sage ich immer »mein Mann«, aber wir sind nicht verheiratet.

Ist er der Vater Ihres Sohnes?
Nein, den habe ich kurz nach meinem ersten Schlaganfall das letzte Mal gesehen. Mein Mann sieht ihm ähnlich. Er ist 18 Jahre älter als ich und hat eine eigene Wohnung. Er hat mal gesagt: »Wenn man mit dir zusammen ist, merkt man gar nicht, daß du behindert bist.« Das macht mich unheimlich stolz.

Sie können doch jetzt wieder Ihre Arme bewegen, oder?
Das sieht nur so aus. Es hat sich unheimlich viel geändert. Auch im täglichen Leben. Ich habe ja einen Spasmus. Nach diesem zweiten Schlaganfall hat sich der Spasmus, der schon da war, noch verstärkt. Und deshalb kann ich mein rechtes Bein nicht mehr anwinkeln und den Fuß nicht bewegen. Mit dem Arm hab ich Glück gehabt. Aber ich kann nichts Schweres greifen. Es fällt nicht gleich auf, darüber bin ich froh.

Haben Sie eigentlich in all den Jahren keine psychologische Betreuung gehabt?
Ich war öfter in Kur. Dort wurde ich psychologisch betreut. Eine Psychologin hat mir einmal klargemacht, daß nicht die Kinder für die Eltern zuständig sind, sondern daß das eigentlich andersrum ist. Das hat mir sehr geholfen, auch mit meinem weiteren Leben. Ich helfe nicht nur anderen, sondern achte auch auf mich selbst. Ich sage mir, mein Leben ist langweilig, wenn ich nicht anderen helfen kann.
Ich erzählte vorhin, daß ich einen Komplex habe, mir meine Behinderung zuzugestehen. Jetzt begreife ich allmählich, daß ich mir mit meiner Aktivität manchmal ganz schön im Weg bin. Ich habe mich zum Beispiel die letzten zwei Jahre nur noch zur Arbeit geschleppt. Allein diese Hin- und Herfahrerei. Ich habe es kaum geschafft, aber mich zusammengenommen. Das Ende vom Lied: Ich war mehr krank als auf der Arbeit. 1999 war ich zur Kur, weil ich dachte, mein Arm wird immer schlechter.
In der Kur haben die meinen Arm wieder etwas hingekriegt. Sie haben mir empfohlen, weniger zu arbeiten und dafür lieber Ergotherapie zu Hause zu machen. Und siehe da, ich kann jetzt meinen Arm ohne weiteres mitbenutzen, aber ich fühle ihn seit fünf Jahren nicht mehr; mir fällt alles aus der Hand, aber ich kann ihn mitbenutzen, etwa im Rollstuhl oder im Fahrstuhl.

Bekommen Sie die Pflegeleistungen, die Sie brauchen?
Vor Einführung der Pflegestufen hatte ich kein Problem. Ich bekam vom Sozialamt ein erhöhtes Pflegegeld, weil ich Hilfe brauchte. 1995 wurde die Pflegeklasse mit Pflegestufen eingeführt. Nach dem zweiten Schlaganfall 1995 konnte ich nichts mehr allein machen. Trotzdem wurde ich in die niedrigste Pflegestufe eingestuft. Es hat fünf Jahre und acht Widersprüche gedauert, bis mir die Stufe drei bewilligt wurde. Das sind fünf Stunden Pflege am Tag. Aber hätte ich nicht so tolle Leute, könnte ich gar nicht so leben. Alle meine Pfleger sind auch privat Freunde. Auch mein Mann hilft mir und entlastet sie ab und zu.
Jetzt hat die Pflegedienstleitung zu mir gesagt, mit Pflegestufe drei bräuchte ich nicht mehr zu arbeiten. Aber ich will meine Arbeit nicht aufgeben, auch wenn es jetzt nur noch zwölf Stunden sind, auf drei Tage verteilt. Das ist so ein letzter Strohhalm. Ich arbeite gern, bin gern unter Menschen. Wer weiß, vielleicht geht es mir doch mal besser.

Glauben Sie, daß Sie durch Ihre Krankheit gelernt haben, Freunde zu bewahren?
Ja, das glaube ich. Aber ich muß aufpassen, daß ich die Menschen nicht vereinnahme. Gott sei Dank merke ich das meistens rechtzeitig.
Manche Freunde habe ich schon seit Jahrzehnten. Und meine Pfleger sind wie meine Brüder oder Söhne. Sie sind ein Teil von mir, ein Teil von meinem Leben. Meine Freunde kommen gern. Sie helfen mir ganz viel. Aber ich kann ihnen auch etwas mitgeben. Nur mein Sohn hat das leider noch nicht gemerkt. Mein Mann ist zwar alt genug und kann auf sich selbst aufpassen, aber ich fühle mich für ihn auch verantwortlich. Wenn er Probleme hat, bin ich da, wie er für mich da war, als ich den Schlaganfall hatte.

Ihr Mann hat Sie im Krankenhaus immer besucht?
Klar, wir haben eine ganz normale Beziehung, schon seit 13 Jahren. Aber ich habe mit ihm nur deshalb so eine gute Beziehung, weil wir nicht zusammen wohnen.

Waren Sie mal bei einer Selbsthilfegruppe?
Ja. Es war todlangweilig. Alle waren über 60. Sie redeten nur davon, mit wem sie wann im Urlaub waren, und über Krankheiten – die hatten auch kein Interesse an mir. Ich war viermal da, weil ich gedacht habe, ich muß mal etwas für mich tun, ohne meine Leute, aber es bringt mir nichts.

Möchten Sie noch einen Punkt ansprechen?
Ja, die Frage, ob sich meine Lebensqualität geändert hat. Ich glaube, sie hat sich verbessert. Durch meine Krankheit habe ich gelernt, Sachen anders zu sehen und mehr wahrzunehmen als andere. Ich habe gelernt, Dinge zu hinterfragen und nicht nur spontan aus dem Bauch heraus zu entscheiden. Ich suche mir nicht immer den einfachsten Weg. Und ich weiß nicht, ob ich das gelernt hätte, wenn ich nicht krank geworden wäre.
Ich bin schon so lange behindert, daß ich mich gar nicht mehr an das Gesundsein erinnern kann, nur an Reaktionen, die ich früher hatte. Eigentlich bin ich die Person, die ich jetzt bin. Ich sage nicht: »Wie schade, daß ich behindert bin, könnte ich doch bloß laufen.« Ich weiß gar nicht, ob ich das ändern wollte, wenn ich einen Wunsch frei hätte. Ich bin glücklich, so wie ich bin. Ich bin eigentlich auch ausgeglichen. Das merke ich daran, daß ich einen Streit, zum Beispiel mit meinem Mann, schlichten kann. Ich bin sehr emotional und kann auch mitfühlen, aber ich sehe vieles anders als andere.
Ich habe eine ungeheure Kraft entwickelt, da ich langsamer bin, nicht so hektisch wie »Normale«. Ich habe meine eigene Welt, mein eigenes Tempo. Ich fühle mich damit wohl.

Was hat Sie so stark gemacht?
Ich glaube, diese Stärke mußte ich schon als Kind entwickeln.
Ich hatte Glück, daß ich von klein auf gelernt habe zu kämpfen.
Ich denke, so hatte ich eine Chance, etwas aus meinem Leben zu
machen. Als ich krank wurde, hatte ich überhaupt keine Zeit zu
fragen: »Warum ich?« Ich war voll damit beschäftigt, zu kämpfen und wieder herauszukommen.
Ich weiß nicht, ob das Menschen nachvollziehen können, denen
es körperlich gutgeht. Nach dem zweiten Schlaganfall bin ich ja
ziemlich zusammengebrochen, habe geweint und mich gefragt:
»Wieso ich?« Aber am nächsten Morgen habe ich wieder angefangen zu kämpfen. Ich habe die Schwestern gefragt: »Wo ist der
Rollstuhl?« Sie waren ganz verblüfft, daß ich aufstehen wollte.
Mit Hilfe des Oberarztes habe ich schließlich einen Rollstuhl
bekommen. Von dem Moment an habe ich wieder gekämpft.

*Glauben Sie an Gott oder an irgend etwas außerhalb unseres
Daseins?*
Eigentlich nicht, aber ich glaube, daß alles seinen Sinn hat. Vielleicht bin ich krank geworden, um zu lernen. Ich glaube nicht,
daß da oben jemand ist, der das Schicksal lenkt. Ich vertraue auf
mich selbst.

Wie stellen Sie sich die Zukunft vor?
Über die Zukunft denke ich grundsätzlich nicht nach. Früher
habe ich Pläne gemacht, dann kam der Schlaganfall, und dann
war da auf einmal ein großer roter Strich durch alle meine Vorstellungen, die ich ja gar nicht mehr verwirklichen konnte. Also
habe ich durch den Schlaganfall gelernt, jetzt zu leben und nicht
in zwei Jahren. Ich lebe eigentlich gern. Ich sehe mir gute Filme
an, wenn ich Zeit habe, oder lese, oder schreibe; meine Freunde
sind mir ganz wichtig. Solange ich entscheiden kann, was ich
möchte, ist alles o.k.
Natürlich setze ich mir kleine Ziele. Zum Beispiel würde ich
diesen Sommer gern mal in Urlaub fahren.

Denken Sie manchmal über den Tod nach?

Ja. Ich soll am Herzen operiert werden, da ich ein Loch im Herzen habe, das zugenäht werden müßte, aber ich möchte nicht. Durch meine Thrombose im Gehirn ist eine Operation schwierig, weil ich keine Narkose bekommen darf. Es besteht eine Wahrscheinlichkeit von 50 Prozent, daß ich aus der Narkose nicht mehr aufwachen würde. Wegen des Lochs ist das Risiko eines Schlaganfalls erhöht, aber ich bekomme Tabletten zur Blutverdünnung, die das Risiko sehr verringern. Ich nehme lieber Tabletten und lasse mich nicht operieren. Wenn ich noch mal einen Schlaganfall habe, dann kann ich nichts daran ändern. Ich hoffe, daß ich den nicht mehr überleben würde. Ich will nämlich nicht im Bett liegen müssen. Und wenn ich operiert werden muß und nicht mehr aufwache, dann hätte ich eben Pech gehabt. So denke ich schon über den Tod nach.

Haben Sie Angst vor dem Tod?

Ich frage mich, wieso man vor dem Tod Angst haben sollte? Dann ist es doch vorbei. Ich war ja schon mal ziemlich nah dran. Ich habe ziemlich viele Ängste im praktischen Leben. Mit meiner Wahrnehmungsstörung kann ich Distanzen nicht richtig abschätzen. Ich habe Angst, ins Leere zu greifen. Das geht so weit, daß ich manchmal unter der Dusche stehe und mich nicht waschen kann, weil ich Angst habe loszulassen und auszurutschen – das hängt von meinem Zustand ab. Das sind meine Ängste.

Ich habe keine Angst vor dem Tod, weil er zum Leben gehört. Daran kann man nichts ändern, genauso, wie ich an meiner Behinderung nichts ändern kann. Ich kann nur das Beste draus machen.

»Ich lebe jetzt«

Ingo J. (51 Jahre, verheiratet, drei Kinder)
Vor zirka vier Jahren wurde bei Ingo J. multiple Sklerose dia-
gnostiziert. Er leidet seit annähernd 25 Jahren an Symptomen
wie einem Taubheitsgefühl im Bein, die aber stets wieder ver-
schwanden. Früher achtete er nicht besonders darauf. Vor vie-
len Jahren gründete er seine eigene kleine Firma, in der er im
Bereich Film und Fotografie künstlerisch tätig ist. Diese künst-
lerische Arbeit hat ihm immer viel Spaß gemacht und gibt ihm
auch heute noch ein Gefühl der Befriedigung. Aus seiner ersten
Ehe, die vor rund zwölf Jahren geschieden wurde, hat er drei
erwachsene Kinder. Er ist mittlerweile zum zweiten Mal ver-
heiratet.

Schon vor der Diagnose ging Ingo J. drei Jahre lang zu einer
psychotherapeutischen Behandlung. Dabei wurde ihm bewußt,
wie häufig er sich früher in Krankheiten geflüchtet hatte, um
nicht mit Problemen konfrontiert zu werden. Nachdem ihm
dieses Verhaltensmuster klargeworden war, hörten die Krank-
heiten schlagartig auf. Die Therapie und Gespräche, die er im
Laufe der Jahre mit verschiedenen Leuten geführt hat, helfen
ihm nun, mit der MS relativ angstfrei zu leben. Er denkt, die
Krankheit kam von allein, warum sollte sie sich nicht auch wie-
der zurückentwickeln? Das läßt ihn optimistisch in die Zukunft
blicken. Er horcht heute auf seinen Körper und genießt den Au-
genblick, auch wenn ihm dies manchmal nur ansatzweise ge-
lingt. »Im Jetzt bewußt zu leben ist für mich der absolut sprin-
gende Punkt geworden.«

Erzählen Sie doch erst einmal Ihre Krankheitsgeschichte.
Ich habe multiple Sklerose. Die Diagnose habe ich vor etwa drei
bis vier Jahren bekommen. Aber ich weiß inzwischen, daß die
MS bereits vor 23 Jahren bei mir ausgebrochen ist. Das paßt
auch dazu, daß diese Krankheit meistens im Alter zwischen 20
und 30 Jahren das erste Mal auftritt.

Wie hat sich das damals bei Ihnen bemerkbar gemacht?
Mein Bein fühlte sich taub an, wie eingeschlafen – das ist oft das
Anfangssymptom bei MS. Dieses taube Gefühl im Bein stieg immer höher bis zur Leiste. Irgendwann hat mir das richtig angst
gemacht. Außerdem reagierte das Bein auch verkehrt auf Kälte
und Wärme, das heißt, kaltes Wasser empfand ich als heiß und
schmerzhaft, so daß ich in diesem Sommer nicht baden gehen
konnte.
Die Symptome kamen genau zu der Zeit, als ich mich selbständig machen wollte. Ich hatte schon meinen alten Job gekündigt
und war zufällig in Salzburg. Dort bin ich zum Arzt gegangen
und wurde von ihm gleich ins Krankenhaus in die Neurologie
geschickt. Es wurden jede Menge Untersuchungen gemacht, und
das Beängstigende für mich war, die nachdenklichen Gesichter
der Ärzte zu sehen und das Gerede zu hören, es könnte etwas
Schlimmes sein. Da sie aber nichts Genaues wußten, wollten sie
nichts sagen, um mich nicht zu beunruhigen. Das war für mich
völlig verkehrt, weil es mich nur noch mehr verunsichert hat.
Nach einer Woche mit vielen Untersuchungen, unter anderem
einer Rückenmarkspunktion, fühlte ich mich auch auf Grund
des Cortisons, das ich bekam, immer kränker.
Mein Hausarzt empfahl mir, so schnell wie möglich das Krankenhaus zu verlassen, was ich dann auch getan habe, nachdem
ich ein entsprechendes Formular unterschrieben hatte, daß ich
auf eigenes Risiko gehe. Dieser Hausarzt hat mich dann in Salzburg erst mal wieder aufgepäppelt. Er nahm mir allerdings das
Versprechen ab, daß ich mich an meinem Wohnort noch einmal
in der Universitätsklinik untersuchen lassen würde. Ich wußte

damals immer noch nicht genau, was ich hatte. Aus heutiger Sicht sage ich, ich war zu blauäugig, zu naiv. Denn es gab entsprechende Arztberichte – ich hätte sie nur richtig lesen beziehungsweise mich erkundigen müssen, was die verschiedenen lateinischen Begriffe hießen.

Wie lautete damals die Diagnose?
Ein Arzt in der Uniklinik erkannte eindeutig ein Nervenfieber im linken Bein; er meinte aber, das werde von alleine langsam zurückgehen. Er wolle jetzt nicht mit »Kanonen auf Spatzen schießen« und mich mit starken Medikamenten behandeln, die wieder Nebenwirkungen hätten. Ich mußte dem Arzt aber versprechen, daß ich sofort wiederkäme, wenn es schlimmer würde. Es wurde wirklich immer besser, nur in Streßsituationen kam das Taubheitsgefühl zurück.

Danach war ich viele Jahre lang nicht mehr beim Arzt, denn ich hatte keine Beschwerden mehr. Dann fing es ganz langsam wieder an. Zuerst haben sich meine Kinder über meinen komischen Gang lustig gemacht. Dann bekam ich Probleme mit meinem Rücken: Bei einer falschen Bewegung bin ich zusammengeklappt, konnte mich nicht mehr halten. Ich wurde auf Bandscheibenvorfall behandelt, aber es wurde eher schlimmer. Ich habe dann die Behandlung abgebrochen, weil ich das Gefühl hatte, daß es mir gar nicht guttat.

Danach bin ich noch mal zu einem anderen Arzt gegangen. Er meinte, mit der Bandscheibe sei alles in Ordnung. Es wurden ein Computer-Tomogramm und ein Kernspin-Tomogramm gemacht, Untersuchungen, die es damals bei der ersten Diagnose noch gar nicht gegeben hatte. Dieser Arzt hat mir dann auf meine Frage hin ziemlich schonungslos gesagt, mit dem Rücken sei nichts, aber ich hätte MS. Es war eine eindeutige Diagnose. Ich habe sie dem Arzt auch geglaubt. Aber es war eine selten brutale Eröffnung, noch dazu hatte ich an dem Tag Geburtstag. Er meinte noch, machen könne man sowieso nichts, und damit war ich entlassen. Ich bin nie wieder zu diesem Arzt gegangen.

Die Diagnosephase hat ziemlich lange gedauert. Ist das normal?

Bei meinen früheren Arztbesuchen und Krankenhausaufenthalten bestand offenbar bereits der Verdacht auf MS, aber erst jetzt, vor drei Jahren, kam die eindeutige Diagnose. Ich habe erst dann die MS mit mir in Verbindung gebracht. Die Diagnose ist bei dieser Krankheit nicht leicht, da sie sehr viele Gesichter hat und viele unterschiedliche Symptome.

Bald nach der Diagnose habe ich über einen Freund Kontakt mit der Atemtherapeutin Anna von Trott aufgenommen und bin zu einem anderen Neurologen gegangen. Wie er mir erklärt hat, ist es typisch für MS, daß auch die Konzentrationsfähigkeit nachläßt, weil der Körper – bedingt durch die Entzündungen der Nerven – »Umleitungen« bilden muß und es daher viel mehr Aufwand bedeutet, die Befehle des Gehirns auszuführen.

Ich habe mich dann auch mit Büchern über die Krankheit schlau gemacht. Es gibt sehr viele Arten von MS. Ich habe nicht die Version mit den »Schüben«, sondern die schleichende Version; das heißt, es wird langsam immer schlechter. Gegen die Schübe kann man heute eher etwas tun, zum Beispiel mit Cortisonbehandlung; gegen die schleichende Version gibt es nach Auskunft meines Arztes heute nur wenig Behandlungsmöglichkeiten.

Werden bei dieser schleichenden Version langsam immer mehr Körperteile in Mitleidenschaft gezogen?

Bei mir sind nicht immer mehr Körperteile befallen, sondern die Symptome werden langsam schlimmer. Das heißt aber nicht, daß der Zustand gleichmäßig schlechter wird. Der Körper reagiert unwahrscheinlich schnell. Wenn ich beruflich Ärger oder Probleme zu Hause habe, wenn es mir schlechtgeht, schlägt sich das sofort auf den Körper nieder. Auf einmal humpele ich sehr stark; das geht so weit, daß ich denke, ich breche zusammen. Wenn ich dagegen normalen Streß im Beruf habe und bestimmte Sachen tun muß, spüre ich fast gar nichts. Dann geht es mir zum Glück glänzend. Andererseits, wenn ich Ruhezeiten habe, zu Hause bin und eigentlich mit meiner Frau etwas machen will, dann geht es mir oft schlecht, was natürlich für das Zusammenleben schwierig ist. Insgesamt nehmen die Veränderungen und Beschwerden aber langsam zu.

Was sind das für Beschwerden?
Die Krankheit hat mehrere Auswirkungen. Nach außen hin am gravierendsten ist das Bein, bei dem die Nerven und damit die Muskeln schwächer werden. Es ist aber nicht nur beim linken Bein, auch beim rechten fängt es an. Aber damit kann ich gut leben. Es gibt sicher viel schlimmere Dinge. Die zweite Auswirkung ist die, daß ich durch die Krankheit mehr oder minder impotent geworden bin. Das hat mich und auch die Beziehung zu meiner zweiten Frau sehr belastet. Seitdem ich sie kenne, wird es immer schlimmer. Ich wußte vorher aber nicht, woran es liegt. Insofern war ich fast erleichtert, als ich die Begründung »MS« bekam, weil dadurch einige Dinge erklärt werden konnten, für die es vorher keinen Grund gab.

Wie wirkt sich Ihre Krankheit auf Ihre Berufstätigkeit aus?
Ich versuche seit ungefähr einem Jahr, mich beruflich etwas zurückziehen. Aber es ist ein sehr schwieriger Prozeß. Ich bin selbständig und mache Multivisionen für Ausstellungen, Firmen, Filme. Ich habe zwar einen Angestellten, aber alle wesentlichen Dinge, insbesondere alles Künstlerische, mache ich selbst. Ich kann also nicht einfach alles delegieren.
Der zweite Punkt ist der, daß ich vor zehn Jahren beim Umzug ziemlich viele Kredite aufgenommen habe, die ich immer noch abbezahle. Ich kann also auch aus finanziellen Gründen gar nicht so leicht aufhören.
Mein Neurologe, zu dem ich etwa einmal pro Jahr gehe, hat mir vor rund eineinhalb Jahren sehr drastisch deutlich gemacht, daß es so bei mir nicht weitergehen kann. Er hat ein Dreiergespräch mit meinen Eltern arrangiert, ihnen die Situation erklärt und

gefragt, ob sie mir nicht helfen können. Ich selbst habe damit große Probleme. Ich kann einfach nicht zu meinen Eltern gehen und sagen: »Ich brauche Geld.« Da ist das Gefühl, versagt zu haben, daß man Schulden hat und daß der Laden doch nicht so läuft. Ich habe zwar beruflich sehr viel Erfolg und habe immer wieder tolle Projekte – kürzlich habe ich zum Beispiel eine Arbeit über Goethe oder für Schloß Neuschwanstein über Ludwig II. gemacht –, mir macht die Arbeit auch riesigen Spaß, aber das heißt ja noch nicht, daß das Ganze auch finanziell immer so toll läuft.

Meine Eltern wollen mir helfen, meine Schulden abzuzahlen. Seitdem suche ich einen Nachfolger, aber ich glaube inzwischen, daß ich keinen finden werde. Statt dessen will ich das Ganze etwas herunterfahren, um von den hohen Fixkosten wegzukommen.

Bis jetzt war der Gedanke aufzuhören für mich sehr schlimm, mittlerweile kann ich mir aber vorstellen, das Büro, das ich aufgebaut habe, aufzugeben und nur noch ganz gezielte Sachen zu machen. Aber das war ein langer, schwieriger Prozeß.

Wie ist Ihre Familiensituation? Könnte jemand aus Ihrer Familie Ihr Büro übernehmen?
Ich habe drei Kinder; sie sind mittlerweile erwachsen. Leider will keines bei mir einsteigen. Vor zirka elf Jahren habe ich mich scheiden lassen. Meine erste Frau, die die ganze Belastung des Aufbaus meiner Firma mitgetragen hat, wußte damals, daß bei mir der Verdacht auf MS bestand, aber sie hat es mir nie gesagt, weil sie mich nicht beunruhigen wollte. Das ist jetzt natürlich so eine zweischneidige Sache. Denn wenn ich nun Berufsunfähigkeitsrente beantragen würde, dann kommen die ganzen Unterlagen zutage, die ich guten Gewissens ohne MS ausgefüllt habe, die aber den frühen Arztberichten widersprechen. Ich habe keine Lust, mich darauf einzulassen, denn ob ich damit durchkomme, bezweifle ich.

Wie nimmt Ihre zweite Frau Ihre Krankheit auf?

Es ist und war nicht einfach für meine zweite Frau. Sie ist zehn Jahre jünger als ich, und es kommen bei ihr schon ab und zu Gedanken auf, daß sie sich um einiges im Leben betrogen fühlt; sie hätte gern Kinder, aber das geht wegen mir nicht. Manchmal denkt sie, die erste Frau hat alles gehabt und ihr bleiben nur die ganzen Probleme. Von daher gibt es auch schwierige Stunden. Andererseits finde ich es sehr schön, daß sie eindeutig zu mir steht. Sie hätte ja auch weggehen können. Sie sagt, daß sie ja auch verdient, und wenn es bei mir nicht mehr geht, dann können wir von ihrem Gehalt leben. Ich fühle mich aufgehoben bei ihr.

Ein Symptom der Krankheit ist, daß man sehr schnell schlappmacht, daß plötzlich alle Reserven weg sind. Das führt dazu, daß ich manchmal abends nach einem anstrengenden Tag total erschöpft bin und mich sehr schnell zurückziehe. Das kann manchmal verletzend wirken. Ich merke auch, daß meine Haut sehr, sehr dünn geworden ist. Es gibt Dinge, bei denen ich in Tränen ausbreche, Weinkrämpfe bekomme und einfach am Ende bin. Das ist natürlich schwierig zu ertragen.

Ich muß aufpassen, daß ich die Krankheit nicht als Waffe einsetze. Denn ich merke sehr schnell, wenn es in der Beziehung Probleme gibt, da es sich auf den Körper niederschlägt. Aber jetzt die Körpersymptome sagen zu lassen: »Schau her, was du mit mir machst!« ist der falsche Weg. Da bewegt man sich auf einem schmalen Grat. Ich hätte dann das Gefühl, ich nutze die MS aus und verlange noch mehr. Es ist schwierig, hier den richtigen Weg zu finden.

Können Sie zu Ihrer Frau sagen: »Hilf mir«?

Es fällt mir schwer. Meine Frau hat schon des öfteren im Gespräch darauf hingewiesen, daß ich es ihr sagen soll, wenn es mir schlechtgeht. Es besteht sicher die Gefahr, daß ich sehr viel in mich hineinfresse und versuche, alles selbst auf die Reihe zu kriegen, und dann irgendwann nicht mehr kann. Dann ist es aber fast zu spät, weil der andere in dem Moment auch nicht mehr helfen kann.

Das Gefühl zu versagen ist sehr stark bei mir, und das ist ganz schlecht. Es fällt mir schwer, auf jemanden zuzugehen. Man wird auch so verletzlich. Ich denke immer, das und das müßtest du allein hinbekommen.

Hat sich in Ihrem Verhältnis zu Umfeld und Freunden etwas geändert, oder haben Sie in diesem Bereich andere Dimensionen wahrgenommen?

Ich habe gelernt, offener mit meiner Krankheit umzugehen, dazu zu stehen und das auch näheren Freunden und Bekannten zu sagen, ohne es als Katastrophe zu schildern. Diese gewisse Offenheit hat mir geholfen, auch einmal mit Dritten darüber reden zu können.

Wenn man selber eine Verletzung oder Behinderung zugibt, merkt man erst, wie viele Leute Ähnliches haben.

Es wird alles viel offener. Es entsteht eine neue Ebene. Ich habe das bei einem anderen Beispiel erlebt. Vor der Diagnose, in der Zeit der Trennung, habe ich eine Therapie gemacht, eine Analyse, die sich über drei Jahre erstreckte und die für mich sehr wichtig war. Auf einmal erzählten mir Leute, die ich nicht gut kannte, daß sie eine Therapie machen. Es ist etwas, das man eigentlich keinem Außenstehenden sagt, weil es doch eine sehr persönliche Sache ist. Jetzt konnte ich sehr offen mit ihnen darüber sprechen. Vor meiner eigenen Therapie wäre das unmöglich gewesen.

Bei der Analyse wurde ganz deutlich, wie sehr ich mich früher in Krankheiten geflüchtet habe. Ich hatte früher immer wieder Furunkel, die so schlimm waren, daß ich jedesmal ins Krankenhaus mußte, um sie unter Vollnarkose entfernen zu lassen. Zweimal bekam ich gerade eine Woche nach meiner Entlassung wieder ein Furunkel einige Zentimeter daneben und mußte erneut ins Krankenhaus. Die Ärzte konnten sich dies nicht erklären. Ich war in relativ kurzer Zeit ziemlich häufig im Krankenhaus.

In der Zeit der Analyse ging es mir sehr schlecht, auch mit der Familie hatte ich lauter Probleme. Ich bin wirklich von zu Hause geflüchtet, vor allem in die Arbeit – ich habe unheimlich viel gearbeitet. Geflüchtet bin ich unbewußt aber auch ins Krankenhaus. Dort konnte ich endlich alle viere von mir strekken, nach dem Motto »Ich bin für nichts verantwortlich, jetzt übernehmt ihr mal!«. Es hat natürlich lange gedauert, bis ich hinter dieses unbewußte »Spiel« kam. Aber seit dieser Zeit bin ich nie mehr ernsthaft krank gewesen, bis auf die MS, was aber wohl auf einer anderen Ebene liegt. Manchmal hätte ich mir fast wieder gewünscht, krank zu sein, abzugeben, aber diese Flucht funktioniert jetzt nicht mehr. Diese Methode habe ich durchschaut, deshalb klappt sie nicht mehr.

Daß Sie sich als Fluchtmechanismus nun ausgerechnet Furunkel ausgesucht haben, die unter Vollnarkose operiert werden mußten...

Na ja, irgendwie war bei mir der Wurm beziehungsweise der Eiter drinnen, aber Spaß beiseite. Ich bilde mir ein, jetzt – hochtrabend gesagt – hellsichtiger geworden zu sein; ich nehme zum Beispiel viel bewußter wahr, wie manche Dinge gerade im richtigen Moment wie von alleine passieren. Ich kann mich auch unheimlich über Alltäglichkeiten, über Zufälle freuen, die letztlich keine sind. Oder darüber, daß man plötzlich Zusammenhänge feststellt oder auf Leute trifft, die einem ähnliche Erfahrungen bestätigen können. Sehr wichtig sind für mich auch Träume; das können so intensive Erlebnisse sein, die wirklich in Erinnerung bleiben. Früher hatte ich immer mal wieder den Traum, daß ich auf der Straße zusammenbreche und mich nicht mehr bewegen, nicht mehr laufen kann. Diese Träume hatte ich vor der Diagnose MS. Es wurde mir sehr bewußt, daß es da bestimmte Verbindungen gibt. Heute träume ich manchmal, daß ich mit Willensanstrengung schweben oder fliegen kann, mich nach oben bewege und in der Luft halte, daß also eine andere Art der Fortbewegung möglich ist.

Mir kommt es jetzt häufig so vor, als würden die Zeitabläufe, wie wir sie erleben, aufgehoben. So als ob man vieles schon unbewußt wußte, was erst später kam.

Würden Sie das, was Sie in den letzten Jahren über sich erfahren haben, in Richtung »Krankheit als Chance« sehen?
Ich glaube, das Leben ist weiter verzweigt geworden. Einige Monate nach der Diagnose ging es mir zuerst sehr schlecht, aber inzwischen habe ich mit der Krankheit keine Probleme mehr, auch wenn ich jetzt verstandesmäßig wahrnehme, daß es eher schlechter wird. Ich müßte an sich viel mehr tun und bewußter darauf eingehen. Aber ich habe auch nicht mehr die Angst davor, daß es wirklich so gravierend wird und ich nichts mehr machen kann. Manchmal denke ich mir, die Krankheit kam von allein, warum sollte sie sich nicht auch wieder zurückentwikkeln? Eine Krankheit muß ja nicht immer in eine Richtung gehen, auch wenn sie als unheilbar gilt. Von daher sehe ich vieles optimistisch. Aber ich möchte nochmals darauf hinweisen, daß ich die Krankheit in der Beziehung zu meiner Frau und meiner Umwelt nicht als Alibi und nicht als Entschuldigung sehen möchte, auf die ich alles abschieben kann. Letztendlich denke ich mir, mit der Krankheit geht es mir jetzt nicht besser, aber es geht mir auch nicht schlechter.

Mir scheint, relativ angstfrei zu leben ist bei MS schon ein Riesenschritt.
Ja. Ich habe vorhin schon erwähnt, daß mein Körper seismographisch reagiert. Als ich hierherkam und Ihr Haus gesucht habe, habe ich plötzlich ziemlich stark gehumpelt; wahrscheinlich hat sich die Ungewißheit im Hinblick auf die mir bevorstehende Situation sofort in meinem Bein niedergeschlagen. Jetzt tut es übrigens nicht mehr weh. So wie sich Dinge negativ auf meinen

Körper auswirken, denke ich mir, müßte man den Körper ja auch positiv beeinflussen können.

Ich habe einmal ein Selbsterfahrungsbuch von einem Manager bei Siemens gelesen, der MS hatte. Mich hat sehr beeindruckt, wie offen er mit seiner Krankheit umgegangen ist, auch bei seinen vielen Dienstreisen gegenüber den diversen Gesprächspartnern. Er ist dabei auf viel Verständnis gestoßen. Er schreibt, er habe die Krankheit besiegt. Ob das nun mental ist oder die Symptome tatsächlich verschwunden sind, finde ich in dem Zusammenhang sekundär. Er hat die MS wirklich besiegt.

Was haben Sie durch die Krankheit an Lebensqualität gewonnen, was verloren?

Was ich verloren habe, erscheint mir zum Teil banal. Ich habe früher gern Bergtouren gemacht. Meine zweite Frau geht auch gern in die Berge. Aber wir konnten wegen der MS kaum zusammen wandern. Das tut mir leid. Sie empfindet das auch als Manko, und deshalb bin ich darüber traurig. Wir haben allerdings gerade eine Woche Urlaub in einem Nationalpark verbracht, was teilweise beruflich bedingt war, weil ich für den Park eine Arbeit mache. Da ging das Laufen bei mir hervorragend. Ich merke immer wieder, daß viel an der Einstellung liegt. Wenn ich am Sonntag spazierengehen soll, geht es mir eher schlecht, weil ich das nicht besonders gerne mag. Dort aber wollte ich, und es ging mir erstaunlich gut. Es ist fast ein Phänomen, da ich die Krankheit nicht simuliere und es mir wirklich von alleine schlecht- oder gutgeht. Trotzdem sehe ich die Bewegungsschwäche objektiv als einen gewissen Verlust an.

Das Zweite, was ich wirklich verloren habe, ist diese Form der Sexualität – ein Verlust, den man nicht so leicht wegsteckt und der einem immer wieder bewußt wird. Ich denke, die Probleme bleiben. Ich kann nicht sagen, das macht mir nichts aus.

Sonst sehe ich eigentlich keine großen Verluste.

Gewonnen habe ich, daß ich offener bin, Zusammenhänge sehe, mehr auf den Körper horche, mir bewußt bin, was da ist, und eine andere Ebene wahrnehme. Das alles ist sicherlich indirekt durch die Krankheit, durch die Beschäftigung damit und durch Gespräche gewachsen. Ich glaube, daß sehr viele Wege bereits vorgezeichnet sind, obwohl ich auch meine, man kann sehr viel persönlich dazu tun. Ich glaube immer weniger an diese ganzen Zufälle oder daß man so völlig frei ist. Es ist für mich frappierend, daß ich häufig im richtigen Moment die richtigen Leute kennenlerne. Das nehme ich ganz deutlich wahr, und ich bin sehr froh darüber. Ich bin glücklich, Dinge zu sehen, die sich zusammenfügen.

Und das kommt nicht von alleine – ich will jetzt nicht alles Gott zuschreiben oder behaupten, daß ich sehr fromm bin. Ich gehe nicht mehr in die Kirche. Aber es ist wirklich etwas da. Ich fühle mich aufgehoben und falle nicht in ein Loch. Ich glaube, ich bin ein optimistischer Mensch. Ich hätte auch nicht diesen Beruf ergriffen, wenn ich nicht überzeugt gewesen wäre, daß es klappen würde. Bisher ist es mir auch immer gelungen, Dinge, die mir wirklich wichtig sind, zu erreichen. Ich glaube, daß man mit Willenskraft und Überzeugung unglaublich viel erreichen kann. Mit dieser Krankheit komme ich allerdings manchmal auch an den Punkt, daß ich physisch und psychisch regelrecht zusammenklappe. Manchmal habe ich dann das Gefühl, daß dieser Wille wegbricht. Wenn es soweit kommt, wird mir wirklich der Boden unter den Füßen weggerissen, dann falle ich in ein tiefes Loch. Aber das ist Gott sei Dank sehr, sehr selten.

Wenn Sie in so ein Loch fallen, haben Sie dann jemanden, der mithilft, Sie herauszuziehen?
Außer den Gesprächen mit meiner Atemtherapeutin und mit meiner Frau haben mir die Gespräche mit einem sehr guten Freund viel geholfen, den ich schon von Kindheit an kenne. Er ist inzwischen auch Therapeut – was die Sache natürlich erleichtert. Er hat mir klargemacht, daß ich durch die Diagnose kein anderer Mensch geworden bin. Wer weiß heute, was in fünf oder zehn Jahren passiert, ob ich dann im Rollstuhl sitze

oder ob ich einen Autounfall haben werde... Auch ohne die Diagnose MS würde das Leben ganz genauso weitergehen, also brauche ich mich nicht jetzt schon verrückt zu machen, was in soundso vielen Jahren eventuell los sein wird. Mein Freund sagt: »Du lebst jetzt und bist absolut derselbe Mensch, der du gestern warst.«

Haben sich entscheidende Dinge in Ihrer Einstellung zum Leben geändert?
Geändert hat sich, daß ich mir viel mehr Zeit nehme. Früher habe ich an den Wochenenden immer gearbeitet. Das hatte natürlich auch damit zu tun, daß ich die Firma aufgebaut habe. Mit meiner zweiten Frau halte ich jetzt das Wochenende ein und arbeite wirklich nur noch in Ausnahmefällen.
Seit der Diagnose kann ich sagen: Im Jetzt bewußt zu leben ist für mich der absolut springende Punkt geworden. Wir sind so erzogen, daß wir immer in Richtung auf ein Ziel leben: Ausbildung, Beruf, Karriere. Jetzt ist die Gegenwart für mich wichtig. Ängste vor der Zukunft will ich nicht haben. Ich kann es eh nicht ändern, wenn es mir in fünf oder zehn Jahren schlechtgeht.

Haben Sie nach der Diagnose mal irgendwann gedacht: »Was will mir diese Krankheit sagen?«?
Ich weiß es nicht. Zumindest sehe ich die Krankheit nicht als Bestrafung.

Ich meine dies auch absolut nicht als Bestrafung, sondern als Botschaft Ihres Körpers.
Es klingt jetzt vielleicht etwas kindisch, aber ich wollte nie spazierengehen, und ich wollte auch nicht tanzen; das habe ich nie richtig gelernt. Das ist auch ein Problem für meine Frau, daß ich das nicht kann und mich davor drücke. Vielleicht ist die Krankheit jetzt eine Konsequenz daraus, gleichsam eine Entschuldigung. Und dann ist da noch mein häufiger Traum vom Fliegen.

Es gibt viel mehr Möglichkeiten, sich zu bewegen, als man denkt. Ich habe einmal eine Gruppe vier Tage lang im Kanu begleitet. Das war eine ganz wichtige Erfahrung. Eine neue Bewegung nicht nur auf einer körperlichen, sondern auch auf einer geistigen Ebene.

So gesehen, kann man sich wirklich fragen, warum man krank wird. Was passiert da wirklich. Ab einem gewissen Alter ist man selbst dafür verantwortlich, wie es seinem Körper geht. Nicht alles als Schicksalsschlag hinzunehmen, sondern etwas daraus zu machen, und wenn man nur soweit kommt zu sagen, es ist spannend, was passiert, das ist auch schon viel wert.

MS ist ja eine Nervenkrankheit, und von daher, denke ich, ist die Beschäftigung mit der eigenen Seele ganz wichtig.
Ja, vielleicht sogar entscheidend. Anna von Trott hat immer gesagt, es sei wichtig, die Beine, auch das »böse« Bein, anzunehmen, es nicht wegzuschieben und alles auf das andere Bein zu verlagern, sondern den Kontakt nicht abreißen zu lassen.

Würden Sie wieder so mit sich und der Krankheit umgehen oder entscheidende Dinge anders machen?
Ich hatte kaum Alternativen. Aber jetzt möchte ich von Anfang an wirklich die Wahrheit wissen. Ich will wissen, was los ist, und will es auch hören, wenn ein Arzt sagt: »Ich weiß es nicht genau.« Ich möchte die Varianten kennen und ein offenes Gespräch führen. Ich weiß allerdings nicht, was passiert wäre, wenn ich damals die Diagnose MS erfahren hätte. Ob ich mit diesem »Damoklesschwert« den Schritt in die Selbständigkeit gewagt hätte, kann ich nicht sagen.

Wie steht es mit Ihrem inneren Gleichgewicht?
Ich bin jetzt viel ruhiger. Durch Literatur, Gespräche und das Annehmen der Krankheit hat die MS an Schrecken verloren.

Haben Sie durch die Krankheit eine andere Einstellung zum Tod bekommen?

Ich glaube schon. Im Moment habe ich keine Angst vor dem Tod. Ich glaube nicht, daß ich den Tod verdränge, aber ich bin in bezug auf mein Leben sehr offen – was auch immer kommen mag.

Wir verplanen unser Leben so stark – Gott sei Dank können wir nicht alles planen. Es geht mir immer besonders gut, wenn ich sowohl privat wie auch im Beruf spontan sein kann, nicht auf die Uhr schauen muß, die Dinge auf mich zukommen lassen kann und für den Augenblick offen bin. Dieses Spontan-sein-Können ist für mich mit das Wertvollste im Leben.

Achtzehn Gesprächspartner bedeuten achtzehn Möglichkeiten

Die Interviews zeigen, wie Menschen mit den unterschiedlichsten Krankheiten umgehen. Bereits im ersten Kapitel habe ich darauf hingewiesen, daß die Gespräche keine repräsentative Auswahl darstellen, sondern Einzelschicksale widerspiegeln. Dennoch: Trotz der Unterschiede bezüglich des Alters, der Herkunft und Lebensweise der Interviewpartner sind in den Antworten auch Gemeinsamkeiten zu erkennen. Es kristallisieren sich Übereinstimmungen und sogar eine Art roter Faden heraus. Bei aller Vielschichtigkeit lassen sich die Antworten in ihrer Bandbreite bündeln.

Diagnose als Ausgangspunkt für die Heilung

Eine eindeutige Diagnose macht die Krankheit nicht nur behandelbar, sondern erleichtert auch den Betroffenen, am Heilungsprozeß aktiv mitzuarbeiten. Und das ist sehr wichtig, wie alle Interviews gezeigt haben. Manche meiner Gesprächspartner haben schnell die richtige Diagnose erhalten, ohne daß bei ihnen eine Krankengeschichte vorausgegangen war. Dies ersparte ihnen zwar viel Leid, traf sie und ihre Umwelt aber unvermittelt und unvorbereitet in ihrem Alltag. Zunächst führte dies zu einem Schock, doch bald wuchs aus diesem Gefühl der Lähmung der Wille, es mit der Krankheit aufzunehmen. So erging es Nora. Bei ihr wurde trotz regelmäßiger Vorsorgeuntersuchungen und ohne daß sie sich vorher krank gefühlt hätte plötzlich Brustkrebs im fortgeschrittenen Stadium diagnostiziert. Sehr schnell gewann ihre Kämpfernatur die Oberhand. »In der

Nacht nach der Operation merkte ich, daß ich diese Krankheit annehmen mußte. Das war eine riesige Chance.«

Christine erzählte, daß sie über die Tatsache, vor dem epileptischen Anfall keine Anzeichen gespürt zu haben, sehr froh sei. »Denn ich mußte nicht zum Arzt gehen, der abwiegelt und sagt, ich hätte nichts.« Otto wundert sich noch heute, wie stark er damals war, als er – statt in den geplanten Jahresurlaub zu fahren – ins Krankenhaus mußte, um dort zu erfahren, daß er Blasenkrebs hatte und ihm eine Radikaloperation mit Konsequenzen für die Potenz bevorstand.

Manche Interviewpartner hatten eine lange Odyssee von Arztbesuchen und Behandlungen hinter sich, bevor sie erfuhren, was mit ihnen los war. Die Diagnose löste Erleichterung und auch Dankbarkeit darüber aus, den Symptomen endlich den richtigen Namen geben und sie nun gezielt behandeln zu können. Dies erlebte Gisela, als sie schließlich dem Spezialisten für CFS (Chronisches Erschöpfungssyndrom) ihre Leidensgeschichte erzählen konnte: »Er hörte sich zwei Sätze an. Dann hat er weitererzählt, und ich habe nur noch geheult. Es war das erste Mal seit Jahren, daß mich jemand verstanden hat und meinen Zustand nicht als Nichtwollen, Streß oder Depressionen abgetan hat.«

Angesichts diffuser Symptome stehen Ärzte und Patienten oft vor einem Rätsel. Ortrud war froh, als sie nicht mehr ausschließlich mit Depressionen, sondern auch mit Darmblutungen zu kämpfen hatte: »Wenn der Körper stark genug ist, produziert er ein Symptom, das dann diagnostiziert werden kann.« Bei ihr wurde die psychosomatische Krankheit Colitis Ulcerosa festgestellt. Mittlerweile hat sie gelernt, auf die Symptome zu hören und zu reagieren.

Lange Phasen der Ungewißheit haben auch meine beiden Gesprächspartner durchmachen müssen, bei denen multiple Sklerose erkannt wurde. Erst nach der Diagnose konnten sie sich gezielt mit der Krankheit und deren Auswirkungen auf ihren körperlichen und seelischen Zustand auseinandersetzen.

Das pflegerische Umfeld spielt eine große Rolle

Gerade in der Phase nach der Diagnose oder Operation sind die meisten Menschen seelisch verletzbar, schwach und »ohne Schutzmantel«, wie Gisela es ausdrückte. Das ärztliche und pflegerische Umfeld, eine fürsorgliche, vertrauensvolle und offene Atmosphäre, in der sich der Patient aufgehoben fühlt, tragen wesentlich zum Heilungsprozeß bei. Auch wenn man davon ausgeht, daß es allen im Heilbereich tätigen Menschen – seien es nun Ärzte oder Krankenschwestern, Ergotherapeuten, Logopäden, Sprechstundenhilfen oder Zivildienstleistende in Krankenhäusern – darauf ankommt, den Patienten zu helfen, haben meine Gesprächspartner sehr unterschiedliche Erfahrungen gemacht. »Die Betreuungsschiene war für mich das Größte, was ich in meinem Leben erlebt habe. Diesen Menschen sollte man viel mehr Aufmerksamkeit schenken«, sagt Ludwig. Er ist sicher, daß er sich nach seinem Schlaganfall nur durch die liebevolle Fürsorge seiner Ärzte, Schwestern, Pfleger und Therapeuten wieder so gut erholt hat. Susanne erzählt von einer Krankengymnastin, durch deren konsequente und aufopfernde Arbeit sie wieder gelernt hat, sich zu bewegen. Nach vielen Wochen totaler Bewegungslosigkeit konnte sie eines Tages die Augen auf- und zumachen und später sogar wieder laufen. Otto spricht noch heute begeistert von der engagierten, kompetenten Krankenschwester aus Kroatien. »Wenn ich sie um Rat gefragt habe, habe ich immer eine Antwort bekommen.«

Natürlich bestehen in der Arzt-Patienten-Beziehung, im Umgang mit Therapeuten und Pflegepersonal auch Probleme. Es gibt kaum jemanden unter meinen Interviewpartnern, der dazu nichts anmerkte.

Besonders meine Gesprächs*partnerinnen* haben über autoritäres oder unsensibles Verhalten berichtet. Renate prangert die Arroganz der Ärzte und des Personals in der Strahlenklinik an, die ihr nach der Brustkrebsoperation empfohlen worden war. »Ich hatte den Eindruck, daß man mir meine Würde nahm.«

Später hat sie dem zuständigen Datenschutzbeauftragten mitgeteilt, wie sorglos in dieser Strahlenklinik mit Patientendaten umgegangen wurde, und konnte wenigstens in dieser Hinsicht zur Verbesserung der Zustände beitragen.

Nachdem Eva gerade die Entfernung ihrer Gebärmutter überstanden hatte, sagte ein Arzt zu ihr: »Da können Sie ja froh sein, daß Sie den ganzen Kram los sind.« Sie plädiert dafür, daß der Arzt sich auch einmal in die Lage des Patienten versetzt. Auch stellte sie bei ihren diversen Krankenhausaufenthalten fest, daß sich Ärzte bei der Visite für den einzelnen Patienten oft gar keine Zeit nehmen, sondern immer gehetzt sind. »Dieses Fluchtverhalten der Ärzte bei der Visite kann ich nicht ertragen. Ich liege im Bett wie ein Maikäfer auf dem Rücken, und die Ärzte schwirren ins Zimmer und sind schon wieder draußen.«

Ihre Selbsthilfegruppe für Frauen und Männer nach einer Krebserkrankung fördert intensiv die Entwicklung mündiger Patientinnen – noch immer mangelt es gerade Frauen an Selbstbewußtsein im Umgang mit Ärzten – sowie den Aufbau einer partnerschaftlichen Beziehung zwischen Arzt und Patient.

Hier spielt auch das schwierige Thema eine Rolle, ob der Arzt dem Patienten die Wahrheit sagen soll und inwieweit der Patient bereit dafür ist. Von einer 28jährigen MS-Patientin aus Sizilien hörte ich, es sei dort üblich, daß der Arzt nicht den Patienten direkt, sondern seine Familie und Angehörigen unterrichtet. So erfuhr die junge Frau ihre Diagnose nur durch Zufall – nachdem sogar schon ihre Exschwiegermutter informiert worden war; noch problematischer war allerdings, daß der Arzt die erforderlichen Behandlungsschritte nicht mit ihr, sondern mit ihren Eltern besprach, die eigentlich von der Krankheit gar nichts hören wollten. Mein Eindruck ist, daß der Patient in Deutschland immerhin entscheiden kann, ob er die Wahrheit erfahren will, und, wenn dies der Fall ist, vom Arzt auch entsprechend über die weiteren Schritte aufgeklärt wird.

Offensichtlich haben Ärzte, Universitäten und Krankenhäuser inzwischen erkannt, daß sich ein guter Umgang mit dem Patienten positiv auf den Heilungsprozeß auswirkt und im ärztlichen Verhalten gegenüber den Patienten oft ein ziemliches Defizit besteht. Allerdings werden Ärzte häufig nur nach ihrer fachlichen Eignung, nicht aber nach ihrer sozialen Kompetenz beurteilt. In der Universitätsklinik, in der eine meiner Gesprächspartnerinnen operiert wurde, bot man eine Vorlesung »Über den Umgang des Arztes mit dem Patienten am Bett« an, und von einem eigens dafür angestellten Psychologen wurden Supervisionen durchgeführt. Das ist ein Schritt in die richtige Richtung.

Der Umgang mit Fehldiagnosen oder Pfusch

Obwohl manche meiner Interviewpartner unter Fehldiagnosen und Pfusch gelitten haben, war der Tenor so, wie es Marlies formulierte: »Jeder macht im Job mal Fehler... Jemanden zur Rechenschaft zu ziehen hätte mir doch nicht geholfen. Ich bin jetzt hundertprozentig behindert. Keiner kann das ändern.« Zu manchen Ärzten, zumindest zu denen, die sich bei ihr entschuldigt haben, hat sie heute wieder Vertrauen, die anderen will sie nie wieder sehen.

Selbst wenn ein gerichtliches Vorgehen geplant war, überwog letztlich die Überzeugung, daß Ruhe dem eigenen Seelenheil förderlicher ist als die mit einer Klage verbundene Aufregung, zumal die Gesundheit durch eine mögliche Schadensersatzleistung der Ärzte auch nicht wiederhergestellt werden kann.

Nora erzählte, für eine Klage gegen ihren Röntgenologen sei schon alles vorbereitet gewesen, aber um ihren Seelenfrieden zu bewahren, habe sie im letzten Moment die Klage zurückgezogen – zum Entsetzen ihres Anwaltes. Der Röntgenarzt hat sich nie wieder bei ihr gemeldet.

Familie, Freunde und Arbeitsplatz tragen zur Heilung bei

Etliche meiner Interviewpartner fanden in ihrem Ehe- oder Lebenspartner die intensivste Stütze. So wurde Iris bei ihren alternativen Behandlungsansätzen von ihrem Partner begleitet und hatte auf diese Weise immer einen Gesprächspartner. Ähnliches erzählt Otto: »Meine Frau hat sich um alles gekümmert. Sie wurde von den Ärzten und Schwestern als Ansprechpartnerin akzeptiert. Sie hatte nie Mitleid mit mir, sondern zeigte eher Verständnis für mich.«

Es wäre sicher sehr aufschlußreich, auch mit den betreuenden Partnern ausführlich zu sprechen und sie nach ihren Erfahrungen zu fragen. Denn das Thema »Helfer« kommt oft – angesichts der schweren Krankheit des Betreuten – zu kurz. Allerdings konnte ich in meinen Gesprächen die Problematik nur streifen. Ken Wilber schreibt in seinem lesenswerten Buch *Mut und Gnade* über die Rolle des Helfers: »Der Job besteht nicht in erster Linie darin, Rat zu geben, bei Problemlösungen zu helfen, nützlich zu sein, Essen zu kochen, den Kranken herumzufahren… der größte Teil des Jobs besteht vielmehr darin, als emotionaler Schwamm bereitzustehen.«

Es gab Fälle, in denen der Partner keine seelische Unterstützung bot, die Betroffenen also ganz auf sich selbst angewiesen waren, wie bei Nora. Manchmal wurde die Beziehung durch die Krankheit auf eine schwere Probe gestellt oder ging ganz in die Brüche, wie es bei Astrid der Fall war. Manche Interviewpartner waren alleinstehend und verließen sich eher auf Eltern, Geschwister, Kinder oder Freunde. Sicher wäre es lohnenswert, auch den Auswirkungen auf die Kinder nachzugehen, deren Vater oder Mutter schwer erkrankt ist. Aber das ist ein Thema für eine eigene Untersuchung.

Den Stellenwert der Freunde brachte Iris auf den Punkt: »Ich bin so froh, daß ich meine Freunde habe. Die mögen mich, auch wenn ich keine Haare habe und aufgedunsen bin von der Cortisonbehandlung.« Horst erzählt, was ihn aus seiner langen Depressionsphase herausgebracht hat: »Ich habe hier in B. Leute getroffen, die so begeistert und voller Pläne ins Leben gingen und die Geduld mit mir hatten und mich mitgezogen haben.« Mir selber hat es, zusätzlich zu der seelischen Unterstützung durch meinen Mann, meinen Sohn und meine Angehörigen, sehr geholfen, daß ich vor meiner Operation intensiv mit meinem späteren Interviewpartner Franz sprechen konnte, der eine ähnliche Operation einige Monate vor meinem Termin durchgemacht hatte. Auf diese Weise bekam ich eine einigermaßen konkrete Vorstellung davon, was mich im Krankenhaus erwarten würde.

Wie sich das Verhältnis meiner Gesprächspartner zu einzelnen Familienmitgliedern und Freunden auch immer darstellte, Hilfe und Unterstützung von Angehörigen und/oder Freunden bedeutete eine Kraftquelle für alle Interviewten. Deshalb appelliere ich an Sie: Besuchen Sie Ihre kranken Freunde, Verwandten oder Bekannten, oder erkundigen Sie sich wenigstens telefonisch nach ihrem Befinden! Überwinden Sie Ihre Scheu oder Angst vor der Krankheit, vor schlechten Nachrichten, vor dem unangenehmen Gefühl, nicht zu wissen, was Sie sagen oder tun sollen! Und schieben Sie das Gespräch oder den Besuch nicht auf morgen, sondern gehen Sie es jetzt sofort an! Stellen Sie sich vor, Sie wären krank. Wie wohltuend wäre es für Sie, wenn sich Ihre Freunde um Sie kümmern würden!

Vielleicht werden Sie ein überraschendes Feedback bekommen. Etliche Interviewpartner haben nämlich die Erfahrung gemacht, daß sie durch die Krankheit ehrlicher und offener auf die Umwelt reagiert und dies auch artikuliert haben.

Hier sei auf das Phänomen »Krankheit als Druckmittel« hingewiesen. »Wenn es in der Beziehung Probleme gibt, ist es falsch, die Körpersymptome sagen zu lassen: ›Schau her, was du mit mir machst!‹ Ich hätte dann das Gefühl, ich nutze die MS aus und verlange noch mehr«, erklärt Ingo. Es ist schwierig, hier den richtigen Weg zu finden, denn man bewegt sich auf einem schmalen Grat. Meine Gesprächspartner haben erkannt, daß sie sich davor hüten müssen, in diese Falle zu tappen. Vielleicht hilft auch die Einstellung der Umgebung, wenn sie ein solches Verhalten gar nicht erst zuläßt wie bei Christine: »Meine Familie erwartet von mir, daß ich mich um alles kümmere. Wenn das Mittagessen nicht fertig ist, sagen meine Kinder, ich hätte ja eher mit der Zubereitung anfangen können.«

Wie einige Beispiele zeigen, kann auch der Arbeitsplatz zur Heilung beitragen. Otto war glücklich, als er feststellte, daß ihn die Kollegen und Mitarbeiter nach seinen Krankenhausaufenthalten wie früher behandelten. »Mir hat geholfen, daß die Leute am Arbeitsplatz zur Tagesordnung übergegangen sind.« Renates Schüler haben ihr vor der Operation ein Ständchen gebracht. Überdies hat sie es als wohltuend empfunden, daß ihre Schulrätin sie zu Hause besucht und sie zu Seminaren eingeladen hat, damit sie nicht »versumpfte«.

Meine eigene Erfahrung am Arbeitsplatz ist eher zwiespältig: Der gutgemeinte Hinweis eines Kollegen, die Bank brauche in der Fusionsphase starke Leute, hat mich nicht aufgebaut, sondern ziemlich eingeschüchtert. Und daß ich als »gesundheitlich angeschlagen« galt, obwohl ich mich doch geheilt fühlte, hat mich damals verletzt, weil ich noch so dünnhäutig war.

Die fünf Phasen beim Umgang mit Krankheit, und wie man auf den Heilungsprozeß einwirken kann

Mehrere meiner Interviewpartner erklärten, daß sie in der Zeit nach der Erkrankung verschiedene Stadien durchgemacht haben, bis ihnen klar wurde, daß sie lernen mußten, die Krankheit anzunehmen. Denn erst dann konnte der Heilungsprozeß einsetzen. Eine ähnliche Beobachtung hat Elisabeth Kübler-Ross schon in den 60er Jahren in Gesprächen mit Sterbenden (siehe Literaturempfehlung auf S. 274) gemacht. Ihr daraus entwickeltes Fünf-Phasen-Modell läßt sich im Grunde auch auf den Umgang mit Krankheit übertragen; nur stellt sich die Akzeptanzphase etwas anders dar, weil es doch eine andere Dimension ist, den Tod vor Augen zu haben oder mit einer Krankheit zu leben. Zunächst kommt die Phase des Nicht-wahrhaben-Wollens; darauf folgt Zorn, dann Verhandeln, in der vierten Phase Depression und schließlich in der fünften Phase Zustimmung beziehungsweise das Annehmen der Krankheit.

Die fünf Phasen vermischen sich oft, wechseln, folgen vielleicht auch nicht in der »klassischen« Reihenfolge aufeinander. Es kann lange dauern und ist mit vielen Anstrengungen und häufig auch mit schmerzlichen Rückschlägen verbunden, bis der Punkt erreicht ist, an dem der Betreffende in seinem Innersten akzeptiert, daß er an einer bestimmten Krankheit leidet. Akzeptanz bedeutet aber nicht, sein Leben fortan ausschließlich von der Krankheit bestimmen und willenlos alles über sich ergehen zu lassen, auch wenn das vielleicht der scheinbar leichtere Weg ist. Erst auf der Basis von Akzeptanz können Lebenswille und Selbstheilungskräfte und vor allem Hoffnung aktiviert werden.

Manche Interviewpartner erzählten, daß sie diese Phasen durchlaufen, aber noch nicht die Akzeptanzphase erreicht hätten; oder daß sie geglaubt hatten, sie erreicht zu haben, dann aber wieder einen Rückschlag erlitten. Bei solchen Hinweisen mußte ich daran denken, in welch tiefes schwarzes Loch ich gefallen war, als sich herausgestellt hatte, daß mein rechtes Ohr völlig taub war. Die einzelnen Phasen können auch zeitversetzt auftreten. »Als ich krank wurde, hatte ich überhaupt keine Zeit zu fragen, warum ich? Ich war voll damit beschäftigt, zu kämpfen und wieder herauszukommen«, berichtet Susanne.

Die meisten Gesprächspartner haben festgestellt, daß die Akzeptanz der Krankheit und Behandlungsmethode – wenn man sich einmal für eine Methode entschieden hat – ein wichtiger Schritt auf dem Weg zur Heilung oder Bewältigung der Folgen der Krankheit ist. Dabei ist die Herangehensweise an die eigene Krankheit sehr unterschiedlich. Die einen, wie beispielsweise Eva, wollten alles genau wissen. »Schreiben Sie mir nur auf, welche Medikamente ich bekomme, ich werde alles nachlesen und dann Fragen stellen. Je mehr ich weiß, was mit mir passiert, desto besser kann ich damit umgehen, um so weniger Angst habe ich«, sagte sie zu ihrem Arzt. Andere waren nicht erpicht, sich medizinisch mit ihrer Krankheit auseinanderzusetzen, wie Otto, »Die Ärzte machen etwas, ich muß nur das Nötigste wissen...«, sondern verließen sich voll auf die ärztliche Kompetenz.

Die Entdeckung des inneren Arztes und der Glaube an die Selbststeuerung, zum Beispiel in Form von Visualisierungen, Affirmationen oder autogenem Training, wirkten sich tendenziell positiv auf den Heilungsprozeß aus. Nora erzählte mir: »Meine Bettnachbarin hat jeden Tropfen Chemo-Flüssigkeit, der in ihren Körper floß, für noch mehr Gift gehalten. Und bald hatte sie einen ganz roten Kopf, und ihr wurde furchtbar schlecht. Ich habe bei der Chemo gedacht: ›Wieder ein Schritt im Kampf gegen meine Krebszellen‹ und war froh um jeden Tropfen. Mir ist die Chemo gut bekommen; ich fühle mich jetzt geheilt.«

»Heilung« ist vielschichtig

Bernie Siegel schreibt in seinem Buch *Mit der Seele heilen*: »Ich habe immer einen Unterschied zwischen Heilen und Kurieren gemacht. Für mich verkörpert ›geheilt‹ einen Zustand des Lebens; ›kuriert‹ beschränkt sich auf den körperlichen Zustand... Egal, wie lebensbedrohlich die Krankheit meiner Patienten ist oder wie unwahrscheinlich es ist, daß sie kuriert werden, eine Heilung ist immer möglich.« Jacques Lusseyran, der im Alter von acht Jahren erblindete, spricht in seinem Buch *Das wiedergefundene Licht* von sozialer Heilung. Für ihn bedeutet dies, die Blindheit »nie als Verschiedenheit zu behandeln, als Grund zur Absonderung, als Gebrechen, sondern sie als ein zeitweiliges Hindernis zu betrachten... Die große Heilung besteht darin, von neuem... in das wirkliche Leben einzutauchen«. Dieses Eintauchen in das wirkliche Leben ist Lusseyran in beeindruckender Weise gelungen.

Auch meinen Gesprächspartnern ist dies gelungen. »Für mich bedeutet Heilung, eine Krankheit handhabbar zu machen, damit leben zu können. Das Wort ›unheilbar‹ gibt es für mich nicht«, sagt Ortrud. Mit dieser Einstellung ist sie an ihre eigene Krankheit herangegangen. Astrid ist überzeugt, ihre MS-Krankheit in den Griff zu bekommen, wenn sie sich um eine seelische Heilung bemüht. Horst erklärt: »Für mich ist Heilung die größte Erfahrung, die ich machen durfte«, auch wenn die Krankheit nicht zum Stillstand gekommen ist.

Der Krankheitsverlauf ist ein Lernprozeß

Die Frage »Würden Sie wieder so mit sich und Ihrer Krankheit umgehen?« wurde von der Mehrheit meiner Gesprächspartner im wesentlichen bejaht. Oft gab es gar keine Alternativen im Umgang mit der Krankheit. »Ich konnte gar nicht anders. Ich war in meiner Spur wie in einem Panzer«, sagt Gisela heute. Auch Astrid glaubt nicht, daß sie Entscheidendes anders machen würde, weil es genau ihrer Art entsprach, wie sie sich verhalten hat. In Ausnahmefällen konnten die Gesprächspartner auf bestimmte Phasen im Krankheitsprozeß bewußt Einfluß nehmen. Erika ist überzeugt, daß ihre Entscheidung goldrichtig war, den Operationstermin um ein halbes Jahr zu verschieben, weil sie dadurch Zeit gewann, Projekte abzuschließen und über sich nachzudenken. »Deshalb konnte ich mich nach der Operation so schnell regenerieren und hatte keine Depressionen.«

Der Krankheitsverlauf war für meine Gesprächspartner ein Lernprozeß. Mit mehr Wissen oder früherer Einsicht wäre manches anders gelaufen: »Nicht richtig war, daß ich trotz meiner Schmerzen und der Diagnose alles weggeschoben und weiter so gearbeitet habe und so lange Zeit die Zeichen überhört habe«, erklärt Iris. Ingo weist darauf hin, daß er heute von Anfang an die Wahrheit wissen möchte: »Ich will wissen, was los ist, und will es auch hören, wenn ein Arzt sagt, er wisse es nicht genau.« Auch gegenüber den Behandlungsmethoden wären einige Gesprächspartner heute wesentlich skeptischer. Renate würde sich mehr Zeit vor Behandlungen nehmen, und sie würde sich nicht nochmals bestrahlen lassen.

Doch im wesentlichen wären meine Gesprächspartner ähnlich vorgegangen.

Nicht jeder betreibt Ursachenforschung

Unter meinen Interviewpartnern gibt es eine Gruppe, die es bei den schulmedizinischen Erkenntnissen bewenden ließ, wie beispielsweise Marlies: »Rein medizinisch ist irgendwann einmal eine Zelle entartet, und ich will das rein medizinisch sehen.«

Die andere Gruppe wollte wissen, was sich wohl hinter dem Symptom verbarg. Sie fragten sich, ob es bei ihnen Lebensumstände gab, die die Krankheit befördert haben konnten. Sie versuchten zu erkunden, welche Botschaft ihnen ihr Körper mit der Krankheit vermitteln wollte. Zu dieser Gruppe gehört Brigitte. Sie hatte nicht nur Krebs, sondern kämpfte jahrelang mit Bulimie. Sie ist überzeugt, daß sie sich mit den Ursachen der Krankheit auseinandersetzen muß, da sie nicht ohne Grund gekommen ist. Die Bulimie empfindet sie als Aufforderung an sich selbst. »Sei gut zu dir selbst! Iß alles und verdaue es!« Lange Zeit, das hat sie mittlerweile erkannt, hat sie sich selbst sehr schlecht behandelt. Astrid, die ehemalige Musik- und Tanzlehrerin, sagt, sie kann mit ihrer Krankheit nur umgehen, wenn sie diese als Botschaft ihres Körpers akzeptiert, daß er nicht mehr tanzen will, und, davon ausgehend, ihre Einstellungen und ihre Verhaltensmuster ändert. Ludwig ist überzeugt, »daß einem die Krankheit etwas sagen will«. Und Nora äußerte die Vermutung, selbst an ihrer Krebserkrankung schuld zu sein, weil sie sich jahrelang bis zur Erschöpfung verausgabt hat.

Bei meinen Interviews war ich stets darauf bedacht, jeglichen Anflug einer Schuldzuweisung zu vermeiden, weil das meiner Meinung nach der falsche Ansatz ist und verletzend wirkt. Ich erinnere mich noch gut, wie aufgebracht ich war, als mir einige Wochen nach meiner Operation ein Freund am Telefon erklärte, bei meiner stressigen Lebensweise sei es ja kein Wunder, daß ich diesen Hirntumor bekommen hätte. Ich sei selbst schuld. Diese Äußerung hat mich damals sehr wütend gemacht. Später habe ich angefangen, über meine Lebensumstände nachzudenken. Allmählich habe ich eine für mich plausible Theorie über die Entstehung des Tumors gefunden. Es ist meine ganz persönliche Erklärung dieses Phänomens, und sie ist auch nur für mich bestimmt. Die Schulmedizin weiß über die Ursachen eines Meningeoms so gut wie nichts.

Ken Wilber weist in seinem Buch *Mut und Gnade* darauf hin, wie gefährlich es ist, wenn andere versuchen, mit ihren Theorien die Krankheit eines Mitmenschen zu »erklären«. »Die unausgesprochene Botschaft dieser Theorien« sei: »Was hast du falsch gemacht? Wo hast du versagt?« Gerade diese Sicht ist alles andere als hilfreich für den Genesungsprozeß. Es muß jedem kranken Menschen selbst überlassen sein, für sich die Bedeutung seiner Krankheit herauszufinden, wenn er das will.

Durch die Krankheit haben sich neue Dimensionen von Lebensqualität eröffnet

Meine Gesprächspartner thematisierten stärker den Gewinn an Lebensqualität als den Verlust derselben. Das wirkt sich, davon bin ich überzeugt, auf die oben angesprochene »seelische oder soziale Heilung« positiv aus. Man könnte auch sagen, es ist ein Teil dieser Heilung. Franz bezeichnet diese Haltung als »die Philosophie vom Schweizer Käse«. Sie besteht darin, sich auf den Käse und nicht auf die Löcher zu konzentrieren. Manche meiner Gesprächspartner, wie Christine, befanden sich allerdings zum Zeitpunkt des Interviews noch stark in der Trauerphase über den erlittenen Verlust. Erfreulicherweise hat sie die Trauerphase mittlerweile überwunden.

Es braucht Zeit und Geduld, bis Herz, Kopf und Körper bereit sind, die eigene Wirklichkeit zu akzeptieren. Erst dann kann an die Stelle der Trauer eine neue Sichtweise treten. Fast alle Interviewpartner waren der Meinung, durch die Krankheit eine neue Dimension an Lebensqualität erhalten zu haben. Sie fühlen sich jetzt reifer und offener. Iris meinte: »Ich habe in den letzten zwei Jahren so viel erlebt. Wenn mir heute einer sagt, auf dem Mars gibt es grüne Männchen, dann denke ich, warum soll es die nicht geben?« Sie haben mehr Verständnis für die Behinderung anderer, sie setzen andere Prioritäten, leben bewußter, mehr im Jetzt. Letzteres ist für Ingo der springende Punkt geworden.

»Ich glaube, meine Lebensqualität hat sich verbessert. Ich bin glücklich, so wie ich bin«, sagte die schwerbehinderte Susanne. Bei unserem Interview hatte ich die Frage nach der gewonnenen und verlorenen Lebensqualität gar nicht gestellt, weil ich Scheu davor hatte. Sie kam von sich aus auf diesen Punkt zu sprechen.

Krankheit bedeutet auch Chance

Eine meiner Fragen drehte sich darum, inwieweit die Krankheit als Signal und/oder als Chance empfunden wurde. Manche Interviewpartner konnten mit dem Aspekt »Signal« nichts anfangen, weil sie meinten, sie hätten ihre schwere Krankheit nicht gebraucht, um sich über bestimmte Verhaltensweisen oder Einstellungen klarzuwerden. Eva spricht sicherlich etlichen Lesern aus der Seele: »Ich habe ziemlich viel esoterische Literatur bekommen. Wenn ich schon gelesen habe, jeder kriegt seine Krankheit zu seiner Zeit, habe ich das Buch gleich wieder zugemacht. Ich sage mir, das kann mich erwischen, es kann aber auch jeden anderen erwischen.« Für Otto war dagegen die Erkenntnis, daß seine Krankheit auch seelische Ursachen gehabt haben könnte, durchaus ein Signal. Auch andere erzählten mir, daß sie ihre Krankheit als »Signal«, als Botschaft ihres Körpers verstehen und darauf hören. »Vielleicht wollte mich diese merkwürdige Krankheit ins Gleichgewicht bringen«, vermutet Astrid.

Der Aspekt »Krankheit als Chance« kam den meisten Interviewpartnern vertrauter vor, hatten doch viele das Gefühl, das Leben nochmals geschenkt bekommen zu haben. Es eröffneten sich neue Perspektiven. Durch die Krankheit und die daraus folgende Arbeitsunfähigkeit hat der Faktor Zeit für Franz eine neue Dimension erhalten. Er kann reisen, lesen und sich um die Sorgen und Nöte seiner Freunde in einem Maß kümmern, wie es sein intensives Berufsleben nicht zugelassen hatte. Kurt empfindet es als Chance, anderen in ihrer Krankheit helfen zu können. Seiner Meinung nach wäre es schön, wenn mehr Kranke aus ihrem Schicksal lernen würden, daß Krankheit auch Signal und Chance beinhaltet, und sie nicht nur negativ sehen. Je mehr Zeit Kurt für sein umfangreiches soziales Engagement aufwenden kann, desto mehr gewinnt sein eigenes Leben.

»Ich habe eine ganz andere Art von Lebensfreude kennengelernt. Ich sitze manchmal da und spüre mich und bin glücklich darüber, daß ich da bin.« Das sei für sie das Wichtigste, was bei dem Krankheitsprozeß herausgekommen sei, erzählte mir Ortrud. »Ich glaube, das Leben ist weiter verzweigt geworden«, konstatierte Ingo.

Durch die Krankheit haben etliche meiner Gesprächspartner einerseits ein Gespür dafür entwickelt, ihr Leben, ihr Umfeld, die Welt mit anderen Augen zu sehen. Andererseits hat sie bei den meisten ein neues Selbstverständnis erzeugt. Sicherlich kommt zu dem gestärkten Vertrauen in die eigene Kraft auch noch eine gute Portion Stolz, daß man gelernt hat, mit der Krankheit zu leben, oder daß man sie bewältigt hat. Nora bekannte ganz offen: »Ich freue mich, wenn ich für meine Art, mit der Krankheit umzugehen, bewundert werde, das baut mich auf.«

Krankheit relativiert Ängste

Ich wollte wissen, inwieweit sich das Krankheitserlebnis auf die Ängste der Betroffenen ausgewirkt hatte. »Wenn man so lange krank ist wie ich, bekommt man eine andere Einstellung zum Tod, weil man denkt, ob du stirbst oder nicht, macht keinen großen Unterschied. Man verliert eigentlich die Angst vor dem Tod«, erzählte mir Gisela. Renate brachte es folgendermaßen auf den Punkt: »Die Bedrohung durch den Tod hat mir die Angst davor genommen.« Susanne meinte: »Warum soll ich Angst vor dem Tod haben? Der gehört zum Leben.« Diese Überzeugung formulierte die an Brustkrebs erkrankte Treya Wilber in dem Buch *Mut und Gnade* noch pointierter: »Weil ich den Tod nicht mehr ignorieren kann, achte ich mehr auf das Leben.« Und Jacques Lusseyran schrieb: »Ich durfte nicht zulassen, daß die Angst meinen Körper überfiel. Denn Angst tötet, Freude aber schenkt Leben.« Ortrud erzählte mir, daß sie angefangen hat, Zustände und Ängste, die ihr unerträglich erscheinen, in möglichst genaue Worte zu fassen und Gott zu erzählen, wie es ihr geht. »Und ich bitte um Antwort, die in irgendeiner Form immer kommt.«

Ich möchte nicht den Eindruck erwecken, daß meine Interviewpartner »Übermenschen« sind. Aber ich glaube, bei den meisten wurden die alltäglichen Ängste, die Ängste vor der Zukunft und vor dem Tod – nicht vor einem qualvollen Sterben – durch das Krankheitserlebnis stark relativiert, weil der Tod nicht mehr ausgeklammert wird. Ich denke an das Bild vom Bindfaden, das sich bei Erika eingeprägt hat.

Es gibt viele Kraftquellen

Die Spanne der Quellen, aus denen meine Gesprächspartner ihre Kraft schöpfen, umfaßt den Glauben an Gott oder an die eigene Kraft, Spiritualität, Rückhalt durch den Partner und die

Familie, Freunde, die Natur, Sport und vieles mehr. Etliche meiner Interviewpartner haben ein ausgeprägtes Gottvertrauen und sind sehr spirituell, wie Renate, die davon überzeugt ist, daß »der Wald heilt«. Oder auch Iris, die fest an ihren Schutzengel Raphael glaubt. Kurt ist sicher, daß er von Gott einen Auftrag bekommen hat und daß dieser Auftrag darin besteht, Menschen mit Rat und Tat zur Verfügung zu stehen.

Kraft schöpfen meine Gesprächspartner aber auch aus ihrer Arbeit, ihrem Beruf, aus der Tatsache, »wieder am Leben teilnehmen« zu können, wie es Otto ausdrückte. Für Susanne ist es eine Kraftquelle, daß sie sich ihren Schmerz von der Seele schreiben kann. Die verblüffendste Antwort kam von Gisela, der früher ihre Willensstärke und ihr Durchsetzungsvermögen sehr wichtig gewesen waren, die aber jetzt das Geschehenlassen als Kraftquelle versteht. »Ich schöpfe nicht mehr.« Es existieren viele Arten, wie man etwas für sein seelisches und körperliches Wohlbefinden tun kann.

Einzelne Kraftquellen werden in ihrer Wirksamkeit durchaus unterschiedlich empfunden, doch Marlies' Aussage stößt sicher auf breite Zustimmung: »Ich lebe gern, ich arbeite gern, ich liebe gern. Man muß das Leben nehmen, wie es kommt – das Gute und das Schlechte.«

Diese Lebenseinstellung, verbunden mit dem Verankertsein im Hier und Jetzt, kam auch zum Ausdruck, als ich nach Zukunftsplänen fragte. Ortrud drückte das so aus: »Ich habe das Gefühl, je intensiver ich lebe, je voller mein Leben ist, desto weniger muß ich mich nach etwas strecken. Es gibt Sachen, die man über Jahrzehnte möchte, und irgendwann reifen sie dann und fallen einem zu, wenn man sie nicht aus dem Blick verliert.«

Es gibt keinen Königsweg im Umgang mit Krankheit

Wie nicht anders zu erwarten war, ist der Umgang mit Krankheit individuell völlig verschieden. Ich konnte aus meinen Gesprächen keine »bessere« oder »schlechtere« Umgangsweise herausfiltern. Entsprechend vielfältig sind die Empfehlungen, die meine Gesprächspartner jeweils aus ihrer individuellen Erfahrung heraus gegeben haben.

Als ich mein Buchprojekt anfing, wollte ich mich zunächst auf Gesprächspartner konzentrieren, die durch eine einschneidende Krankheit gezwungen wurden, ihr Leben zu verändern, oder auch mehr oder minder »freiwillig« zu der Erkenntnis gelangten, daß sie ihr Leben ändern müssen, um mit der Krankheit umgehen zu können. Im Laufe der Zeit erkannte ich, daß eine Art des Umgangs auch darin bestehen kann, gerade nichts zu ändern. Manchen Menschen tut es gut, wenn sie wieder ganz schnell in ihren Arbeitsalltag eintauchen können. Andere sind froh, eine Auszeit für Körper und Seele zu bekommen, weil sie nur auf diese Weise Heilung finden. Die einen müssen oder wollen ihr Leben total ändern (»Mein Körper will nicht mehr tanzen.« »Geschenkte Zeit«). Andere finden es wohltuend, dort weiterzumachen, wo sie vor der Krankheit aufgehört haben (»Ich wollte so schnell wie möglich wieder am Leben teilnehmen.« »Das Körpergefühl muß stimmen.«).

Die unterschiedliche Bewertung der Bedeutung der Krankheit für das eigene Leben spiegelt sich auch im konkreten Umgang mit der Krankheit wider, zum Beispiel in bezug darauf, wieviel man darüber erfahren will, ob man mit anderen darüber spricht, inwieweit man sich damit auseinandersetzt. Meine Hypothese, daß Männer mit Krankheit anders umgehen als Frauen, hat sich bei meinen Interviews nicht bestätigt. Allerdings habe ich viel weniger Männer befragt als Frauen, weil sich wesentlich mehr Frauen zu einem Interview bereit erklärt haben.

In den vorhergehenden Abschnitten wurden unterschiedliche Herangehensweisen unter verschiedenen Aspekten beleuchtet.

Aber wie unterschiedlich sich meine Gesprächspartner auch verhalten haben, so ist doch allen gemeinsam, daß sie sich nicht von der Krankheit unterkriegen ließen. Jeder bemühte sich auf seine Weise, wieder ins Leben zurückzufinden, ein Stück neue Lebensqualität zu entdecken, die Krankheit letztlich zu besiegen oder für sich handhabbar zu machen und den Chancenaspekt zu sehen, auch wenn nicht alle meine Interviewpartner es so kämpferisch ausdrücken würden wie Lance Armstrong, der viermalige Tour-de-France-Sieger. Er erkrankte 1996 an einem äußerst aggressiven Hodenkrebs mit Metastasen in Lunge und Kopf und trainierte sich seine Erkrankung nach Operationen und Chemobehandlung buchstäblich auf dem Rennrad weg: »Wir haben zwei Möglichkeiten. Entweder kapitulieren oder wie der Teufel kämpfen.«

Mir hat die Arbeit an diesem Buch viel gegeben. Einerseits hat sich meine eigene Krankheitsgeschichte durch das Eintauchen in die unterschiedlichsten Schicksale stark relativiert. Andererseits merkte ich bei den Interviews, daß ich durch die eigenen Erfahrungen offener und aufnahmefähiger für die Erfahrungen der anderen geworden war und meinen Gesprächspartnern auch etwas zurückgeben konnte. Das zeigten auch die Reaktionen der Interviewten, als ich ihnen nach einiger Zeit den bearbeiteten Gesprächstext zuschickte: »Ich war ganz gerührt über meine Geschichte.« »Danke für dein Engagement und die geschenkte Möglichkeit, mich nochmals aus einer anderen Perspektive mit meiner ›Krankheit‹ zu befassen.« Solche Reaktionen haben mich sehr gefreut, und ich möchte mich nochmals bei meinen Interviewpartnern für ihre Zeit, ihre Geduld und Offenheit bedanken. Mein Wunsch und meine Hoffnung ist, daß dieses Buch voller individuell erlebter und erlittener Lebenserfahrungen vielen Lesern Mut macht.

Literaturliste der im Buch erwähnten Titel

Armstrong, Lance: *Tour des Lebens*. Bastei Lübbe, Bergisch-Gladbach 2002

Brunes, Birgitta u. Adima Bergli: *From Multiple Sclerosis to Better Health*. Bisher unveröffentlichtes englisches Manuskript des in schwedischer Sprache erschienenen *Fran MS-diagnos till bättre hälsa*. Larsons Förlag, Täby 1997

Dahlke, Rüdiger: *Krankheit als Sprache der Seele*. Goldmann, München 1997

Dahlke, Rüdiger u. Thorwald Dethlefsen: *Krankheit als Weg*. Bertelsmann, München 1983

Hamblin, Henry Th.: *In dir ist die Kraft*. Hermann Bauer, 5. Aufl., Freiburg im Breisgau 1999

Hamer, Ryke Geerd: *Krebs – Krankheit der Seele*. Amici di Dirk, 4. Aufl., Köln 1991

Hellmann, Diane Beate: *Zwei Frauen*. Dt. Bücherbund, Stuttgart, München 1991

Kübler-Ross, Elisabeth: *Interviews mit Sterbenden*. Droemer-Knaur, München 1999

Lusseyran, Jacques: *Das wiedergefundene Licht*. Deutscher Taschenbuch Verlag, 9. Aufl., München 1997

Siegel, Bernie: *Mit der Seele heilen*. Econ Taschenbuch Verlag, 4. Aufl., München 2000

Simonton, O. Carl et al.: *Wieder gesund werden*. Rowohlt Taschenbuch Verlag, 11. Aufl., Hamburg 2001

Sorel, Maria: *Mit der Silva Mind Methode zu mehr Gesundheit und Lebensglück*. Goldmann, München 1998

Watzlawick, Paul: *Anleitung zum Unglücklichsein*. Piper, München 1983

Weber, Gunthard: *Zweierlei Glück – Die systemische Psychotherapie Bert Hellingers*. Auer, Heidelberg 1993

Wilber, Ken: *Mut und Gnade*. Goldmann, München 1996

Zettl, Stefan u. Joachim Hartlapp: *Krebs und Sexualität*. Weingärtner, St. Augustin 1996

PIPER

Simone von Laffert und Monika Schiffer

Vorsicht gesund!

Orientierung im Gesundheitsdschungel. 245 Seiten.
Gebunden

Aktive Krankheitsvorbeugung, leistungsorientierte Fitness
und ausgeprägtes Körperbewußtsein bestimmen immer
mehr unseren Alltag. Die Wellness-Welle rollt. Zugleich
wächst das Mißtrauen gegen die Verschreibungsmedizin,
erobern natürliche Heilmittel Reformhäuser, Supermärkte
und sogar Tankstellen. Parallel dazu wächst die allgemeine
Orientierungslosigkeit. Neue Wundermittel tauchen ebenso
rasch auf, wie sie wieder verschwinden. Viele sind nutzlos,
wenn nicht sogar schädlich.
Die beiden ausgewiesenen Fachjournalistinnen Simone von
Laffert und Monika Schiffer beleuchten und analysieren vor
diesem Hintergrund einen profitorientierten Markt. Sie
informieren fundiert über Nutzen, Risiken und Nebenwirkungen der vielfältigen Angebote. Mit einem umfang-
reichen Gesundheitsarchiv – von Anti-Aging-Hormonen bis
Zinktabletten – bietet ihr Buch die dringend notwendige
Orientierung im Dschungel der Gesundheitsprodukte.

01/1313/01/R

PIPER

Kurt Langbein/Bert Ehgartner
Das Medizinkartell

Die sieben Todsünden der Gesundheitsindustrie.
390 Seiten. Serie Piper

Täglich gibt es neue beunruhigende Meldungen aus dem
Gesundheitssystem. Die Pharmaindustrie, die medizinische
Forschung und die Ärzte selbst werden immer häufiger zur
Zielscheibe heftiger Kritik.
Vor diesem Hintergrund haben Kurt Langbein (»Bittere
Pillen«) und Bert Ehgartner die »Menschenfalle Medizin«
zum Thema gemacht. Ihre harte Diagnose ist überfällig: die
sinnlose Jagd auf Keime ohne Rücksicht auf das
Immunsystem und ganzheitliche Ansätze, die Medizin als
chemischer Krieg, der Sieg der Impflobby, die Versklavung
der Medizin durch die Industrie, die Abkehr vom Patienten.
Dies sind nur einige Aspekte dieser umfassenden
Innenansicht des Medizinkartells, die am Bild der selbstlo-
sen Heiler und des gesamten Systems erhebliche Kratzer
hinterläßt, zugleich aber Chancen für Veränderungen auf-
zeigt. Mit aufregenden historischen und aktuellen
Beispielen werden die Todsünden der Gesundheitsindustrie
erklärt und die Ursachen der Fehlentwicklung verständlich
gemacht.

01/1069/02/R

PIPER

Dr. Bob Arnot
Das Anti-Brustkrebs-Buch

Vorbeugung durch richtige Ernährung und Lebensweise.
Aus dem Amerikanischen von Helga Migura. 276 Seiten.
Serie Piper

Die Brustkrebsforschung in aller Welt läuft auf Hochtouren.
Und endlich gibt es Hoffnung, daß Frauen durch richtige
Ernährung und Lebensweise dieser Krankheit vorbeugen
können. Dr. Bob Arnots Buch bietet das richtungsweisende
Ernährungsprogramm.
Gibt es doch Möglichkeiten, dem Brustkrebs vorzubeugen,
und damit das Risiko einer Erkrankung zu senken? Jahrzehnte hindurch nahm Brustkrebs eine Sonderstellung unter
den schweren Krankheiten ein, weil es praktisch keine
Präventivmaßnahmen gab. Die intensiven Forschungen über
die möglichen Zusammenhänge zwischen Brustkrebs und
Ernährung bündelt Dr. Bob Arnot, in den USA ein führen-
der Mediziner, in der Aussage: Die individuell richtige
Ernährung kann einen dramatischen Einfluß darauf haben,
ob eine Frau an Brustkrebs erkrankt oder nicht. Deshalb
bietet sein Buch ein Ernährungs- und Gesundheitspro-
gramm für alle Frauen.

01/1133/01/R

PIPER

Dr. Peter J. D'Adamo
mit Catherine Whitney
4 Blutgruppen – Richtig leben

Das individuelle Konzept für körperliches und seelisches Wohlbefinden. Aus dem Amerikanischen von Christa Broermann, Erica Mertens-Feldbausch, Elsbeth Ranke und Werner Roller. 559 Seiten. Serie Piper

Nach zwei Bestsellern – dem Grundlagenbuch und dem Kochbuch – legt der Naturheilmediziner Peter J. D'Adamo sein drittes Buch vor. Es baut auf den ersten beiden Büchern auf, geht aber weit darüber hinaus und verwertet neueste Forschungsergebnisse und zahlreiche Patientenberichte. Diese zeigen, daß es ein blutgruppenspezifisches Profil für beinahe jeden Aspekt unseres Lebens gibt, und daß uns unsere Blutgruppe »sagt«, wie wir besser leben können.
Die verständlichen Vorschläge und Empfehlungen des Autors sind für jede Blutgruppe jeweils in fünf Gebiete unterteilt:

1. Lebensführung
2. Streß und seelische Ausgeglichenheit
3. Maximierung der Gesundheit
4. Vermeidung und Überwindung von Krankheiten
5. Strategien für das Alter

01/1250/01/R

Sergio Bambaren
Der träumende Delphin

Eine magische Reise zu dir selbst. Mit 10 farbigen Illustrationen von Heinke Both. Aus dem Englischen von Sabine
Schwenk. 95 Seiten. Gebunden

Der internationale Bestseller bezaubert die Menschen auf der
ganzen Welt:
»Der träumende Delphin« ist eine wunderbare Geschichte
über unseren Mut, unsere Ängste und unsere persönlichen
Grenzen. Dieses Buch erinnert uns daran, daß es mehr im
Leben gibt, als man auf den ersten Blick wahrnimmt: Dinge,
die wir nur entdecken können, wenn wir sowohl unseren
eigenen Prinzipien als auch unseren Herzen folgen. Es ist
eine Geschichte voller Hoffnung, die ein Stück des Zaubers
dieser Welt enthüllt, der allzu oft in Vergessenheit gerät.
Folgen Sie Ihren Träumen, hören Sie auf Ihre innere Stimme,
und lassen Sie sich von Daniel Alexander Delphin auf die
zauberhafteste Reise entführen, die es gibt: auf die Suche
nach der eigenen Bestimmung.

03/1003/01/R

KABEL

Sergio Bambaren
Ein Strand für meine Träume

Mit 10 farbigen Illustrationen von Heinke Both.
Aus dem Englischen von Elke vom Scheidt.
160 Seiten. Gebunden

Mit knapp Vierzig hat der Workaholic John Williams alles
erreicht, was im Leben zu zählen scheint: Geld, Erfolg, ein
tolles Haus und gesellschaftliches Ansehen. Nur sein persönliches Glück, das hat er noch nicht gefunden. Immer
stärker spürt er die innere Leere und Unzufriedenheit. Da
trifft er einen geheimnisvollen Weisen, den alten Simon,
der sein Freund wird und ihm zeigt, wo der Strand der
Träume und der Schlüssel zum Glück liegen. John muß
erkennen, daß Statussymbole nicht alles bedeuten, und
lernen, ehrlich mit sich selbst zu sein. Als er es wagt,
loszulassen und zu verzichten, macht er die wertvollste
und schönste Erfahrung seines Lebens.

03/1002/01/R